中国科学院教材建设专家委员会规划教材
全国高等医药院校规划教材

医学研究生教育概论

主　　编　樊国康　　游金辉
编　　委　（以姓氏笔画为序）

申丽娟	刘雪梅	李阳友
肖凤玲	陈耀辉	胡　澜
胡红一	胡雅凌	高晓凤
郭晓华	曹小平	彭　赛
蒋成安	游金辉	樊国康

科学出版社
北　京

内　容　简　介

本书是为满足当前医学研究生教育发展与改革的需要而编写的一部教材，编撰者均有多年的医学研究生教育教学工作经验。全书内容涉及国内外医学研究生教育、研究生招生、研究生培养、学位论文要求、研究生就业、医学研究生学术道德与行为规范等内容；同时还包含了医药卫生科技查新及检索、医学科研选题和设计、研究生医学学术论文写作以及实验动物与伦理等研究生常用的工具和方法，可谓丰富而全面，且视野专注而独特。

本书设计与撰写具有较强的原创性，力求实用，既供导师、研究生和研究生教育管理者使用，也可供医学本科生、医学规培生和医学相关领域人员参考。

图书在版编目（CIP）数据

医学研究生教育概论／樊国康，游金辉主编．—北京：科学出版社，2014.10

中国科学院教材建设专家委员会规划教材·全国高等医药院校规划教材

ISBN 978-7-03-042050-3

Ⅰ．医…　Ⅱ．①樊…　②游…　Ⅲ．医学教育-研究生教育-医学院校-教材
Ⅳ．R-4

中国版本图书馆 CIP 数据核字（2014）第 225430 号

责任编辑：邹梦娜／责任校对：胡小洁
责任印制：徐晓晨／封面设计：范璧合

科学出版社出版
北京东黄城根北街 16 号
邮政编码：100717
http://www.sciencep.com

北京九州迅驰传媒文化有限公司印刷

科学出版社发行　各地新华书店经销

*

2014 年 10 月第　一　版　　开本：787×1092　1/16
2015 年　4　月第三次印刷　　印张：14 1/2
字数：343 000

定价：59.00 元

（如有印装质量问题，我社负责调换）

前　　言

研究生教育是国家学历教育的最高层次，起源于13世纪的欧洲，在我国大约有100多年的历史。医学作为独立的学科门类，其研究生教育具有自身的特点。近年来，随着研究生教育的快速发展，医学研究生教育也得到了很好的发展，对医学研究生教育的研究也受到越来越多的关注。

在医学研究生教育实践过程中，往往出现研究生、导师，甚至研究生教育管理者对医学研究生教育的产生和发展历史不够了解，对研究生教育的过程不清晰，如医学研究生的培养特点与形式、研究生个人培养计划的拟定与执行、开题报告的论证与审核、中期考核的目的与价值、学位论文的质量与答辩等。部分研究生导师甚至对研究生的指导缺乏科学性与系统性。因此，有必要编写一本全面阐述医学研究生教育的教材来满足当前医学研究生教育发展与改革的需要。

为编写此部教材，我们查阅了大量文献，目前还没有专门的有关医学研究生教育的书籍；涉及医学研究生教育的内容往往是在国家有关主管部门组织编写的“研究生教育研究进展报告”、“研究生教育质量年度报告”，或是一些学者编著的“中国医学教育史”、“高等医学教育研究”，或是一些学者撰写的有关医学研究生教育的论文。由于可供本教材编写的参考资料有限，给编写工作带来了一定的难度。

全书内容的设计与撰写力求原创性。全书内容分十章，涉及国内外医学研究生教育发展及现状、医学研究生招生、医学研究生培养与质量保证、医学研究生学位论文撰写与答辩、毕业研究生求职与就业、医学研究生学术道德与行为规范等内容；同时，本教材还包含了医药卫生科技查新及检索、医学科研选题和设计、研究生医学学术论文写作以及实验动物与伦理等内容，可谓丰富而全面，且视野专注而独特。

本书作为研究生教材，力求实用，既供导师、研究生和研究生教育管理者使用，也可供医学本科生、医学规培生和医学相关领域人员参考。

在本书的编写过程中，我们参阅了大量文献资料，吸收了许多专家和学者的研究成果，在此谨向这些作者表示衷心的感谢！对大力支持和帮助本书出版的有关人员致以诚挚的谢意！鉴于我们的水平有限，书中难免存在缺点和不足，恳请读者指正和赐教。

编　者

2014年7月6日

目　　录

第一章　国内外医学研究生教育发展及现状 …… (1)
　第一节　学位与研究生教育基本概念 …… (1)
　第二节　国外医学研究生教育的产生与发展 …… (3)
　第三节　我国研究生教育的产生与发展 …… (7)
　第四节　我国医学研究生教育的发展与现状 …… (14)
第二章　医学研究生招生 …… (19)
　第一节　医学研究生报考 …… (19)
　第二节　医学研究生招生复试 …… (25)
　第三节　招收录取 …… (27)
　第四节　如何选专业、选学校 …… (27)
　第五节　医学博士研究生招生 …… (28)
第三章　医学研究生的培养与质量保证 …… (32)
　第一节　医学研究生的培养目标与要求 …… (32)
　第二节　医学研究生的培养特点 …… (32)
　第三节　医学研究生的培养过程 …… (33)
第四章　医学研究生学位论文撰写与答辩 …… (48)
　第一节　学位论文概述 …… (48)
　第二节　学位论文的结构与格式 …… (51)
　第三节　学位论文的写作过程 …… (57)
　第四节　学位论文写作过程中的常见问题 …… (62)
　第五节　学位论文答辩与学位授予 …… (65)
第五章　毕业研究生求职与就业 …… (70)
　第一节　就业指导的内涵 …… (70)
　第二节　就业准备 …… (71)
　第三节　求职 …… (72)
　第四节　应聘面试 …… (74)
　第五节　就业程序 …… (78)
　第六节　毕业生派遣和报到 …… (81)
　第七节　医学研究生就业存在问题与对策 …… (84)
第六章　医学研究生学术道德与行为规范 …… (86)
　第一节　医学研究生学风建设与学术道德培养 …… (86)
　第二节　医学研究生行为规范 …… (89)
第七章　医药卫生科技查新及检索 …… (99)
　第一节　医药卫生科技查新概述 …… (99)
　第二节　文献信息检索概述 …… (114)

第三节 检索语言 …………………………………………………………（121）
第四节 检索系统 …………………………………………………………（127）
第五节 检索方法与途径 ……………………………………………………（130）
第六节 检索技术与策略 ……………………………………………………（131）
第七节 常用数据库及网络资源 ………………………………………………（137）
第八章 医学科研选题和设计 ……………………………………………（143）
第一节 医学科研选题 ………………………………………………………（143）
第二节 医学科研设计 ………………………………………………………（146）
第九章 研究生医学学术论文写作 …………………………………………（156）
第一节 医学学术论文写作概论 ………………………………………………（156）
第二节 医学学术论文的格式与写法 …………………………………………（167）
第三节 医学学术论文的发表 …………………………………………………（177）
第十章 实验动物与伦理 …………………………………………………（190）
第一节 概述 ………………………………………………………………（190）
第二节 实验动物与医学研究 …………………………………………………（198）
第三节 实验动物与伦理 ……………………………………………………（199）
参考文献 …………………………………………………………………（204）
附录 ……………………………………………………………………（206）
附录一 关于科学理念的宣言 …………………………………………………（206）
附录二 科技工作者科学道德规范(试行) ……………………………………（208）
附录三 学位论文作假行为处理办法 …………………………………………（210）
附录四 学术期刊论文不端行为界定标准 ………………………………………（211）
附录五 医学论文中常用统计符号及术语 ………………………………………（216）
附录六 医学学术论文的 WORD 编辑格式 ……………………………………（216）
附录七 医疗机构从业人员行为规范 …………………………………………（218）
附录八 医师资格考试报名资格规定(2014 版) ………………………………（222）

第一章　国内外医学研究生教育发展及现状

第一节　学位与研究生教育基本概念

一、研　究　生

顾明远等编著的《教育大辞典》中研究生(postgraduate)的定义:获得学士学位、第一专业学位、高等学校本科毕业证书或具有同等学力获准进入高等学校或科学研究机构进行进一步学习和研究,攻读更高级别学位的学生。一般分硕士研究生和博士研究生两级,在我国还包括研究生班的学生。按学习形式可分为全时学习的脱产研究生和边学习、边工作的在职研究生。姜璐等编著的《中国成人教育百科全书》将研究生定义为"在高等学校本科毕业后经过国家统一考试,在学校的研究生部、研究生院、研究生班或科研单位学习并参加研究工作的人"。

目前我国对研究生通俗定义为在高等学校研究生院(部)攻读硕士或博士学位者。但仍是从大学毕业生、具有同等学力者、具有某些特殊才能者中招考录取的,修满规定课程数量并获得相应学分,写出学位论文并答辩通过后,获得硕士或博士学位者,分为硕士研究生和博士研究生。高等教育以研究生为最高学历。研究生毕业后,也可称研究生,其含义为具有研究生学历的人。

二、学位与研究生教育

(一)研究生教育

联合国教科文组织出版的《国际教育标准分类》指出:"研究生教育是属于第三级第二阶段的教育,是高等教育的高级层次,授予大学研究生学位或同等学历证明,这是从教育的层次对研究生教育进行界定"。

我国的研究生教育是我国学位体系和教育体系中最高层次的教育,是继学生大学毕业以后继续进行深造和学习,以研究为主要特征的最高层次教育形式,主要包括独立研究训练、专业教育和第一学位教育的延伸三部分,具有研究性、专业性,以及学科广泛性、交叉性、边缘性等特征。具体分为硕士研究生教育和博士研究生教育。

1999年1月1日施行的《中华人民共和国高等教育法》对研究生教育做出了相关规定:本科毕业或者具有同等学力的,经考试合格,由实施相应学历教育的高等学校或者经批准承担研究生教育任务的科学研究机构录取,取得硕士研究生入学资格;硕士研究生或者具有同等学历的,经考试合格,由实施相应学历教育的高等学校或者经批准承担研究生教育任务的科学研究机构录取,取得博士研究生入学资格。其培养标准是:硕士研究生教育应当使学生掌握本学科坚实的基础理论、系统的专业知识,掌握相应的技能、方法和相关知识,具有从事本专业实际工作和科学研究工作的能力;博士研究生教育应当使学生掌握本学科坚实宽广的基础理论、系统深入的专业知识、相应的技能和方法,具有独立从事本学科创造性科学研究工作和实际工作的能力。

我国的研究生教育从学历教育的形式上又可分为学历教育和非学历教育两种类型。研究生学历教育是指考生参加国家统一组织的硕士生入学考试(含应届本科毕业生的推荐免试和部分高等学校经教育部批准自行组织的单独入学考试),被录取后,并在毕业时课程学习和论文答辩均符合学位条例的规定,可获得硕士生毕业证书和硕士学位证书。研究生学历教育大致分为普通研究生、单独考试研究生、法律硕士和MBA。研究生学历教育的招生工作由教育部高校学生司负责。非学历研究生教育是指不参加国家统一组织的硕士生入学考试,没有学籍,毕业时可获得硕士学位证书,但不能获得毕业证书,学历不变。研究生非学历教育大致分为参加研究生课程进修班、同等学力申请硕士学位、在职攻读专业学位、高校教师在职攻读硕士学位、中等职业学校教师攻读硕士学位。

(二)研究生学位制度

新中国成立以后陆续拟定了《中华人民共和国学位条例(草案)》(1956年)、《中华人民共和国学位授予条例(草案)》(1963年),但由于当时国内情况特殊,这些条例被搁置或未出台就不了了之了。1980年2月12日,全国第五届人民代表大会常务委员会第十三次会议通过了《中华人民共和国学位条例》(简称《学位条例》),这是新中国颁布的第一个学位条例,这个学位条例与国际接轨,把学位分为学士、硕士、博士三级,规定了取得学位所要达到的具体标准。

《学位条例》明确提出学位获得者所要达到的标准,即硕士学位获得者必须达到以下学术水平:掌握本学科坚实的基础理论和系统的专门知识,具有从事科学研究工作或独立担负专门技术工作的能力。博士学位获得者必须达到以下学术水平:掌握本学科坚实宽广的基础理论和系统深入的专门知识,具有独立从事科学研究工作的能力,在科学或专门技术上做出创造性的成果。从《学位条例》的规定看,无论硕士学位或博士学位都需要培养“学”和“术”两类高级专门人才。而从实际情况来看,到20世纪90年代以前,我国所授予的学位几乎都是单一的“学术性学位”,学位获得强调“科学研究能力”和“学术标准”,理论多实践少,基础性成果多实用性成果少。这种现象与社会发展所需要的人才要求之间的矛盾日益突出:一方面我国高校师资和科研人员紧缺的情况已逐步得到缓解;另一方面社会各行各业对应用型高层次专门人才的需求变得越来越紧迫。因此,改变人才培养模式和规定单一的局面,加快培养社会急需的应用型、复合型高层次专门人才,成为研究生教育改革的重要任务。

1986年,原国家教委印发的《关于改进和加强研究生工作的通知》明确指出“目前我国研究生教育中存在的主要问题之一是培养规格单一,对实际能力的培养不够”,同时提出“在每个层次中注意培养多种规格的特别是应用学科的研究生”,“既要培养大学教师和科研人员,也要培养应用部门的高层次人才”。该通知的发布改变了我国长期以来实行的单一的学术性人才培养模式,要求研究生培养从单一模式走向学术型与应用型并重的双元模式。1988年,国务院召开的学位委员会第八次会议提出专业学位的设置问题,经讨论,会议决定成立专门小组进行调研并提出方案。1990年,国务院学位委员会办公室向国务院学位委员第九次会议提交了《关于设置专业学位调研工作的情况汇报》,强调设置专业学位的必要性。从1991年起,国务院学位委员会先后批准设置了工商管理硕士(MBA)、法律硕士(J. M)、教育硕士(Ed. M)、公共管理硕士(MPA)、工程硕士、建筑学(含学士和硕士)、临床医学(含硕士和博士)、农业推广硕士(MAE)、兽医学(含硕士和博士)(VMM)、口腔医学(含硕士和博士)、军事学硕士11类专业学位。专业学位的设置,改变了我国长期以来单一的学术性学位状况,促使我国学位类型趋向多样化。截止2010年,国务院学位委员会已经批准设置的专业学位已达38种,其中已经开展试点的研究生专业学位比原来的11类多了8类,分别是:公共卫生硕士、会计硕士、体育硕士、艺术硕士、风景园林硕士、汉语国际教育硕士、翻译硕士和社会工作硕士。专业学位是专门职业要求的研究生教育学位,区别于侧重理论和研究的学术性学位,主要培养有特定职业背景的高级专门人才,它与学术性学位处于同一层次,分学士、硕士、博士三级,在入学形式、培养方式、师资队伍、论文标准等方面都与传统的学术型培养模式存在很大差别。至此,我国形成了学术型学位和专业型学位研究生培养并驾齐驱的研究生培养模式。

根据国务院学位委员会、教育部印发的《学位授予和人才培养学科目录》(2011年)规定,我国目前有哲学、经济学、法学、教育学、文学、历史学、理学、工学、农学、医学、军事学、管理学和艺术学13个可授予硕士、博士学位的学科门类,各学科门类下又设若干一级学科。

(三)学位与研究生教育的关系

《中华人民共和国学位条例》的正式实施,建立起了我国的学位制度,使我国研究生教育与学位制度结合起来,形成了完整的研究生教育体系,进一步促进了研究生教育的科学化、规范化、现代化,我国研究生教育从此走上了与国际研究生教育大体相当的正规发展道路。学位制度与研究生教育是培养和选拔高层次专门人才行之有效的方法和途径。在我国高等教育发展过程中,学位与研究生教育是密切联系的。正是研究生教育的发展,促进了我国学位制度的建立;而实行学位制度,又反作用于研究生教育,推动了我国研究生教育在改革开放形势下的稳步和持续发展。学位与研究生教育,既是我国高等教育发展水平的标志,又是影响我国教育、科学事业发展的重要因素。由于学位与研究生教育两者间的密切关系,人们在谈论有关问题或归纳有关工作时通常把它们连成一个概念使用,合称为“学位与研究生教育”。

第二节　国外医学研究生教育的产生与发展

国外研究生教育的产生最早可以追溯到12~13世纪的欧洲高级学位教育,高级学位教育是指中世纪大学的硕士和博士教育,但当时的高级学位教育与现在的研究生教育是两个不同的概念。这一时期的高级学位教育的特点是职能和教育活动单一,其职能主要是传播科学文化知识,培养高级职业人才。虽然当时的高级学位教育与现代研究生教育无论是在内在本质还是培养方式上都有很大不同,但现代研究生教育在学位名称等方面却是从高级学位教育时期继承而来,所以13世纪的高级学位教育无疑是现代研究生教育的原生型。

现代意义上的研究生教育最早产生于德国,其后的英、美两国的研究生教育发展也深受德国大学的影响,本书选取德国、英国、美国这三个具有代表性的国家的医学研究生教育进行研究。

一、德国的医学研究生教育

德国是现代研究生教育的发源地,1385年成立的汉堡大学就开始实行学位制度。最初的学位有学士、硕士和博士三种。德国中世纪大学主要权力之一是由罗马教廷赋予的教学权以及学士、硕士、博士学位的考试权和授予权。大学由文学院、法学院、医学院和神学院组成,文学院为实施普通教育的下级学院,其他三个学院为实施专业教育的上级学院。文学院设置文学学士和硕士学位,学生在获得硕士学位后才可进入专业学院学习。专业学院设置硕士和博士学位。学生在专业学院获得的博士学位,逐渐成为从事医师、教师、法官等社会职业的必备资格。到了18世纪,德国进行教育制度变革,将大学第一阶段学习内容归到中学,取消了硕士学位,保留了博士学位,并增设了任教资格博士学位,从而在教授和博士之间有了既相区别又相联系的形式。只有获得任教资格博士学位,才能在大学任教。

在19世纪上半叶后期,随着科学的发展,德国的高等教育出现了等级分化,大学的第一级教育,增设了相当于硕士学位的毕业文凭证书;第二级教育是致力于"科学接班人"培养的新型教育形式——"学徒式"教育,即学生以科研助手的形式跟着导师从事科研,以获得博士学位为目标的研究生教育。1985年11月23日生效的联邦德国高校总法第18条关于学位的规定,授予高等学校毕业生硕士学位(理工科称diplom,文史科称magister)。第70条规定,国家承认的高等学校可依据州法的具体规定进行高等学校学位考试和学位授予。各州的高校法中对于各级学位有具体规定:高等学校对通过学校毕业考试的学生授予"硕士学位"(diplom,magister),并注明专业;高等学校根据学校制定的攻读博士学位条例,对符合条件者,授予博士学位。

德国现行的医学研究生教育为博士研究生教育,只设医学博士一级学位。德国的大学没有入学考试,高中毕业考试合格并获得毕业证书的学生可以直接申请进入大学医学院学习。但是由于医学院校招生指标有限,因此,申请学习医学的学生仍然面临较大竞争。德国大学医学教育的年限为6年,即12个学期,分为临床前期(第1~4学期)和临床期(第5~12学期)两个阶段,不同的学校有将临床期分为3~4个阶段。临床前期主要完成基础和专业基础课的学习,一般基础课往往与学科相近的其他系的学生共同上课,且大多数课是必修课,没有具体专业划分。学生在临床前期学习阶段,如果发现自己不适合或不再愿意学习医学,可随时更改。临床期学习为8个学期,应完成校方审定认可的必修课程和选修课程的学习与临床训练。

大多数医学生在临床期学习的后期,根据自己的兴趣和学校条件,可以申请不同的专业和导师指导开展博士学位论文工作,导师根据面试情况对申请人的创新见解、科研潜能、大学学习成绩和工作能力等综合素质进行评价并决定是否接受申请,没有专门的入学考试。被录取的医学生在导师的直接指导下完成符合学校规定的学位论文工作,没有专门的博士必修课,但学生可以根据自己的需要和兴趣去上选修课程、参加学术活动。实际上,德国博士生的学习和工作都是以博士学位论文为中心的,博士学位论文是博士生最主要的学习和研究成果。德国高校规定:博士学位论文必须是博士生独立完成的科研成果,必须具有一定的学术价值,必须有自己的创见或对某一领域学术发展做出一定的贡献。导师是辅导博士生完成博士学位论文并参与论文评价的本院系教授。从原则上说,德国大学的任何一个专业都可招收博士生,大学的教授以及获得博士学位的教师都具备担任博士生导师的资格。导师的作用首先表现在拥有招生的充分自主权,其次表现在参与博士生培养的全过程,导师要指导博士生完成博士学位论文、评审博士学位论文并提出论文是否通过的决定性意见。

德国医学生在校学习期间要经过两个阶段国家医师考试:第一个阶段考试在临床前期学习结束时(入学2年后),第二阶段考试在完成全部教学计划后(一般为第6年)。第一个阶段考试通过后才有资格申请第二个阶段考试。成绩分数线是根据淘汰率而浮动的，竞争激烈，全部国家医师考试通过后可以获得国家医师考试合格证书。与其他国家学位教育不同的是，德国医学博士的培养不是医学6年教育以后的独立学习阶段，而是融入6年医学教育之中，通过两个阶段医师考试并完成博士学位论文即可申请医学博士学位（Medical Doctor，MD），大约85%的医学生在毕业时可以获得医学博士学位。

二、英国的医学研究生教育

英国的研究生教育也源于中世纪的高级学位教育，虽然高级学位教育与现代研究生教育无论是在内在本质还是培养方式上都有很大不同，但现代研究生教育在学位名称等方面却是从高级学位教育时期继承而来。17世纪英国大学教育的重点是学士学位教育，高级学位教育的地位越来越低，规模也越来越小。当时的高级学位教育变得仅仅是博士教育。例如，博士学位只授予神学、法学和医学三个专业。

19世纪中期，英国意识到本国研究生教育与德国研究生教育的差距后，开始学习德国的模式，并要求大学教师也必须进行科学研究。1836年英国伦敦大学获得了皇家特许状，有了授予学位的权力。1878年英国在达勒姆大学率先设立了理科硕士，达勒姆大学规定攻读理科硕士学位者，须在大学研究室接受导师指导，经过一段时间的学习和研究提交论文，通过答辩，成绩合格，即可授予硕士学位，这是英国现代研究生教育的起源。英国的学位基本上分为五级：学士、硕士（分为科学硕士和其他学科的硕士）、哲学硕士、哲学博士和科学博士。哲学硕士学位与其他硕士学位不同，它并不是哲学学科的硕士学位，医学或其他很多学科都设哲学硕士学位，哲学硕士学位是为攻读哲学博士服务的。硕士以上的学位属于高级学位，科学博士属于荣誉学位，它不是通过研究生学习而获得，而是大学授予那些在获得学士、硕士学位一定年限之后，对某学科领域有突出贡献的人。英国在19世纪以前，学位是作为学术成就的评价而授予的，只有医学博士、神学博士和法学博士。

1914年伦敦大学也设立了科学硕士学位，1919年5月，联合王国大学协会提出研究生培养制度，这就是英国现行研究生教育的基本模式，即大学本科毕业后经过1年以上时间的学习和研究，取得文学硕士学位；再经过1年左右时间的研究，通过论文答辩，取得科学硕士学位；再经过2年以上时间的学习和研究，考试合格，论文答辩通过，获得哲学硕士学位。

20世纪60年代末，英国政府成立了医学研究委员会、自然研究委员会、农业研究委员会、社会研究委员会和科学研究委员会这五个专业研究委员会，这些均是研究生教育的重要管理机构。1964年，英国将教育部与科学部合并成为教育与科学部，成为当时研究生教育的最高管理机构。

目前英国医学研究生教育包括硕士和博士研究生教育两个层次，硕士学位包括理学硕士学位、医学硕士学位、哲学硕士学位、外科学硕士学位；博士学位包括哲学博士学位、医学博士学位、医学博士（研究型）。英国的医学教育属于精英教育，国家不组织全国统一的入学考试，各医学院校具有招生自主权，可在报考学生中进行选拔，学生须经过2年的预科学习，并通过高级水平的教育证书考试，取得较好成绩，方可进入医学院学习。在医学院经过2年左右的基础医学课程学习、3年左右的临床课程学习和临床实习后，通过规定的考试，获得医学学士学位。本科毕业获医学学士学位后，主要有两个去向，一是大部分进入临床专业培训，不同的科别有不同的培训年限，获得不同的职位和学位，如外科学士学位获得者,担任 1 年左右住院医师,通过皇家外科学会初级会员考试,再担任 2 ~3 年高级住院医师,通过皇家外科学会会员考试后,再担任 4 年左右总住院医师,在此期间若争取到研究工作的条件,从事 1 ~1.5 年的研究工作,获得一系列临床实践和科学研究成果,通过硕士论文答辩,则授予外科学硕士学位,而内科学士学位获得者,经过与以上相同时间内科系统的训练和考试,获得一系列的临床实践和科学研究成果后,通过医学博士学位论文答辩,则授予医学博士学位;二是小部分进入医院或理学院攻读科学硕士、哲学硕士和哲学博士学位,所修学科多数为基础医学,成为医学基础学科的教师和科研人员。

三、美国的医学研究生教育

美国的研究生教育是 19 世纪借鉴德国和英国研究生教育模式而建立和发展起来的。1826 年哈佛学院首次开设研究生课程。1859 年密歇根大学首次授予 2 名文科毕业生硕士学位,这是美国最早正式设立学位制度和研究生教育的标志。

1876 年美国教育史上第一所以进行科研和培养研究生为主的大学——约翰 · 霍普金斯大学正式成立,它的创办标志着研究生教育和科研地位在大学的确立。这一时期,美国的主要大学都把发展研究生教育作为其追求的首要目标,并创造出一种新型的集教学、科研于一体的培养高层次人才的机构——研究生院,对德国“学徒式”研究生教育模式进行了更新和变革。研究生院是美国在学习德国研究生教育过程中的重大创新,它使研究生教育摆脱了德国教授狭小的实验室和个人研究的局限,更好地实现了教学与科研的统一,也使大学更好地服务于社会经济发展的需要。此时,美国形成了具有特色的医学教育的新模式——专业式美国医学学位,包括医学学士、高级医学博士、名誉医学学士、名誉医学博士、特别医学学士和特别医学博士。在约翰 · 霍普金斯大学的影响下,19 世纪末美国先后成立了一批以从事科研和研究生教育为主的新型大学,这些大学基本上都设立了专门培养研究生的研究生院。

第二次世界大战后,美国的高等教育得到了极大发展,学位制度也进一步完善,基本学位种类有学士学位、硕士学位、博士学位和专业学位(又称第一专业学位)。而此时美国的医学学位,只设博士层次,可分成医学博士(MD)和哲学博士(PhD)两种。此外,美国哈佛大学和约翰 · 霍普金斯大学也有少数同时攻读 MD(医学院)和 PhD(研究生院)双学位的学生,学制一般为(本科生毕业后)7 ~8 年,其培养目标是集一流临床医师和医学科学家于一身的高精尖医学人才。

经过一个多世纪的发展,美国成为世界上公认的研究生教育发达国家之一。而美国的医学教育及相关培训在全世界处于领先地位。美国高等医学教育是在四年本科教育获得学士学位后进行的,也就是所谓的“4+4”年制的美式学制,即前 4 年为医学前期教育,后 4 年为医学院教育。美国医学学位只设博士一级,分成医学博士(MD)和哲学博士(PhD)两种,医学院授予医学博士学位,哲学博士主要从事基础医学方面相关的课题研究工作。

在美国,学生取得医学博士学位是成为一名执业医师的必备条件。但如果要成为一名可在专科领域内执业的医师,还必须经历 4 个阶段的学习和培训,时间可长达 16 年(文理学院 4 年+医学院 4 年+住院医师培训和专科医师培训 3 ~8 年),而且需要通过多次考试,具体内容如下。

第一阶段:医学生入学资格。医学院通常要求学生在大学的一般学院学习 4 年普通基础课程,完成学位课程和医学预科课程的学习,获得理学或文学学士学位,再申请进入医学院学习,参加医学院入学考试(MCAT)是进入美国医学院校学习所必须的环节。医学院校的录取主要是依照学生本科阶段的平均绩点分(GPA)、MCAT成绩和学生提供的申请材料和面试决定。一般来说,提出申请的学生中只有1/2会被录取。

第二阶段:医学院培训。医学院的学习为期4年,主要学习医学基础知识和背景知识,分为基础阶段和临床阶段。4年的学业完成后要对学生进行考评,每个医学院都有自己的一套考核标准,一些医学院还要求学生参加由国家医学考试委员会组织的学科考试。医学院的学生前2年学习解剖、生理、生化、病理、药理、微生物等基础医学课程,在二年级结束时参加美国医师执照考试(United States Medical Licensing Examination,USMLE)Step 1的考试(主要是医学基础学科的知识),通过后方可进入高年级的学习。后2年进行内科、外科、儿科、妇产科、精神病科和家庭医生科等临床专业训练,然后在医学院毕业前参加USMLE Step 2的考试(一部分是临床知识,另一部分是临床技能)。通过Step1和Step2考试的学生可获得医学博士学位(MD),否则将不能进入临床实习,不能毕业,也不能成为住院医师。获得MD后1~3年内参加美国医师执照考试Step3的考试(包括笔试和计算机模拟病例考试),通过者才能获得医师执照。

第三阶段:住院医师培训。医学生在经过4年的学习获得MD后,还需要选择一个专科在教学医院进行3年或更长时间的住院医师培训。住院医师培训阶段要求美国本土的医学博士(USM Gs)提供学位证明和已通过Step1和Step2部分USMLE的证明,培训时间的差异取决于专业的选择,一般需要3~7年或更长,如家庭医学和儿科学需要3年时间,普通外科则需要5年时间。

第四阶段:专科医师培训。经过住院医师培训阶段的医师若想成为高级专科医师,则还需要再参加1~3年分科培训。这些分科很细小,也需要较高的专业知识和技能。在完成上述培训和考试之后,医师在获得州或联邦司法部门颁发的从事医疗活动的执照后即可从事医疗工作。在美国,根据医师行医和接受继续教育的情况,行医资格每2~3年核准一次,专科医师证书每5~10年核准一次。要想继续获得专科医师资格必须定期参加本专业的继续医学教育,接受资格审查,参加进一步的考试后,重新获得专科医师资格证书。

美国研究生教育通常采用宽进严出的政策,一般来说,申请攻读研究生学位的人员只要具备了大学毕业资格,具有一定的学术水平和工作能力,经推荐人推荐,即可入学攻读学位。但在美国博士研究生毕业,却需要有一定的科研成绩。因此,博士研究生经常需要攻读4~6年才能毕业。此外,美国有一半以上大学要求研究生入学时有Graduate Record Examination(GRE)成绩,研究生招生一般不限名额,由导师的科研能力、科研经费、实验条件以及市场需求决定每位导师当年招收学生数量。目前医学博士学位是美国高等医学教育授予的最高学位,可分为研究博士学位和专业博士学位,专业博士学位是一种不搞学术理论研究的,而是针对某种新兴学科或传统专业而设立的博士学位,如公共卫生博士、临床医学博士等。如果已取得临床医学或牙科专业博士的毕业生对基础医学科学有兴趣,可再攻读某学科的哲学博士课程,取得第二个博士学位。

第三节 我国研究生教育的产生与发展

与德国、英国、美国等发达国家相比,我国的研究生教育起步较晚,发展的历史不长,它是在20世纪初学习和借鉴西方发达国家研究生教育的基础上逐步形成和发展起来的。对于我国一百多年来研究生教育的发展状况,本书以1949年新中国成立为界,分为前、后时期两部分来介绍。

一、新中国成立以前我国研究生教育的概况

我国的"研究生教育"这一词汇最早出现在1902年的《钦定学堂章程》和次年颁布的《奏定学堂章程》中。1902年清政府拟定了中国第一个系统完备的学制《钦定学堂章程》(壬寅学制),该章程把教育分为初等教育、中等教育和高等教育三级。高等教育又分为高等学堂、大学堂和大学院,其中的大学院教育就相当于现在的研究生教育。因此,《钦定学堂章程》可以说是我国研究生教育的启蒙,但《钦定学堂章程》一直没有实施。次年,清政府又对该章程进行了修定,并重新颁布,改名为《奏定学堂章程》(癸卯学制),把《钦定学堂章程》中规定的大学院改为通儒院,规定修业年限为5年。《奏定学堂章程》规定:"通儒院生不上课,不计时刻,但在斋舍研究,随时请业请益,无讲堂功课",即学生以自行研究为主,不要求上课。由于当时战争纷繁,设在京师大学堂的通儒院还未开学就因武昌起义而停办,所以当时的研究生教育仍未付诸实践。

1911年10月,辛亥革命推翻了清王朝,建立了中华民国,从此结束了中国两千多年的封建统治。中国开始进入了一个新的历史时期,高等教育的发展也逐步走上了正规化和现代化道路,1912年成立的南京临时政府及其后的北洋政府废除了清末的学制系统;同年9月,颁布新学制即《壬子学制》,规定:"本科3~4年毕业,预科3年毕业"。新学制将通儒院又改名为大学院,但并未对大学院做出具体规定。1912年和1913年,北京政府教育部分别颁布了《大学令》和《大学章程》,这两个法令对大学院做出了有关修改与规定,"大学院……由院长延其他教授或聘绩学之士为导师,不设讲座,由导师分任各类,于学期初提出条目,令学生分条研究,定期讲演讨论"。《大学令》颁布后,研究生教育才真正开始萌芽。这一时期的研究生教育模式仍然以沿袭德国"学徒式"教育模式为主,当时虽然已经确立了研究生培养模式,但由于国内外形势的干扰仍未真正实施。

在1915年颁布的《特定教育纲要》中,其学位制度设计为两级:一级为学士、硕士、技士;一级为博士。在其实施过程中,硕士作为中间学位独立出来,使中国的学位制度形成学士(技士)→硕士→博士三个互相衔接的阶层。这种培养模式在当时的北京大学研究生教育中有着集中体现。1916年蔡元培担任北京大学校长时,对北京大学研究生教育进行了改革,主要措施包括在培养方式上,基本上是自由放任的,研究题目、研究方向和范围完全由教授和学生自由选定,导师指导无严格的责任制,研究生培养以学生自由、独立的研究为主;在组织管理上,设立研究所,负责研究生入学和毕业等行政事务,研究生培养由导师负责管理。与此同时,以借鉴和效仿美国大学制度而建立起来的清华大学国学研究院的研究生培养模式,成为与北京大学研究生培养模式相区别的另一种具有代表性意义的主要模式。1925年2月,清华大学国学研究院成立,同年9月1日,清华大学国学研究院开始招收研究生,招生对象是大学毕业生和"经史小有根底"的学生,在学制上模仿中国昔日书院山长制和美国的大学制度,主要采用导师制,强调学生自修,教师担任指导;在培养方式上注重导师指导与课堂教学相结合。这一时期我国研究生教育处于探索阶段,并受到西方多种模式的影响,还未真正确立我国自己的研究生培养模式。

1929年,刚成立不久的中华民国政府开始对研究生教育做出新的调整,颁布了《大学组织法》和《大学章程》,其中规定:"大学研究院须有三个以上研究所,研究所下设若干学部;大学院的任务是招收大学毕业生研究高深学术,研究期限为2年,合格者授予硕士学位"。这两个法令是我国近代高等教育史上第一次以立法的形式规定了研究院制度,为我国研究生教育步入正规化奠定了基础。1934年,教育部根据《大学组织法》关于"大学得设研究院"的规定,颁发《大学研究院暂行组织规程》,其中第9条为:"研究生应习之课程及论文工作由各校详细拟定,呈经教育部核定"。在校研究生必须修习课程的规定,第一次在我国政府法规中出现,说明研究生培养方式开始在法令上得以明确。

1935年4月公布的《学位授予法》将学位分为学士、硕士、博士三种,并对硕士和博士学位授予的条件和方法做出了具体规定,中国近代的研究生教育制度由此得以确立,它的颁布对我国研究生教育的发展具有重大意义。1935～1940年,国民政府教育部相继颁布了《学位分级细则》、《硕士学位考试细则》、《硕士学位证书式样》、《博士学位评定组织法》和《博士学位考试细则》,初步形成了一整套系统的学位制度。这些法令条款对我国研究生学位课程考试、学位论文审查、学位论文答辩、学位审查、学位授予等程序做出了明确的规定,从而使我国研究生培养模式更趋规范化。

根据这些法律,清华大学1929年停办了原来的国学研究院,开始试办物理和外国语两个研究所;1933年相继设立了13个研究所;1934年又把各研究所改为研究部,并分别归属于文科、理科、法科三个研究所。抗日战争时期,清华大学研究院曾一度停办,1939年才恢复文科、理科研究所。这一时期,清华大学一直继承着初创时期的研究生培养模式,招生对象是大学毕业生,研究期限为2年,2年之内须修完24个学分,并在导师的指导下完成毕业论文,经毕业口试和论文口试合格者才准予毕业,授予硕士学位。北京大学因大革命失败于1927年被迫停办,1929年复校,1930年北京大学研究所国学门恢复招收研究生,1932年正式成立研究院,1934年修改研究院规程,将文史部、自然科学部、社会科学部改为文科、理科、法科三个研究所。这一时期,北京大学虽然在管理体制上已开始走向正规化,如对入学考试、学习年限、学位设置、课程、论文答辩等环节有了相应规定,但其培养模式仍然保留着德国"科研型"模式,学生独立的科学研究在培养中占绝对重要位置,并不重视系统授课和学分要求。抗日战争胜利后,北京大学恢复办学,研究院的要求发生转折性变化,规定研究生必须选学若干门课程并参加课程考试,在基础知识合格后才被允许进入论文撰写阶段。此时,北京大学的研究生培养从德国"科研型"模式逐步向美国"教学—科研型"模式转变。随着研究生培养模式的转变,我国学位制度也开始迈向正规化、法制化。

但是,连年不断的战火使教育也深受摧残,《学位授予法》一直没有得到认真施行。受此影响,我国研究生教育发展极为缓慢,在1935～1949年,只授予过232名硕士学位,没有授予过博士学位。但大量在国外留学并获得博士、硕士学位的归国人员,为中国引入了全新的现代研究生教育理念。

二、新中国成立后我国研究生教育的发展

1949年新中国成立后,党和政府非常重视高级人才的培养,研究生教育继续向前发展。此后虽受政治影响,经历了"文革"的创伤,研究生教育一度中断。但自1980年《中华人民共和国学位条例》正式颁布,我国研究生教育开始不断走向成熟,并取得了巨大成就,其发

展大致可分为以下几个阶段。

(一) 研究生教育起步阶段(1950 ~ 1965 年)

新中国成立后,党和政府将研究生教育列入议事日程。1950 年 8 月,教育部颁布的《高等学校暂行规程》就把研究生教育作为高等教育的一部分,设专门研究所和研究生部负责研究生的培养与管理。1951 年政务院颁布的《关于改革学制的决定》中规定"大学和专门学院得设研究生部,修业年限为 2 年以上,招收大学及专门学院毕业生或具有同等学力者",把研究生部列为整个学校教育系统的最高层次,确立了研究生教育在整个教育系统的最高地位。这一年采取保送、审查批准等办法,共招收研究生 10 273 人。

1953 年 11 月,高等教育部发布《高等学校培养研究生暂行办法(草案)》,明确招收研究生的目的是培养高等学校师资和科学研究人才,将研究生通称为"师资研究生",要求研究生毕业后能讲授本专业的一两门课程,并具有一定的科学研究能力,这是新中国第一个关于研究生培养的法令性文件。1956 年,国务院批准中国科学院培养"副博士"研究生,后因涉及学位问题,一时难以实行,改为 4 年制研究生。同年,首次招收 4 年制研究生 490 人。1957 年,国务院批准了高等教育部《关于今年招收 4 年制研究生的几点意见》,拟在师资研究生之外,培养少量质量较高的相当于前苏联副博士水平的研究生。

1958 年,由于受"左"的思想影响,研究生招生由考试改为推荐入学,只重视政治条件,不重视业务能力,致使研究生质量明显下降,培养工作受到很大影响。1961 年,在总结建国以来高等教育发展经验和教训的基础上制定的《教育部直属高等学校暂行工作条例(草案)》(简称为"高教六十条"),对研究生培养目标、招生对象、录取方式、学习年限和培养方法等都做了具体规定。

1962 年,我国在计划内招收部分在职干部脱产为研究生,并试招在职研究生,这是我国研究生教育史上招收和培养在职研究生的开始。1963 年 1 月,教育部召开新中国成立后第一次全国性研究生工作会议,讨论并通过了《高等学校培养研究生工作暂行条例(草案)》以及 5 个附件,这一《条例》的颁布,标志着新中国研究生教育制度已经初步建立起来,对研究生教育走向规范化具有重要意义。

1950 ~ 1965 年,全国共招收研究生 22 700 多人,研究生教育为高等学校培养了一批师资和科学研究人员,为新中国高等教育事业和科学研究事业的起步和发展做出了重要贡献。这一时期由于苏联计划教育体制的影响,我国的研究生教育还没有形成自己的特色,也尚未实施学位制度。因此,尽管研究生教育规模大大超过了 1949 年前的任何发展阶段,而且研究生在毕业时要进行论文答辩,但没有授予一名毕业生硕士和博士学位,只给毕业者颁发毕业证书,以示其完成了研究生教育阶段的学习任务。

(二) 研究生教育停滞阶段(1966 ~ 1977 年)

1966 年 6 月高等教育部发出通知:因"文化大革命"运动,1966 ~ 1967 年的研究生招生暂停。1966 ~ 1977 年,我国的研究生教育中断了 12 年之久。这一时期由于"文化大革命"的影响,使初步确立起来的研究生教育制度遭受严重破坏。研究生教育的中断,使高层次人才在一段时间内青黄不接,同时也使我国的研究生教育与国际间的差距进一步加大。

(三) 研究生教育恢复阶段(1977 ~ 1980 年)

1977 年 10 月,国务院批准教育部《关于高等学校招收研究生的意见》,研究生教育得以恢复。1978 年 1 月，教育部发出《关于高等学校 1978 年研究生招生工作安排意见》，决定将 1977、1978 两年研究生招生计划合并，统称 1978 年研究生。当时的招生办法为自愿报名、单位推荐、文化考试、择优录取，年龄限制在 35 岁以下，而入学考试则由各招生单位自行组织。据 27 个省（市、自治区）的不完全统计，共有 630 500 多人报考，经初试、复试后，有 210 所高校、162 所研究机构共录取研究生 10 708 人，我国研究生招生首次突破万人规模。1979 年 1 月，教育部召开本年研究生招生工作会议，会议确定全国有 298 所高校、100 多个研究机构招收研究生。会议强调要坚持“确保质量，宁缺毋滥”的招生原则，提出研究生教育要与学位制度结合，4 年制研究生教育包括硕士和博士两个阶段，本年招收了 80 110 名研究生。

值得一提的是，尽管学位条例还未出台，但 1979 年我国就招收了 13 名博士研究生，并于 1982 年如期毕业。这是我国独立自主招收和培养的第一批博士研究生，从而开创了我国博士研究生教育的新时代。

1980 年 2 月 12 日，五届全国人大常委会第十三次会议审议通过了《中华人民共和国学位条例》，并于 1981 年 1 月 1 日正式施行。1981 年 5 月 20 日，国务院又批准了《中华人民共和国学位条例暂行实施办法》，这是我国高等教育领域的一项重要立法。至此，我国正式建立了自己的学位制度，我国的学位与研究生教育开始进入规范的发展阶段。

（四）研究生教育成熟阶段（1981～1998 年）

我国研究生教育真正较大的发展时期，是在 1981 年国务院批准《中华人民共和国学位条例暂行实施办法》，正式建立了自己的学位制度。从 1982 年起，国家出台了如试办研究生院、评选重点学科、颁发专业目录、召开培养工作会议、成立省级学位委员会、开展学位质量评估等一系列措施，全面规划学位和研究生教育，使我国研究生教育逐渐成熟，步入了正规化、制度化、规模化、现代化的发展轨道。

在 1982～1998 年的 10 多年间，我国研究生教育发展迅速，硕士、博士学位授予数大幅度上升，据相关资料显示，硕士学位授予数增长 712 倍。从增长率来看，自 1982 年以来，我国博士学位总体上是稳定地、持续地增长，但仍然存在波动，而硕士学位授予数更加显示出明显的波动性，其中 1988 年是快速增长期的一个波峰，增长比例达到 75.9%，此后硕士研究生授予数持续下降，步入一个长达 5 年的低谷期，1993 年达到谷底，此后逐渐爬升，到 1996 年才达到 1988 年的规模；从硕士和博士授予数的比例来看，呈快速下降的趋势，1992 年硕博比达到 10∶1，1993 年略有增大，此后又迅速缩小，1998 年为 4.9∶1。

同时，开展研究生教育的单位大量增加，可授予博士学位的单位由 1981 年的 151 个发展到 1998 年的 326 个，可授予硕士学位的单位由 1981 年的 358 个发展到 1998 年的 687 个。有权授予博士学位的学科、专业点数由 1981 年的 835 个发展到 1998 年的 2 921 个，有权授予硕士学位的学科、专业点数由 1981 年的 3 202 个发展到 1998 年的 11 011 个。

这一时期，我国的研究生教育规模不断扩大，结构不断调整，逐步实现了学位类型多样化，培养方式多元化，培养质量不断提高。日益发展的研究生教育为国家的科技、教育、经济、文化、国防建设和各项事业的发展输送了一大批急需的高层次专门人才，推动了高等学校和科研机构的科研工作，为社会主义的经济建设、社会进步和科学技术的发展做出了巨大贡献。

（五）研究生教育快速发展阶段(1999 年～)

随着我国经济持续快速发展,我国高等教育步入发展快车道。自 1999 年实行高校扩招政策以来,高等教育规模迅速扩张,我国研究生教育也进入了快速发展的阶段,这种发展具有补偿性特征,是一种补偿性增长,一种跨越式发展。

这一时期我国研究生教育不管在报考人数、招生人数,还是在学人数都发展快速。硕士研究生年报考人数由 1999 年的 31.9 万增加到 2006 年的 127.5 万;1999～2004 年,我国研究生招生人数从 9.22 万增长到 32.63 万,增长率连续 6 年超过 20%;2000～2004 年,我国研究生在学人数从 30.12 万增长到 81.99 万,增长率连续 5 年超过 25%。

2002～2014 年的 13 年间,研究生报考人数从 62.4 万增加到 172 万;录取人数从 19.5 万增加到 61.3 万,如表 1-3-1。

表 1-3-1　研究生报考人数

考研年份	报名人数(万)	录取人数(万)	考录比例
2014	172	63.1	2.7∶1
2013	176	53.9	3.3∶1
2012	165.6	51.7	3.2∶1
2011	151.1	49.5	3∶1
2010	140	46.5	3∶1
2009	124.6	47.5	2.6∶1
2008	123	39	3.0∶1
2007	128.2	36.4	3.5∶1
2006	127.1	40.2	3.2∶1
2005	117.2	32.5	3.6∶1
2004	94.5	33	2.9∶1
2003	79.7	27	2.9∶1
2002	62.4	19.5	3.2∶1

2013 年 4 月教育部、国家发展改革委、财政部联合出台了《关于深化研究生教育改革的意见》,要求研究生教育优化类型结构,建立与培养目标相适应的招生选拔制度;鼓励特色发展,构建以研究生成长成才为中心的培养机制;提升指导能力,健全以导师为第一责任人的责权机制;改革评价机制,建立以培养单位为主体的质量保证体系;扩大对外开放,实施合作共赢的发展战略;加大支持力度,健全以政府投入为主的多渠道投入机制。通过改革,实现发展方式、类型结构、培养模式和评价机制的根本转变,到 2020 年,基本建成规模结构适应需要、培养模式各具特色、整体质量不断提升、拔尖创新人才不断涌现的研究生教育体系。并就深化研究生教育改革提出了要改革招生选拔制度、创新人才培养模式、健全导师责权机制、改革评价监督机制、深化开放合作、强化政策和条件保障、加强组织领导等系列意见和措施。同年 4 月,国务院学位委员会、教育部委托国务院学位委员会第六届学科评议组和全国专业学位研究生教育指导委员会,根据《中华人民共和国学位条例》及其《暂行实施办法》的有关规定,按一级学科和专业学位类别制定《博士、硕士学位基本要求》,目的是

为研究生培养单位制订培养方案和学位授予标准提供依据，为导师指导研究生提供参考，为教育行政部门开展质量监督和评估工作提供标准。《博士、硕士学位基本要求》从学科前沿、社会需求、知识结构、综合素养与能力等方面提出了各学科和专业学位类别研究生在获得博士或硕士学位时必须达到的要求，具有较强的指导性；同时也为学位授予单位开展有特色、高水平的人才培养留有空间。各学位授予单位可在《博士、硕士学位基本要求》的基础上，制订体现本单位办学水平和特色的各学科或专业学位类别博士硕士学位基本标准。《博士、硕士学位基本要求》对保证我国研究生教育质量，推进研究生教育分类评价，提高学科建设水平和促进学术交流均具有重要作用。

2014 年 1 月，国务院学位委员会和教育部联合出台了《关于加强学位与研究生教育质量保证和监督体系建设的意见》，提出了今后一段时间研究生教育要转变政府职能，推进管办评分离，树立科学的质量观，以研究生和导师为核心，以学位授予单位为重心，从研究生教育基本活动入手，明确各质量主体职责，保证研究生教育基本质量，创新机制，激发学位授予单位追求卓越的积极性和创造性，不断提高人才培养水平。同时，该意见还要求研究生教育要强化学位授予单位的质量保证，加强教育行政部门的质量监管，充分发挥学术组织、行业部门和社会机构的监督作用。为指导学位授予单位建设内部质量保障体系，该《意见》还作为附件一并印发了《学位授予单位研究生教育质量保证体系建设基本规范》，从目标与标准、招生管理、培养过程与学位授予管理、导师岗位管理、研究生管理与服务、条件保障与质量监督、质量管理与质量文化等七个方面提出了具体要求。同期，国务院学位委员会、教育部还联合印发了《学位授权点合格评估办法》和《博士硕士学位论文抽检办法》。

《学位授权点合格评估办法》明确了学位授权点合格评估是我国学位授权审核制度的重要组成部分，也是转变政府职能、加强事中事后监管的有效手段。其主要目的：一是保证我国学位授权点和研究生教育的基本质量；二是推动研究生培养单位建立常态化的自我评估制度，强化质量保障的主体意识；三是打破学位授权点终身制，推动研究生培养单位建立学位授权点动态调整机制，优化人才培养结构，主动适应经济社会发展；四是引导学位授予单位开展高水平研究生教育，创新人才培养机制，办出特色。同时，评估工作采取学位授予单位自我诊断式评估和教育行政部门随机抽评相结合、以自我诊断式评估为主的方式进行。评估工作每 6 年进行一轮，其中前 5 年为自我评估阶段，由学位授予单位统筹考虑、自主确定评估方式，鼓励有条件的单位开展学科国际评估或专业资格认证，第 6 年为随机抽评阶段，由教育行政部门在各单位完成自我评估的基础上，委托相关学术组织或社会机构，按比例、分类进行抽评。国务院学位委员会根据学位授权点合格评估结果，分别做出限期整改或撤销学位授权的处理决定。

《博士硕士学位论文抽检办法》的目的是保证研究生培养的基本质量，促使学位授予单位、导师和学生重视学位论文质量，调动研究生培养单位、导师和学生的积极性，增强质量意识，营造良好的质量环境。学位论文抽检是在总结以往抽检经验的基础上，进行制度化和规范化设计。论文抽检范围为上一学年度全国授予博士、硕士学位的论文，其中博士学位论文抽检由国务院学位委员会办公室统一组织，抽检比例为 10% 左右，抽检论文从国家图书馆直接调取；硕士学位论文抽检由各省级学位委员会和军队学位委员会负责组织，抽检比例为 5% 左右。学位论文抽检结果将反馈给学位授予单位，并在一定范围内采取适当形式公布。学位授予单位将专家评议意见作为导师招生资格确定、研究生教育资源配置的重要依据。抽检结果将作为学位授权点合格评估的重要指标，对“存在问题学位论文”比例较高或篇数较多的学位授权点，依据有关程序，责令限期整改。经整改仍无法达到要求者，视为不能保证所授学位的学术水平，将被撤销学位授权。

这一系列文件和措施较系统地提出了关于研究生教育质量保证与监督体系建设的崭新思路和方案，为我国研究生教育的创新性发展开启了新的征途，吹响了提高研究生教育质量的号角。

第四节　我国医学研究生教育的发展与现状

一、新中国成立以前我国医学研究生教育概述

新中国成立以前，中国的高等医药院校招收过研究生，但为数极少，并未形成制度。1931 年 4 月，民国政府公布的第一个学位制度的正式立法——《学位授予法》规定："学位分学士、硕士和博士三级"，并对这三级学位的授予条件和具体办法都做了规定。1935 年颁布的《学位分级细则》和《硕士学位考试细则》规定："医科学位分医学学士、医学硕士、医学博士三级"，并将医科规定为设考的 8 大科类之一。

二、新中国成立后我国医学研究生教育发展与现状

（一）学位条例颁布前医学研究生教育的概况

新中国成立以后，医学研究生教育伴随我国研究生教育的发展而发展，同样经历了从起步、停滞、恢复、逐步成熟、快速发展到完善质量保证等过程。据有关资料显示，1951 ~ 1965 年，全国共招收研究生 230 151，其中医药卫生研究生占 7.19%。但之后由于受到文化大革命的影响，1966 ~ 1977 年研究生制度整整中断了 12 年之久，形成了一代人才的空白，给我国的医药卫生事业造成了严重的影响。

1978 年我国恢复了研究生招生制度，当年招收医学门类研究生 1 417 名，占全国研究生招生总数的 13.2%，以后每年招生逐步增加。招收的研究生包括中西医的基础、临床和药学以及公共卫生与预防医学等各门学科，主要目的是培养高级的医学科学研究人员和医药院校教师。

（二）学位条例颁布后医学研究生教育的发展与现状

1980 年颁布的《中华人民共和国学位条例》将我国的医学学位设置为医学学士、医学硕士、医学博士三级学位。为了积极实施学位条例，在国务院学位委员会的领导下，卫生部草拟了医学门类中二级学科划分意见及关于博士、硕士学位授予单位审核标准等文件，在此基础上对全国 62 所医学院和 11 个科研机构的 1 206 个申请点进行了审核，通过了医科类首批博士和硕士学位授予单位及其学科、专业和指导教师名单。1981 年和 1982 年国务院学术委员会分别批准并公布了第一批有权授予各级学位的高等医学院校及其可以授予学位的学科、专业和指导教师名单，其中有权授予博士学位的单位 34 个，有权授予硕士学位的单位 76 个。

1983 年卫生部和原国家教育委员会联合制定了《关于培养临床医学硕士、博士学位研究生的试行办法》，要求临床医学硕士和博士学位研究生（统称临床医学研究生）以临床实

践为主，以培养临床医学专家为目标。在必要的理论基础上，侧重于临床医学诊断、治疗技能的训练。临床医学研究生实行脱产和在职两种培养方式。脱产研究生的培养年限一般为 3 年，在职研究生的培养年限，可根据需要较脱产研究生延长半年至 1 年。脱产及在职研究生，在最后半年内需进行三级学科的专科定向培养。该办法还明确了经国务院批准有权授予硕士学位的高等医学院校、医疗和科研机构招收临床医学硕士、博士学位研究生的条件，以及招生对象、招生办法、考试课程、学位论文要求和论文答辩的组织程序等。

此阶段，医学硕士研究生招收的基本条件是思想进步、业务优秀、身体健康，年龄在 35 岁以下的高等医药院校或其他高等学校有关专业本科毕业生或具有同等学力的男女青年。硕士研究生分脱产和在职两种，脱产研究生学制一般 3 年，在职研究生学制一般比脱产研究生学制增加 1 年。脱产研究生毕业后由国家统一分配工作；在职研究生毕业后原则上仍回本单位工作。医科硕士研究生必须通过硕士学位的课程考试和论文答辩，成绩合格，在本学科上掌握坚实的基础理论和系统的专门知识，具有从事科学研究工作或独立担负专门技术工作的能力，经学位评定委员会评议通过，授予硕士学位。医科博士研究生招收已获得硕士学位或具有同等学力的人员入学。招生工作由招生单位自行组织，学制一般 2 ~ 3 年。博士研究生必须通过博士学位的课程考试和论文答辩，成绩合格，在本学科上掌握坚实宽广的基础理论和系统深入的专门知识，具有独立从事科学研究工作的能力，在科学或专门技术上做出创造性的成果。经学位评定委员会评议通过，授予博士学位。

为进一步探索医学门类学位与研究生制度的改革，卫生部、教育部于 1984 年 10 月在武汉医学院召开了医学门类学位暨研究生工作座谈会。会议就加速培养高级医学专门人才，提高培养质量等问题进行了探讨，提出在医学门类设立以培养临床医学高级专家为主的临床医学学位制度。根据会议精神，卫生部于 1985 年 6 月成立了临床医学研究生教育及学位制度改革小组，起草了临床医学研究生教育及其学位制度改革方案。按照这一新方案，今后的医学博士学位将分成两类，一类以培养科学研究能力为主，授予医学科学博士学位；一类以培养临床工作能力为主，称为医学博士。在培养方法上，临床医学研究生将取消硕士、博士两段制，在 4 ~ 5 年时间内进行连续培养，直接攻读博士学位，培养目标是要求研究生的临床工作能力达到主治医师水平。

1988 年，原国家教育委员会印发了《关于试办七年制高等医学教育的通知》，决定将我国高等医学教育的学制逐步规范化，试办七年制高等医学教育，学生在校修业七年，毕业授予医学硕士学位；同时，现行的医学研究生教育维持原制不变。七年制高等医学教育六、七两年级的在校学生，享受硕士研究生待遇，其教学经费亦应按硕士研究生经费标准划拨。七年制高等医学教育各专业的教学计划，由各试办学校按照原国家教育委员会拟定的《制订七年制高等医学教育专业教学计划的原则和基本要求》及《七年制高等医学教育各专业基本规范》自行制定。毕业考核合格者，授予医学硕士学位；考核不合格者，按学籍管理及学位管理条例的有关规定办理。并从 1988 年秋季开始，在全国 135 所高等医学院校中选择北京医科大学等 15 所有办长学制医学教育经验、专业较齐全、教育质量较高的老校，试办七年制高等医学教育，试办专业为临床医学专业和口腔医学专业。七年制高等医学教育是我国临床医学专业的一种新型教育模式，实行“七年一贯、本硕融通、加强基础、注重素质、整体优化、面向临床”的培养模式，通过临床七年的培养，使学生具备基础医学、临床医学的基本理论、基本知识和基本技能，具有较强的临床分析和思维能力及一定的科学研究能力，能独立处理本学科领域内的常见病和多发病，临床工作能力水平达到七年制临床医学硕士专业学位能力考核标准，同时具有对实习医师进行业务指导的能力。七年制主要培养能适应医药卫生事业发展需要的、具有较大发展潜力的、德智体全面发展的、具有硕士水平的高层次医学人才。

学位条例实施10多年以来，我国医学学位与研究生教育取得了很大成绩，基本建立了学位与研究生教育体系。但同时也存在一些具体问题，如学位名称不规范、学位类型比较单一等。针对这些情况，国务院学位委员会在认真研究论证我国国情和借鉴发达国家医学学位制度的基础上，于1997年4月召开了第十五次会议，审议通过了《关于调整医学学位类型和设置医学专业学位的几点意见》，决定调整医学学位类型，设置医学专业学位。意见主要包括以下三点。一是规定医学学位分为学士、硕士、博士三级，硕士、博士这两级学位针对不同学科和不同职业背景对人才的不同要求，分为"医学科学学位"和"医学专业学位"两种类型。二是在培养上，医学科学学位要求侧重于学术理论水平和实验研究能力，以培养从事基础理论或应用基础理论研究人员为目标，涉及的学科主要是基础医学、临床医学、预防医学、口腔医学和药学等有关的理论与实验研究的学科，合格者授予医学科学学位；医学专业学位要求侧重于从事某一特定职业、实际工作的能力，以培养高级临床医师、口腔医师、卫生防疫和新药研制与开发的应用型人才为目标，合格者授予医学专业学位，并根据不同学科及其职业背景特点，分为"临床医学专业学位"、"预防医学专业学位"、"药学专业学位"和"口腔医学专业学位"等。三是本着"统一认识，理顺思路，分类指导，先易后难，分步实施，保证质量"的原则，首先在临床医学专业学位进行试点，按照《临床医学专业学位试行办法》开展；其他学科的专业学位待条件成熟时逐步研究试点。同时，国务院学位委员会第十五次会议还审议通过了《临床医学专业学位试行办法》，明确授予学位的级别和名称、授予学位的对象、授予学位的标准、申请资格、考核学位授予、经费与待遇以及组织管理等具体内容。在此基础上国务院学位办于1998年下发了《关于开展临床医学专业学位试点工作的通知》，全国23所高等医学院校获准开展临床医学博士、硕士专业学位试点工作，20所高等医学院校获准开展临床医学硕士专业学位试点工作。该《通知》要求从1998年9月起，各试点单位招收的临床医学研究生均应根据试点授权的级别，按照临床医学博士、硕士专业学位的要求进行培养；同时，试点单位可按有关程序开展接受符合条件的优秀在职临床住院医师以研究生毕业的同等学力申请临床医学博士、硕士专业学位工作。

我国开展的八年制医学教育起源于1917年创办的北京协和医学院，其目的是培养优秀的医学精英人才，具体培养过程为：医学预科教育时间2年半，基础医学教育1年半，3年临床医学教育在临床医院，最后1年中有8个月进行科研训练，成绩优秀者授予博士学位。但长期以来，我国仅有北京协和医学院开办了八年制医学教育，且招生人数较少。2001年，教育部允许试办八年制医学教育，北京大学医学院继而成为我国第二所试办八年制的医学院校，随即要求发展八年制医学教育的呼声越来越高。2004年，教育部、国务院学位委员会又批准了复旦大学、华中科技大学、中南大学、中山大学、四川大学等一批重点高校试办八年制医学教育。据统计，截止到目前，我国有17所医学院校试办八年制医学博士教育。八年制教育是我国医学高等教育国际化的重要改革举措，以与国际接轨，培养厚基础、宽口径、高素质、强能力、优潜质的医学专门人才。各高校的八年制医学教育培养模式大致均可分为"医学前教育阶段"和"医学教育阶段"两个阶段的教学，但在具体培养方案和时间分配上则各具特色。

（三）医学研究生教育的现状

至此，我国形成了较完善的医学学位与研究生教育体系。医学研究生学位分为硕士和博士。研究生学位中除以临床技能训练为主的应用型研究生学位称为医学硕士（临床医学）或博士（临床医学）外，其余均称为医学硕士或博士学位。学位类型分为以科学研究为主的科研型硕士、博士学位和以临床技能训练为主的医学硕士（临床医学）、医学博士（临床医学）两种类型，但前者未明确为科学学位，后者一般认为是相当于美国的PhD和MD之间的一种人才类型所获得的学位。此外，还有七年制的本科生授予硕士学位、八年制的本科生授予博士学位等类型。硕士研究生和博士研究生学制均为3年。硕士和博士学位主要通过研究生教育获得，有一部分在职人员通过在职申请学位的途径获得学位。

2009年开始，我国逐渐扩大招收以应届本科毕业生为主要生源的全日制硕士专业学位研究生教育规模。为了促进医学专业学位研究生教育更好地适应医药卫生体制改革，解决医学专业学位研究生教育与临床医师从业资格相衔接的难题，上海市于2010年启动“临床医学硕士专业学位研究生教育与住院医师规范化培训结合”的改革，开始了研究生教育与住院医师规范化培训相结合的实践探索。部分省、市也相继开展了“临床医学硕士专业学位研究生教育与住院医师规范化培训对接”的试点工作，但此阶段国家没有对“临床医学硕士专业学位研究生教育与住院医师规范化培训对接”做出统一的规定和要求。

2012年，为贯彻落实《国家中长期教育改革和发展规划纲要（2010～2020年）》，深化医学教育改革，全面提高人才培养质量，教育部、卫生部联合出台了《关于实施临床医学教育综合改革的若干意见》和《关于实施卓越医生教育培养计划的意见》，明确提出了今后一段时间医学教育改革的重点是优化临床医学人才培养结构，大力实施“卓越医生教育培养计划”，而研究生教育改革的目标任务和重点体现在三个方面：一是以构建“5+3”为主体的临床医学人才培养体系，逐步优化医学教育学制学位体系；二是改革临床医学硕士专业学位研究生培养模式，建立临床医学硕士专业学位研究生培养与住院医师规范化培训有效衔接的制度；三是改革长学制临床医学人才培养模式。改革的主要内容包括以下三个方面。一是开展临床医学硕士专业学位研究生培养模式改革试点，结合国家住院医师规范化培训制度的建立，支持有条件的省、市和高等医学院校开展临床医学硕士专业学位研究生培养与住院医师规范化培训有效衔接的综合改革试点，推动研究生招生和住院医师招录相结合，研究生培养与住院医师规范化培训相结合，专业学位授予标准与临床医师准入标准有机衔接，硕士研究生毕业证书、硕士专业学位证书授予与执业医师资格证书、住院医师规范化培训合格证书颁发有机结合（四证合一）。二是探索建立“5+3”（5年医学院校本科教育加3年住院医师规范化培训）临床医学硕士专业学位研究生培养模式，强化临床实践能力培养培训，为培养大批高水平、高素质临床医师打下坚实的基础。三是开展拔尖创新医学人才培养模式改革试点，结合区域医疗中心的建设，确定若干所高校开展拔尖创新医学人才培养综合改革试点，推进长学制医学教育改革，加强自然科学、人文科学和社会科学教育，为医学生的全面发展奠定宽厚的基础；改革教学方式，提高学生自主学习、终身学习和创新思维能力；建立导师制，强化临床能力培养，提升医学生的临床思维能力；促进医教研结合，培养医学生临床诊疗和科研创新的潜质；推动培养过程的国际交流与合作，拓展医学生的国际视野，为培养高层次、国际化的医学拔尖创新人才奠定基础。“卓越医生教育培养计划”还明确了入选高校应具备的基本条件：申报“拔尖创新医学人才培养改革试点”的高校为教育部批准举办八年制临床医学教育的高等学校；申报“临床医学硕士专业学位研究生培养模式改革试点”的高校应具有临床医学硕士专业学位授予权。随后，教育部和卫生部共同组织实施临床医学硕士专业学位研究生培养模式改革试点工作，在经高校申报、主管部门推荐、申报高校所在地卫生行政部门同意以及专家评审论证的基础上，确定了第一批改革试点高校。2013 年 5 月教育部、国家卫生和计划生育委员会下发了《关于批准第一批临床医学硕士专业学位研究生培养模式改革试点高校的通知》（教研函[2013]2 号），批准北京大学等 64 所高校为第一批临床医学硕士专业学位研究生培养模式改革试点高校，并要求各试点高校根据临床医学教育综合改革目标和临床医学硕士专业学位研究生培养规律，制订试点实施方案，做好实施工作，注重落实地方卫生行政部门的支持政策和具体措施。由此，我国医学研究生教育开启了综合教育改革的新时代。

第二章　医学研究生招生

第一节　医学研究生报考

一、研究生报考条件

1. 中华人民共和国公民。

2. 拥护中国共产党的领导,愿为社会主义现代化建设服务,品德良好,遵纪守法。

3. 身体健康状况符合国家和招生单位规定的体检要求。

4. 考生学历必须符合下列学历等条件之一:

(1) 国家承认学历的应届本科毕业生;

(2) 具有国家承认的大学本科毕业学历的人员(自考本科生和网络教育本科生须在报名现场确认截止日期前取得国家承认的大学本科毕业证书方可报考);

(3) 获得国家承认的高职高专学历后满2年或2年以上,达到与大学本科毕业生同等学力,且符合招生单位根据培养目标对考生提出的具体业务要求的人员;

(4) 国家承认学历的本科结业生和成人高校(含普通高校举办的成人高等学历教育)应届本科毕业生,按本科毕业生同等学力身份报考;

(5) 已获硕士、博士学位的人员,在校研究生报考须在报名前征得所在培养单位同意。

二、报考流程

报名包括网上报名和现场确认两个阶段。应届本科毕业生原则上应选择就读学校所在省(区、市)的报考点办理网上报名和现场确认手续;其他考生应选择工作或户口所在地省级教育招生考试管理机构指定的报考点办理网上报名和现场确认手续。

(一) 网上报名

报考硕士研究生一律采取网上报名。网上报名技术服务工作由全国高等学校学生信息咨询与就业指导中心负责。

1. 网上报名时间　每年10月份,具体日期按教育部规定执行。

2. 报名流程　考生登录“中国研究生招生信息网”(公网网址:http://yz.chsi.com.cn,教育网址:http://yz.chsi.cn,以下简称“研招网”)浏览报考须知,按教育部、省级教育招生考试管理机构、报考点以及报考招生单位的网上公告要求报名,凡不按要求报名、网报信息误填、错填或填报虚假信息而造成不能考试或录取的,后果由考生本人承担。在报名期间,考生可自行修改网报信息。

(二) 现场确认

所有考生(含推免生)均须到报考点现场确认网报信息。

1. 现场确认时间　每年 11 月份,具体日期按教育部规定执行。

2. 现场确认程序

(1) 考生到报考点指定的地方进行现场确认。

(2) 考生提交本人第二代居民身份证、学历证书(普通高校、成人高校、普通高校举办的成人高校学历教育,应届本科毕业生持学生证)和网上报名编号,由报考点工作人员进行核对。报考点工作人员发现伪造证件时应通知公安机关并配合公安机关暂扣相关证件。

自考本科生和网络教育本科生须凭已经取得的国家承认的大学本科毕业证书方可办理网上报名和现场确认手续。

未通过网上学历(学籍)校验的考生,在现场确认时应提供学历(学籍)认证报告。

所有考生均要对本人网上报名信息进行认真核对并确认。经考生确认的报名信息在考试、复试及录取阶段一律不做修改,因考生填写错误引起的一切后果由其自行承担。

(3) 考生按报考点规定配合采集本人图像等相关电子信息。

三、初　　试

1. 具体初试日期按教育部规定执行,考生可凭网报“用户名”和“密码”登录“研招网”下载打印《准考证》。《准考证》正反两面在使用期间不得涂改。

2. 考生凭下载打印的《准考证》及第二代居民身份证参加初试。

3. 考试时间以北京时间为准,上午 8:30 ~ 11:30,下午 14:00 ~ 17:00。

4. 初试科目。思想政治理论、外国语、业务课一、业务课二。每科考试时间一般为 3 小时。初试方式均为笔试。

5. 考试大纲及命题。医学硕士研究生招生全国统考科目为思想政治理论、英语一、英语二、西医综合、中医综合。全国统考的命题工作由教育部考试中心统一组织。

6. 考生须到报考点指定的考场考试。考生入场时须接受考试安全检查。

7. 考生初试成绩由考生报考的招生单位负责通知。

四、报考注意事项

(一) 填报注意事项

1. 考生考前只填报一个招生单位的一个专业。待考试结束,教育部公布考生进入复试的初试成绩基本要求后,考生可通过“研招网”调剂服务系统了解招生单位的生源缺额信息并根据自己的成绩再填报调剂志愿。

2. 以同等学力身份报考的人员,应按招生单位要求如实填写学习情况和提供真实材料。

3. 考生(含推免生)要准确填写个人信息,对本人所受奖惩情况,特别是要如实填写在参加普通和成人高等学校招生考试、全国硕士研究生招生考试、高等教育自学考试等国家教育考试过程中因违规、作弊所受处罚情况。对弄虚作假者,招生单位将按照《国家教育考试违规处理办法》和当年全国硕士学位研究生招生工作管理规定进行处理。

4. 报名期间将对考生学历(学籍)信息进行网上校验,并在考生提交报名信息 3 天内反馈校验结果。考生可随时上网查看学历(学籍)校验结果。考生也可在报名前或报名期间自行登录“中国高等教育学生信息网”(网址:http://www.chsi.com.cn)查询本人学历(学籍)信息。未通过学历(学籍)校验的考生应及时到学籍学历权威认证机构进行认证,在现场确认时将认证报告交报考点核验。

5. 认真阅读欲报考招生单位、欲选择现场确认报考点以及该报考点所在省级管理部门的网报公告,以免报名无效;如果对专业或考试科目有任何疑问,请尽快向该招生单位反映。

6. 用户注册所填写的电子邮件是找回密码的重要途径,请认真填写有效电子邮件地址,使用英文半角输入。

7. "招生单位"、"报考点"、"考试方式"等为报考关键信息,在提交信息生成报名号后,不允许修改,请注意选择。

8. 请关闭或卸载有窗口拦截功能的软件,例如,IE用户必须关闭"弹出窗口阻止程序"。(关闭方法:打开Internet Explorer,在"工具"菜单中,指向"弹出窗口阻止程序",然后单击"关闭弹出窗口阻止程序"即可)。

9. 网上报名需要填写或选择的内容以及要求,除明确说明可不填写外,其他均为必填选项,考生要提前准备,以免在网报期间由于单个页面停滞时间过长导致报名失败,生成报名号后才为此次网上报名成功。

(二) 考场注意事项

1.《准考证》由考生使用白色A4复印纸在规定时间内上网自行打印。《准考证》正反两面均不得涂改或书写。

2. 考生凭《准考证》、第二代居民身份证按规定时间进入考场,自觉接受身份验证核查、安全检查和随身物品检查等,并对号入座,入座后将上述证件放在桌面左上角,以便检查。

3. 考试时间以北京时间为准。每科开考15分钟后不得入场。交卷出场时间不得早于各科考试结束前30分钟,具体出场时间由考点所在地省级教育招生考试管理机构规定。交卷出场后不得再进场续考,也不得在考场附近逗留或交谈。

4. 考生须严格遵守考场规则。

5. 考试地点由报考点指定,考生应在考试前一天到考试地点了解考场有关注意事项。《准考证》上未打印出考试地点的考生,考前要注意查询报考点公布的有关信息。

6. 考生应按规定在指定位置准确并清楚填涂姓名、考生编号等信息,并按要求在统考科目答题卡指定位置粘贴条形码。凡因漏填、错填或字迹不清以及漏贴条形码而影响评卷结果的,责任由考生自负。考生应当在答题纸(卡)规定的区域答题,写在草稿纸或者规定区域以外的答案一律无效。考生应按考点所在省级教育招生考试管理机构有关规定携带并使用文具。

(三) 其他方面

1. 国家按照一区、二区确定考生进入复试的初试成绩基本要求,一区包括北京、天津、河北、山西、辽宁、吉林、黑龙江、上海、江苏、浙江、安徽、福建、江西、山东、河南、湖北、湖南、广东、重庆、四川、陕西等21个省(市);二区包括内蒙古、广西、海南、贵州、云南、西藏、甘肃、青海、宁夏、新疆等10个省(区)。

2. 报考地处二区招生单位且毕业后在国务院公布的民族区域自治地方就业的少数民族普通高校应届本科毕业生;或者工作单位在国务院公布的民族区域自治地方,定向就业原单位的少数民族在职人员考生,可按规定享受少数民族照顾政策。考生在网上报名时须如实填写少数民族身份，且申请定向就业少数民族地区。

3. “少数民族高层次骨干人才”计划招生以考生报名时填报的信息为准。

4. 已被招生单位接收的推免生，不得再报名参加全国硕士研究生招生考试。否则，将取消推免生资格，列为统考生。

5. 现役军人报考地方或军队招生单位，以及地方考生报考军队招生单位，应事先认真阅读了解解放军及招生单位有关报考要求，遵守保密规定，按照规定填报报考信息。不明之处应事先与招生单位联系。

6. 网上填报时，往届生选填内容必须与毕业证书一致，如毕业学校选择中无毕业证书中的院校名称，则选择“其他”自行录入毕业学校名称；考生可通过学信档案提前确认本人的学历（学籍）信息。如有疑问，请与就读院校学历（学籍）管理部门联系。

7. 对违规的处理，对在全国硕士研究生招生考试中违规或作弊的考生，按照《国家教育考试违规处理办法》严肃处理。情节特别严重的，可给予暂停参加各种国家教育考试 1 ~ 3 年的处理。同时，对在校生，由其所在学校按有关规定给予处分，直至开除学籍；对在职考生，有关部门将通知考生所在单位，由考生所在单位视情节给予党纪或政纪处分。构成犯罪的，由司法机关依法追究刑事责任。

对弄虚作假者（含推荐免试生），无论何时，一经查实，即按有关规定取消报考资格、录取资格或学籍。

相关单位应将考生在硕士研究生招生考试中的违规或作弊事实记入《国家教育考试诚信档案》，并将考生的有关情况通报其所在学校或单位，记入考生人事档案，作为其今后升学和就业的重要参考依据。

五、研究生类别

（一）我国硕士研究生的四种分类方法

研究生教育属于国民教育序列中的高等教育，又分为两个层次：硕士研究生和博士研究生。

目前我国硕士研究生种类比较复杂，可以从以下角度划分。

1. 硕士生按其学习方式分为全日制硕士生和非全日制硕士生两种。前者指在高等学校和科研机构进行全日制学习的研究生；后者指在学习期间仍在原工作岗位承担一定工作任务的研究生。

2. 按录取类别划分。硕士生录取类别分为非定向就业和定向就业两种。参加单独考试的考生，只能被录取为回原单位的定向就业硕士研究生。定向就业的硕士研究生均须在被录取前与招生单位、用人单位分别签订定向就业合同，毕业后回定向单位就业。非定向就业硕士研究生毕业时采取毕业研究生与用人单位“双向选择”的方式，落实就业去向。招生单位及所在地省级毕业生就业主管部门负责办理相关手续。

3. 按照培养目标和培养方式，可分为学术学位型和专业学位型研究生两种。专业学位与学术学位处于同一层次，培养规格各有侧重，在培养目标上有明显差异。学术学位型按学科设立，其以学术研究为导向，偏重理论和研究，培养大学教师和科研机构的研究人员；而专业学位以专业实践为导向，重视实践和应用，培养在专业和专门技术上受到正规的、高水平训练的高层次人才。专业学位教育的突出特点是学术性与职业性紧密结合，获得专业学位的人，主要不是从事学术研究，而是从事具有明显职业背景的工作。专业学位与学术学位在培养目标上各自有明确的定位，因此，在教学方法、教学内容、授予学位的标准和要求等方面均有所不同。

4. 按照考试方式分类划分。硕士生入学考试分初试和复试两个阶段进行。初试分为全国统一考试、联合考试、单独考试以及推荐免试。

全国统一考试中部分考试科目由教育部统一组织命题。联合考试是教育部批准的特定学科（类别）、专业（领域）的部分考试科目由全国统一（或联合）命题的考试。单独考试是经教育部批准的部分招生单位，为符合特定报名条件的在职人员单独组织命题而进行的考试。推荐免试是部分高等学校按教育部规定推荐本校优秀应届本科毕业生，确认其免初试资格，由招生单位进行复试的选拔方式。

（二）推荐免试攻读研究生

1. 什么是推荐免试研究生　推荐免试研究生是指不用参加研究生考试直接读研的行为。

2. 申请保研需要具备的条件

（1）拥护中国共产党的领导，愿为社会主义现代化建设服务，品德良好，遵纪守法；

（2）获得母校推荐免试资格的全国重点大学优秀应届本科毕业生。全国一些重点高校，或者211、985等学校选拔条件较为苛刻，具体参看各个学校的相关政策。

3. 推荐免试生的选拔程序

（1）推荐免试学校公布推荐免试的标准、名额和选拔程度；

（2）应届毕业生本人根据推免条件提出申请；

（3）学校组织评审委员会或工作组对申请人资格进行评审，确定推荐免试生名单；

（4）获得本校的推免资格的毕业生，向研究生招生单位（本校或校外单位）提出免试攻读硕士学位复试申请；

（5）接收单位向申请人发出复试通知书。复试合格者，发给接收函。

4. 申请保研需要提交的材料

（1）申请表；

（2）个人陈述；

（3）专家推荐信；

（4）成绩单；

（5）由申请者现所在学校教务处提供同意推荐免试的证明信，并加盖公章；

（6）获奖证书复印件、发表的学术论文等复印件；

（7）有的学校要求英语水平类证书。

（三）教育部关于推免的相关规定

1. 研究生保送制度　教育部有关推荐少数优秀应届本科毕业生免试为硕士研究生工作的具体规定如下。

（1）推荐工作应贯彻德智体全面衡量、保证质量的原则，被推荐的学生应坚持四项基本原则，品德良好，遵纪守法，决心为社会主义现代化建设服务，学习成绩优秀，具有作为研究生培养的素质。在进行推荐工作时，不仅要注意对推荐生政治思想和道德品质的考核，而且在业务标准的掌握上，既要看推荐生历年的学习成绩，还注重对其学习能力、创新精神及业务特长等方面的考查，避免推荐工作单纯地按分数排队。为了保证推荐生的业务质量，学校还可进行必要的考试（考核）。

（2）各院校成立推荐工作领导小组，根据主管部门下达的分配名额和有关规定，结合本校各学科、专业的具体特点等实际情况，制订切实可行的具体推荐办法，确定推荐名单并在校内张榜公布。

（3）推荐名单确定后，学生可持本校的介绍信于规定日期到学校所在省（市、自治区）高校办公室指定的地点查阅招生专业目录，并办理报名手续，领取推荐表和体检表。推荐生可自由选报两个志愿报考单位。

（4）为了加强校际间的交流，促进学科发展，招收研究生的高等学校应积极鼓励推荐生选报外校或科研机构。

（5）各推荐学校应组织推荐生进行体检，并将按要求填好的推荐表、体检表一起于规定日期前寄送学生选报的第一志愿单位。

（6）接收推荐生的招生单位一般根据推荐生情况对其进行考试（考核），考试（考核）方式由招生单位自选确定，在录取中应坚持德智体全面衡量、择优录取、保证质量、宁缺毋滥的原则。

（7）推荐生第一志愿报考单位对其进行考试（考核）后不予录取，或因学科、专业招生名额限制不能接受的，应于规定日期前将推荐生的有关材料退回原推荐学校并由学校转告推荐生本人。

（8）各招生单位只能在学校推荐的学生中进行选拔录取，不得在其他应届本科毕业生中录取，对已确定录取的应届本科毕业生，招生单位在其入学前若发现其不符合录取要求的，可取消其入学资格。

（9）推荐生被招生单位录取后，可视实际情况保留入学资格分配。

2. 保送名额限制　教育部出台，要求有研究生院的高等学校，保送研究生名额一般按该校应届本科毕业生数的 15% 左右确定。在教育部下发的《全国普通高等学校推荐优秀应届本科毕业生免试攻读硕士学位研究生工作管理办法（试行）》中，对未设立研究生院的“211 工程”高校，要求一般要按应届本科毕业生数的 5% 左右确定。经教育部确定的人文、理科等人才培养基地的高等学校，按教育部批准的基地班招生人数的 50% 左右，单独增加推免生名额，由学校统筹安排；对国家发展急需的专业适当增加推免生名额。另外，设有研究生院的高等学校接收本校推免生的人数，不得超过本校推免生总数的 65% 。

（四）申请推荐免试研究生应处理好四大关系

1. 冷热门关系　包括学校的冷热门与专业的冷热门。一般而言，申请外校的免试生，虽然每个申请者对自身的竞争力还是有比较准确的判断，但是，还是会出现申请名校者多、挤热门专业多的情况，这显然会导致名校申请竞争激烈以及部分热门专业申请激烈。

处理好冷热门关系，还要求获得申请资格的学生，应该首先确定自己申请学校、专业的大致范围，并提前着手与这所学校相关专业的导师或者熟悉的硕士研究生校友取得联系，了解自己被这所学校相关专业录取的可能性，以及各校举行复试的时间（避免相互间冲突），这样可以使申请目标更加明确。其次，应适当注意读研的专业兴趣，而不能一味关注就业前景，对一些跨专业的申请者来说，这一点尤其重要。

2. 校内外关系　虽然很多接收免试生的学校表示,对于本校免试申请者,与外学校免试申请者,在材料审查、面试考核中,将一视同仁,但很显然,由于本校申请者已经获得本校的保研资格,也就是说达到本校接收研究生的基本条件,而外校申请者只获得其所读学校的保研资格,因此,从材料的审查中,本校申请者无疑具有优势。同样,由于本校学生对于本校的办学传统、教学风格的了解,也多于外校学生,所以,申请本校本专业的免试生在面试考核中,无疑具有一定的优势。

当然,由于各学校的整体办学实力、专业实力不同,往往由整体办学实力强、专业实力强的学校、专业去申请办学实力低一些的学校与专业,会受到欢迎,而从实力稍逊的学校、专业去申请实力强的学校、专业,会受到更严格的审查与挑选。因此,申请者一定要分析自己所在学校、专业的实力与所申请学校、专业的实力对比情况,以此确定自己在申请中是否具有优势。

3. 本专业与跨专业关系　近年来,一些高校已开始接受跨专业的免试生申请,对于跨专业申请者,要注意两点:一是自己对所申请专业的专业兴趣,毕竟这是在重新选择自己攻读的专业领域,不能盲目与草率;二是自己在申请中具有的竞争力,包括与本校本专业学生、本校跨专业学生以及外校本专业学生、外校跨专业学生的竞争,在竞争中,申请者需要展示出自己具有的攻读该专业的专业素养与学术兴趣。

4. 免试与考试的关系　申请免试成功,对于一心想攻读研究生的学生来说,自然可以避免复习考研的过程,但是,也难免会存在获得保研资格,但在申请免试生过程中受阻的情况。比如申请外校失败,申请跨专业失败,这时经历失败的学生,应重新振作起来,选择考研或者选择就业。要对自己的实力充满信心,相信自己即便免试申请不成功,照样可以凭借考场上的优异成绩,考上自己理想的学校和专业,这样的例子在过去的研究生考试中并不鲜见,关键是要有一个好的心态。

第二节　医学研究生招生复试

复试是参加研究生考试的必要环节。

一、认真准备复试

(一) 调整考后状态

研究生入学考试结束后,考生应该以积极的心态面对考研结果。无论成绩如何,考生都要理性接受。考生可以利用这段时间稍作调整,让自己的身心从紧张疲劳的备考状态中解脱出来。无论是需要准备复试还是准备再战的同学,都要整装待发。心理辅导专家建议,考生在考试结束后可以通过两个方法解决心态调节问题:一是运动法,通过剧烈的运动(如打球、跑步或登山等)来排解心理压力,但一定得注意安全;二是可以通过旅游来缓解考试带来的心理问题,旅游可以帮助大家放松心情,也可以帮助大家获得新的人生观和价值观。

(二) 制订考后目标

如何给未来制订新的目标,主要取决于这次考研的成绩如何。虽然初试成绩还没有公布,但是考生通过对比参考答案,心中也应该有一个预估分。对于此次成绩不错的考生来说,复试是你要面临的下一个挑战。所以,从现在开始,这部分同学就要开始准备复试了。而对于成绩不是很理想的考生来说,大家也不要灰心,可以着手准备再战或者另谋出路。

(三) 尽早准备复试

考研专家建议,初试之后,尤其是报考名校的考生,要尽快投入到复试的准备当中。

多数情况下高校的复试权重都比较大,初试就相当于一张进入复试的门票。在这种情况下,需要考生提高对复试的重视,复试准备可尽早进行。复试不单单是面试,还有专业课笔试、英语口试、实践技能考查,具体应参看各个学校的复试规定。

二、复试要求

1. 招生单位要对所有拟录取考生进行复试,如有必要,可再次复试。复试不合格者不予录取。

2. 招生单位在复试前对考生的第二代居民身份证、学历证书、学生证等报名材料原件及考生资格进行严格审查,对不符合规定者,不予复试。

对考生的学历(学籍)信息有疑问的,招生单位应要求考生在规定时间内提供权威机构出具的认证报告。

3. 复试时间、地点、内容范围、方式由招生单位自定。复试办法和程序由招生单位公布。

4. 对以同等学力身份(以报名时填报的信息为准)报考的考生,复试时,应加试至少两门本科主干课程。加试方式为笔试。

5. 外国语听力及口语测试在复试中进行,成绩计入复试成绩。

6. 少数民族地区仅指国务院有关部门公布的《全国民族区域自治地方简表》中所列的民族自治区域。考生网报时应如实填写民族身份,现场确认后不得更改。

7. 教育部确定《全国硕士研究生招生考试考生进入复试的初试成绩基本要求》招生单位根据全国初试成绩基本要求,结合本单位生源和招生计划等情况,自主确定本单位硕士研究生考生初试成绩基本要求。

各招生单位按照一定比例进行差额复试。复试比例一般按照招生计划的120%左右掌握,生源充足的招生单位,可以适度扩大差额复试比例。进行初试科目改革的学科专业复试差额比例可适当扩大,具体比例由招生单位自定。

三、体　　检

考生体检工作由招生单位在复试阶段组织进行,体检须在招生单位指定的二级甲等以上医院进行。招生单位参照教育部、卫生部、中国残联印发的《普通高等学校招生体检工作指导意见》(教学〔2003〕3号)要求,以及《教育部办公厅、卫生部办公厅关于普通高等学校招生学生入学身体检查取消乙肝项目检测有关问题的通知》(教学厅〔2010〕2号)规定,结合招生专业实际情况,提出本单位体检要求。具体要求见各招生单位招生简章或复试通知。

四、调　　剂

报考学术学位和报考专业学位研究生之间的相互调剂政策,待初试结束后,视第一志愿生源上线情况而定。调剂工作的具体要求和程序由招生单位按教育部录取政策确定并公布。届时,考生可通过"研招网"调剂服务系统填写报考调剂志愿。

第三节　招收录取

招生单位根据国家下达的招生计划,考生入学考试的成绩(含初试和复试)并结合其平时学习成绩和思想政治表现、业务素质以及身体健康状况择优确定拟录取名单。

招生单位要将考生考试诚信状况作为思想品德考核的重要内容和录取的重要依据,对于思想品德考核不合格者,招生单位不予录取。

硕士研究生录取类别分为非定向就业和定向就业两种。参加单独考试的考生,只能被录取为回原单位的定向就业硕士研究生。定向就业的硕士研究生均须在被录取前与招生单位、用人单位分别签订定向就业合同。

新生应按时报到。不能按时报到者,须有正当理由和有关证明,并向招生单位请假。无故逾期两周不报到者,取消入学资格。应届本科毕业生、成人高校应届本科毕业生考生入学时未取得国家承认的本科毕业证书者,取消录取资格。

新生报到后,招生单位应对其思想政治素质和道德品质、专业素质、健康状况等进行全面复查,发现有不符合标准者按照本单位有关规定进行处理。对新生复查期间的举报情况、调查情况、处理情况须在全校范围内公开。

被录取的考生如保留入学资格,须在录取前由本人提出申请,经招生单位同意,可以参加工作1~2年,再入学学习。

第四节　如何选专业、选学校

一、如何选择考研专业

兴趣是最好的老师,只有自己感兴趣的专业才能真正的投入进去学习,才有可能具有比别人更高的竞争力。考生在进行专业选择的时候一定要充分考虑自身的兴趣、特点、基础和学习能力。这关系着你以后的人生要与何为伴。做自己喜欢的事是幸福,反之则是挣扎与折磨。

专业背景,很多时候我们会受到客观条件的限制,并不是喜欢什么专业就可以考什么专业。考生在选择时要结合自己本科阶段的专业背景来考虑。特别有些医学专业要求本科的专业背景必须是本专业的。

报考时不要轻信所谓的热门专业、冷门专业,在根据自己的实际情况考虑的同时,也要考虑到以后的职业生涯发展。大部分人的专业和职业还是有关联的,尤其是到了研究生阶段,更要慎重。同时也要考虑到稳定性,有一些专业所面对的行业是有相对稳定性的,在任何时候都是不可或缺的。

个人能力,在选择专业时要考虑自身的能力。例如,医学专业就需要一个很好的医学背景基础。这里关系到考研成功的概率大小,就是考取的难易程度。

二、如何选择考研学校

考生在选定拟报考的专业后,接下来就要考虑选择适合自己的学校。部分考研过来人表示，选学校时考生可重点考虑四项因素。

（一）学校综合实力

通过登录招生单位网站和询问该校的学长，考生可了解学校的声誉、历史、学科架构、硕博生导师数量和质量、硕士点和博士点的数目及开设的时间、学校的就业情况等。这些都可以在考生选择学校时作为判断研招单位实力的依据。

（二）学科水平信息

很多院校开设了同一学科（专业），考生往往不知如何判断某校的学科水平，常导致往重点高校扎堆儿的情况，加剧了竞争压力。重点院校中并非所有学科的科研水平都是一流的；一般院校的一些学科，其实力也不容忽视，同样是考生的不错选择。

考生可通过教育部学位中心公布的年度学科评估结果，查询拟报考专业在部分招生单位的评估情况，以此作为学校学科实力的参考。

（三）导师学术水平

研究生教育阶段不同于本科生，大部分招生单位都实行导师负责制。因此，拟报考院校在自己所选专业领域是否拥有优秀的导师或学科带头人，这也是考生要考虑的重要因素。

考生可登陆招生单位各教学院系网站了解各专业的导师情况，也可通过查询拟报考专业是否为国家或省级重点学科（实验室）来判断该校导师的学术水平。拥有学术造诣高、具有一定国际影响或国内知名的学术带头人是获选国家重点学科（实验室）的必备条件之一。

（四）复试分数线情况

确定目标专业后，考生还要了解各招生院校该专业近几年的复试基本分数线，合理评估竞争程度，增加成功概率。特别是对于一些热门专业，更要提前了解该校的复试最低分数要求，因为有些院校要求考生初试成绩不仅达到国家分数线，还要达到该校的复试线才有复试资格。中国研究生招生信息网汇总了历年国家分数线及 34 所自主划线院校复试分数线，大部分招生单位还会将历年复试分数线公布在该校研究生招生网站中，考生可进行查询。对于高出国家线较高的院校，考生要慎重考虑。

第五节　医学博士研究生招生

一、培养目标

高等学校和科学研究机构招收攻读博士学位研究生是为了培养德智体全面发展，在本学科上掌握坚实宽广的基础理论和系统深入的专门知识，具有独立从事科学研究工作的能力，在科学或专门技术上做出创造性成果的高级专门人才。

二、招生方式

1. 普通招考　指招生单位面向符合报考条件的人员进行考试选拔博士生的招生方式。

2. 硕博连读　指招生单位从本单位已完成规定课程学习,成绩优秀,且具有较强创新精神和科研能力的在学硕士生中择优遴选博士生的招生方式。拟进行硕博连读的学生需根据招生单位规定提出申请,并通过招生单位组织的博士生入学考试或考核,被录取后才能进入博士阶段的学习。

3. 直接攻博　指符合条件的招生单位在规定的专业范围内,选拔具有学术型推免生资格的优秀应届本科毕业生直接取得博士生入学资格的招生方式。2010 年以前已在教育部备案开展招收直博生工作的高校,招生专业一般为基础学科,招生人数原则上不超过本校博士生招生计划的 10%;其他高校可在本校理、工、农、医学科门类国家重点一级学科的专业内招收直博生,招生人数一般不超过本专业招生人数的 20%。

三、招生报名

(一) 报考的基本条件

1. 以普通招考方式报考博士生的基本条件

(1) 拥护中国共产党的领导,具有正确的政治方向,热爱祖国,愿意为社会主义现代化建设服务,遵纪守法,品行端正。

(2) 硕士研究生毕业或已获硕士学位的人员;应届硕士毕业生(最迟须在入学前毕业或取得硕士学位);获得学士学位 6 年以上(含 6 年,从获得学士学位之日起到博士生入学之日)并达到与硕士毕业生同等学力的人员。

(3) 身体和心理健康状况符合招生单位规定。

(4) 有至少两名所报考学科专业领域内的教授(或相当专业技术职称的专家)的书面推荐意见。

(5) 以同等学力身份报考的人员,还须达到招生单位对考生提出的具体业务要求。

(6) 现役军人报考博士生及军队招生单位招收军人博士生的要求及办法,按解放军总政治部有关规定办理。

报考专业学位博士的考生除满足报考基本条件外,还须符合招生单位对考生提出的相关领域工作年限等条件。

2. 以硕博连读方式报考博士生的基本条件　除满足上述第(1)、(3)、(4)条规定外,招生对象应是本招生单位已完成规定课程学习和考核,成绩优秀,对学术研究有浓厚兴趣,具有较强创新精神和科研能力的在学硕士研究生。临床医学、口腔医学、兽医学等三个专业学位如采取硕博连读的方式选拔博士生,只允许在本招生单位对应的临床医学、口腔医学、兽医学三个专业学位的在学硕士生中遴选;其他专业学位暂不采取硕博连读方式选拔博士生。

3. 以直接攻博方式报考博士生的基本条件　除满足上述第(1)、(3)、(4)条规定外,招生对象必须是已取得学术型推免生资格的优秀应届本科毕业生。专业学位博士暂不采取直接攻博的方式进行选拔。

(二) 报名手续

符合报考条件的报考人员须按照招生单位要求办理报名手续,并在规定期限内向招生单位提交下列材料:

(1) 填写好的攻读博士学位研究生报考登记表;

（2）专家推荐书；

（3）学位学历证书复印件（应届毕业生必须在入学前补交，报名时须提交学生证复印件）或证明书；

（4）身份证复印件；

（5）招生单位要求的其他材料。

（三）报名及考试的时间、地点

报名和考试的具体时间、地点由招生单位自行确定。

四、考试与评价

普通招考方式的考试与评价过程包括：

（一）资格审查

招生单位在初试前应对考生的居民身份证、学位证书、学历证书（以报名前所获得的文凭为准）、学生证等报名材料原件及考生资格进行严格审查，对不符合规定者，不予准考。

对考生的学位、学历、学籍信息有疑问的，招生单位应要求考生在规定时间内提供权威机构出具的认证证明。

在资格审查中应当维护残疾人的合法权益，不得歧视残疾报考人员。

（二）申请材料审查和科研创新能力评价

招生单位在初试前应组织专家对考生的申请材料进行认真的审查，并对考生的科研创新能力进行评价。专家应通过考生的硕士课程成绩、硕士学位论文（含评议书，应届硕士毕业生硕士论文开题报告）、考生参与科研、发表论文、出版专著、获奖等情况及专家推荐意见、考生自我评价等材料对其做出评价结论，该结论应作为录取环节的重要参考依据之一。

（三）初试

初试的科目为思想政治理论（已获硕士学位者和应届硕士毕业生可免试）、外国语和至少两门专业课。考试方式均为笔试。每科考试时间为 3 小时，满分为 100 分。所有考试科目的命题、考务、评卷均由招生单位自行组织进行，考试必须在本单位之内进行。除进行笔试外，招生单位还可以对考生增加其他方式的考核。考试成绩由招生单位通知考生本人。考生如对考试成绩持有异议，应按招生单位有关规定申请成绩复查，招生单位应组织专门人员进行认真复查，并将复查结果通知考生本人。

（四）复试

招生单位根据招生计划及考生成绩情况，按照一定的比例划定考生进入复试的初试成绩要求，公布复试名单、办法和程序，组织考生复试。复试内容主要包括对考生学术水平的考查、思想政治素质和品德考核及体格检查等。

五、录　　取

1. 招生单位要按照“择优录取、保证质量、宁缺毋滥”的原则进行录取工作。招生工作领导小组对本单位的博士生录取结果负责。

2. 录取前招生单位要组织专人对拟录取考生的所有报考材料逐一进行复核。

招生单位的院(系、所)应根据招生计划,参照考生的申请材料审查和评价结果、初试和复试成绩,以及思想政治素质和品德考核结果、体检结果等做出综合判断,提出拟录取名单,报本单位招生工作领导小组审定后按要求予以公示。

3. 招生单位应打印被录取考生的《考生录取情况登记表》并加盖公章,存入考生的人事档案。被录取考生的考试答卷应由招生单位保留至考生毕业离校为止。未被录取考生的答卷和其他相关材料由招生单位保存一年。

六、违规处理

1. 在博士生招生考试中有违规或弄虚作假等行为的,按《国家教育考试违规处理办法》及相关规定严肃处理。对在校生,应通知其所在学校,由其所在学校按有关规定给予处分,直至开除学籍;对在职考生,应通知考生所在单位,由考生所在单位视情节给予党纪或政纪处分。构成犯罪的,由司法机关依法追究刑事责任。

2. 相关单位应将考生在博士生招生考试中的违规事实记入国家教育考试考生诚信档案和人事档案。招生单位在上报录取库的同时,应将本单位考生考试违规记录数据报省级教育招生考试管理机构汇总后报教育部。

3. 对在招生工作中玩忽职守、滥用职权、徇私舞弊或者违反有关规定给招生工作造成损失的人员,由主管的教育行政部门或其所在单位根据有关法律、法规和规章追究责任。

4. 招生工作中,严禁招生单位内部任何部门和工作人员举办或参与举办考试招生辅导活动,严禁招生单位向社会培训机构提供考试招生辅导活动场所和设施,严禁招生单位委托社会培训机构进行考试招生辅导培训、招生宣传和组织活动,违反规定的要追究有关部门和相关人员责任。

5. 招生单位要严格执行国家收费政策,禁止在研究生招生过程中乱收费,违反规定的要追究有关部门和相关人员责任。

七、其他事项

1. 博士生招生考试试题(包括副题)在启封至使用完毕前按国家机密级事项管理;答案及评分参考在考试结束前按国家机密级事项管理,在考试结束后至使用完毕前按国家秘密级事项管理。

2. 在培养过程中经招生单位认定不再适合继续攻读博士学位,但具备攻读硕士学位基本条件的博士生,经招生单位审核批准后可按硕士研究生模式培养。招生单位应及时将此类学生有关信息报经省级学籍管理部门核准,将其博士生学籍转为硕士生学籍。

第三章 医学研究生的培养与质量保证

第一节 医学研究生的培养目标与要求

医学研究生不仅是从事医学科学研究的学术型人才，也是直接为医疗卫生事业服务的应用型人才。因此医学研究生培养的目标是在本学科上掌握坚实的基础理论和系统的专门知识，具有从事科学研究工作的能力，同时具备较强的临床实践操作能力，能够独立进行本学科常见病、多发病的诊断、治疗，且具有较高人文素养的专业技术人才。

医学研究生的培养必须坚持邓小平理论、"三个代表"重要思想和科学发展观，坚持党的基本路线，坚持社会主义方向，坚持德智体全面发展的方针；贯彻"面向现代化、面向世界、面向未来"的指导思想。其具体要求是：

1. 坚持四项基本原则，热爱祖国，遵纪守法，品行端正，身体健康，具有为祖国科学事业献身和为社会主义现代化建设服务的精神；具有高尚的思想品德和良好的医德医风；具有良好的团结合作精神。

2. 掌握本学科坚实的基础理论、系统的专门知识和较强的临床实践能力。对学术研究有浓厚的兴趣，能够及时更新相关研究方向的知识，了解最新发展动态，具备一定的学术潜力；具有较强的思维能力、创新能力和组织管理能力；具有较强的临床分析和思维能力，能够独立处理本学科领域内的常见病、多发病，掌握各项检查治疗技术。

3. 具有坚持实事求是的科学精神和严谨的治学态度；遵守相关知识产权、研究伦理等方面的法律与行为规范；遵守动物实验、实验室安全和临床实验等方面的法律、法规、工作指南等；恪守学术道德，做到自觉、自尊、自爱、自律。

4. 具备查阅本专业文献的能力，能结合临床实际，学习并掌握从事临床科学研究的基本方法，完成一篇学位论文并通过答辩。

5. 掌握一门外国语，具有较熟练阅读本专业外文资料的能力。

第二节 医学研究生的培养特点

一、医学研究生培养形式与学习年限

医学研究生分为科学学位和专业学位两种学位类型；包含硕士学位和博士学位两个层次；培养方式有全日制定向、非定向、委托培养、自筹经费及非全日制等多种形式。

研究生培养实行弹性学制。硕士研究生学习年限一般为2~3年，博士研究生学习年限一般为3~4年，具体由培养单位自行确定。允许研究生分段完成学业，并规定研究生累计在学的最长年限，如因客观原因未能按时完成培养计划者，可申请延长学习期限并办理学籍审批手续，一般不得超过一年。部分有博士学位授予权的单位可以在硕士研究生培养阶段的第三学期，对少数政治思想好、学习成绩优秀、科研能力强、具有学士学位的硕士研究生，推荐参加博士生入学考试或考核。通过考试或考核者，可以不做硕士学位论文，直接攻

读博士学位。

二、医学研究生培养特点

医学研究生培养采取导师负责与研究生指导小组或教研室（研究室、临床科室）集体培养相结合、理论与实践相结合、课程学习与科学研究相结合的方式。在保证基本要求的前提下，结合研究生个人的基础与特点，实施因材施教，充分发挥导师指导研究生的主导作用和学术团队的作用，着重培养研究生独立学习、思考、分析问题和解决问题的能力。

在培养方法上注重过程培养，充分发挥研究生的主动性和自觉性，更多地采用启发式、研讨式的教学方法，加强自学能力的引导和培养；研究生要参与导师的课题研究，参加规定的学术讲座、学术报告、教学训练、科研实践、临床实践、人文素质培训等，以达到提高包含研究生自学能力、表达能力、动手能力、创新能力和组织管理能力等在内的综合素质，更好地实现培养目标。

医学研究生的课程设置，还要重视人文素质教育。2001 年 11 月，国际医学教育门委员会（IIME）出台《全球医学教育最低基本要求》，该文件规定的“最低基本要求”是指世界各地医学院校培养的医师都必须具备的基本素质。它包括职业价值、态度、行为和伦理，医学科学基础知识，沟通技能，临床技能，群体健康和卫生系统，信息管理，批判性思维和研究等 7 个宏观的教学结果和能力领域。其中位于中心位置的分别为批判性思维、信息管理和沟通技能。因此，在研究生培养阶段，学校和导师也仍然要向医学研究生传授医患沟通的技能和方法，言传身教，普及重视以患者为中心的理念。课程中增加与医疗安全相关的课，指导研究生在临床实践过程中进行有效的决策和判断，尽量减少医疗事故。在法律方面，研究生一入学就应该注意医疗法律法规方面的学习，学校应聘请医务专家或律师结合实际案例进行讨论，使医学研究生充分了解自己的权利和义务，时刻规范自己的医疗行为。

第三节　医学研究生的培养过程

研究生培养过程包括课程教学、制订研究生个人培养计划、学位论文的开题报告、中期考核、学位论文写作与答辩等环节。各个环节组成研究生培养管理的全过程，环环紧扣，缺一不可。

一、研究生个人培养计划

（一）研究生个人培养计划的内涵

研究生个人培养计划是培养方案的具体实施计划，是研究生个人在导师的指导之下，根据该专业的培养要求和学位论文研究工作的需要，结合研究生个人的实际情况和特点制订的学习与研究计划，在其选定的研究方向上拟定具体的培养进程与安排。包括研究生思想政治教育、课程学习、教学实践、专业实践（科研实验与临床实践）、学术研究以及学位论文的计划等。

研究生个人培养计划同时是研究生培养方案实施的具体步骤，是研究生教育教学管理的主要依据。制订个人培养计划是研究生培养过程的第一个环节，完善的研究生个人培养计划既是研究生教育教学管理的重要保证，又是确保研究生培养质量的前提。

研究生个人培养计划的基本内容主要包括提出明确的学习要求，确定学位课程、非学位课程的科目及其所要达到的目的，学位论文撰写的时间安排及其具体规定，教学实践和专业实践计划，确定学位论文选题、提交开题报告及最终完成学位论文的日期和课题研究的具体要求等。

（二）个人培养计划在研究生培养中的重要性

1. 制订个人培养计划是研究生培养过程和质量控制的重要环节，是切实保证研究生培养质量的需要。研究生培养的其他各个环节都是依据研究生个人培养计划来实施和完成的。如果没有详细、可行的培养计划，其他后续的培养环节就无据可依，无法检查落实，其培养过程也就失去了有效监控，研究生的培养质量保证就无从谈起。

2. 制订个人培养计划是研究生培养管理工作的需要。首先，研究生的教学安排必须有计划地进行，只有通过研究生个人培养计划的制订，才能了解各专业研究生所选课程科目及时间安排等，进而合理运用现有的教学资源来安排和组织好教学；也只有通过研究生个人培养计划的实施，才能对研究生的课程学习情况有充分的了解。其次，研究生教育管理部门要定期对研究生的学位论文研究工作进行必要的监督和检查，而检查内容主要是按照研究生的个人培养计划中的具体安排来进行。

3. 制订个人培养计划是培养跨学科创新型人才的需要。提高质量，培养创新能力是研究生教育的核心目标之一。现代科学的发展，早已显示了高度分化又高度综合的发展趋势。高度分化使专业越分越细；高度综合，则会由于某一门学科综合和沟通了其他学科的成就，而产生新的交叉学科和边缘学科。这就导致了不同学科间相互联系、相互渗透越来越显著，尤其在两门学科交接处的研究领域就更为明显。在研究生入学之初，制订完善的研究生个人培养计划，对课程学习、专业文献的阅读特别是相关学科知识的补充都做出切实可行的计划和安排。因此，科学的个人培养计划是培养跨学科创新型人才的根本基础。

4. 制订完善的个人培养计划，是避免研究生培养过程出现问题的必要措施。研究生培养过程中往往容易出现一些问题，主要表现在以下几个方面。一是部分研究生轻视课程学习，或者课程学习盲目、无计划，选课拈易怕难，认为只要能够达到本专业研究生培养方案规定应修的学分数即可。二是导师对研究生选课和课程学习的指导不够认真，缺乏应有的重视。三是在学位论文课题研究工作方面，突出表现在研究工作缺乏计划，前松后紧；导师对研究生学位论文研究工作的指导欠周密、详尽。这些问题产生的重要原因之一在于研究生培养初期没有制订出完善的个人培养计划，导致培养的研究生专业基础知识系统性差，专业知识不扎实，学位论文课题的研究工作及其论文的写作质量都难以得到保证，进而严重影响研究生的培养质量。

（三）研究生个人培养计划制订过程中应注意的几个问题

1. 研究生个人培养计划的制订要具有科学性和规范性　研究生培养计划的制订要集思广益，不能局限为研究生本人或导师的个人行为，应该充分发挥集体指导或团队指导的作用。研究生入学后，应在指导教师的指导下，根据本专业培养方案的要求，结合培养条件、研究方向和个人特点，对研究生阶段的课程学习、学位论文研究等制订一个较详细的计划。个人培养计划应对指导小组成员及分工、课程学习、文献阅读及综述报告、科学研究、选题报告、阶段报告、学位论文、学术活动、实践环节(科研实验或临床实践)等方面的要求和进度做出详细的计划安排。同时,研究生个人培养计划的制订应接受研究生培养指导小组以及院(系)学术委员会的指导和监督。

2. 制订个人培养计划一定要合理,避免流于形式 各高等院校一般根据国家要求制订了各专业研究生的培养方案,各专业的培养方案对研究生个人培养计划的制订有一定的指导作用。但是研究生个人培养计划的制订不能生搬硬套培养方案的要求,要根据学校人才培养特色、专业特点以及服务地方(区域)需求等因素,结合研究生的个人实际情况进行制订。制订出的个人培养计划要具有可操作性,个人计划一旦制订后,就要切实遵照执行,不能只是为了应付检查,否则制订出的个人培养计划就变成形式主义的东西,毫无意义。

3. 培养计划要做到因材施教,重点突出 导师在指导学生制订培养计划的过程中,要尊重研究生的个人兴趣、特长,要帮助学生在做好学习规划的同时做好职业生涯规划,让学生能够可持续发展。例如,对于攻读科学学位,致力于学术研究、教学的研究生,其培养计划要着重以科学研究和学术训练为重点,包括广阔的基础知识、专业理论和学科的前沿动态,同时还要有研究方法、学术规范和学术表达方式的训练;对于攻读专业学位的研究生,其培养计划应着眼于实际问题的应用与解决,主要提高其实际操作能力与技能,注重实践教学环节与案例教学环节,对于临床医学类研究生,则更要加强其临床思维与实践能力的训练。

4. 同等学力或跨学科(专业)研究生的个人培养计划的制订要具有针对性 对于同等学力或跨学科(专业)研究生,在制订个人培养计划时还要加强应补修该学科(专业)知识的重视。不同专业、不同学历层次的学生在知识结构、专业背景等方面均有很大差异。在研究生培养的过程中,提倡不同学科的交叉与融合,对培养创新型人才是极其重要的。但是从一个学科(专业)进入另一个学科(专业),知识的缺陷也是显而易见的。要想有所作为,夯实本学科(专业)的知识则是培养高质量研究生所必需的环节。所以同等学力或跨学科(专业)的研究生必须补修该专业本科或硕士阶段主干课程,打牢基础;同时还要加强该学科(专业)实践技能的训练,提高动手能力。

5. 制订个人培养计划对研究生学位论文的研究工作要有初步计划 研究生学位论文是研究生完成学业的重要标志,因此,在制订个人培养计划时就应初步拟定学位论文的研究工作计划,以便于研究生按照计划要求顺利开展学位论文的研究工作,确保学位论文的顺利完成。

6. 制订个人培养计划时要杜绝的几种倾向

(1) 制订个人培养计划,只重视研究生专业知识的学习,忽视研究生的科学道德和思想政治教育工作。高质量的研究生教育首先要重视德育工作,使研究生在思想方面具有坚定的政治信念、科学的人生价值观、高尚的思想情操、良好的职业道德和严谨的科学作风,具有强烈的责任心和使命感,具有艰苦创业、奋发进取、求是创新、团结合作和献身事业的精神。

(2) 制订个人培养计划时忽视课程学习,只单纯满足学位论文研究工作的需要。专业人才能力的培养是全方位的,研究生在校期间除了完成好指导教师所布置的科研课题及学位论文外,还必须掌握系统的本专业知识,将来才能更好地适应社会,为国家或社会的经济建设服务。

(3) 个人培养计划执行的随意性。应避免个人培养计划制订后,不遵照执行,或者在执行过程中一成不变。培养计划一旦确定后,研究生要按照计划安排认真执行;同时,如果在培养过程中需要进行修改和完善的,也应根据变化了的情况随时做出修订,并应做必要的论证、调整或补充。同时,在实践中修改或完善了的个人培养计划必须及时报院(系)及研究生管理部门备案,以便检查监督。

(4) 临床医学类研究生要避免一味强调临床能力训练,特别是少数导师只是单纯将学生作为住院医师来培训,忽视科研能力的培养;同时还应杜绝长期将研究生呆在自己所属专业的临床科室,而忽略相关专业的临床科室轮转。

二、开题报告

开题报告是指开题者对研究课题实施计划的一种文字说明材料,它是由开题者把自己所选研究课题的概况(开题报告内容)向有关专家、学者、科研人员进行陈述,然后由他们对研究课题进行评议,再根据科研管理部门综合评议的意见,确定是否批准这一选题。研究生开题报告是指研究生在指导教师的指导下确定论文研究方向,选择所要研究的问题;并由相关专家、学者、教师提出意见,确定所研究问题可行性的活动。开题报告是研究生学位论文工作的重要环节,是为阐述、审核和确定学位论文题目以及研究计划而做的专题书面报告,它是研究生实施学位论文课题研究的前瞻性计划和依据,是监督和保证研究生学位论文质量的重要措施,同时也是训练研究生科研能力与学术作品撰写能力的有效的实践活动。

(一) 开题报告的前期准备

研究生开题报告是保证学位论文质量的有力措施,也是研究生培养过程的一次阶段性考核。研究生应做到早动员、早准备、早安排,在正式开题前必须在思想上重视,行动上充分准备。研究生开题报告前期应做好以下几方面的准备工作。

1. 开题查新,确定研究方向　研究生入学后,导师应尽快让学生了解其主要课题研究方向,并根据实际情况,让学生尽早参与到导师的研究课题来。研究生在导师的指导下,从以下几方面去选择研究方向和论文题目。一是从自身的专业特长中去选择题目;二是导师正在研究的课题;三是导师正在申报的科研项目;四是结合本学科、专业关注的前沿热点问题而确定的新题目;五是根据导师的启发而产生的新题目。

研究生在确定选题方向后,就要进行深入查新,进一步了解本课题在国内外的研究现状。摸清本课题范围内哪些问题已经解决,哪些还未解决,目前国内外的研究进展、水平和发展趋势如何,拟采用哪些技术和可能解决问题的途径,产生的科学价值、社会效益和经济效益如何等,为开题报告提供充分的理论依据材料。

开题查新的关键之一是查准率和查全率,查准的保证在于检索策略,如主题词的选取及其逻辑关系等;查全的保证在于对文献的全面占有。但在实际操作中,由于时间及经费的限制,显然不允许对所有文献进行检索。即便如此,我们仍然不能因此而忽视查新工作的重要性。

通过查新,全面系统地进行有关文献的普查,分析资料,掌握研究进展,以及在当前环境中该课题的“必要性”、“可行性”等。如此,可减少开题后才发现别人已经进行了类似工作的情况,如继续研究下去,没有意义;换课题另行研究,又受学习年限限制,避免造成这种

“骑虎难下”的尴尬局面。这对保证研究生的学位论文的创新性与科学性具有重要的意义。

2. 选择合适的研究课题

(1) 选题的重要性。学位论文选题要有理论和现实意义,一定要是尚未解决或尚未完全解决而又必须解决的问题,既能解决理论问题以推动学科发展,又能解决实际问题产生多种效益。

(2) 选好研究题目。

1) 选好题目是开题报告至关重要的环节。在一定程度上,开题题目体现了学位论文的主要研究内容。开题报告时,专家一定会紧紧围绕它进行论证。如同做文章,确定题目后,一切内容都必须紧扣主题,不能偏离题目。论文选题要充分考虑自己的研究基础、研究能力和研究兴趣。题目是文章的题眼。拟定题目时要尽可能做到以下几点:一是要体现专业性,符合本学科专业的学术要求和规范;二是要有问题意识,有针对性,从题目表述就可以看出论文研究的核心问题。

2) 题目要具有创新性。题目是研究生对评议专家说的第一句话,因而显得非常重要。题目的研究内容必须坚持“创新”的原则,创新是科学研究的灵魂与活力,“新”字是科学研究最根本的属性。特别是对于基础性研究来说,没有创新的研究无疑是一种重复劳动。

要保证选题的创新性,应当注意下列几个问题:一是要在充分了解和掌握国内外同类研究进展的同时,认真总结和分析前人的研究结果,以先前的知识和个人研究工作的积累为基础,拓宽研究思路,找准突破口,尽可能选择前沿学科或国际关注的有一定影响的课题;二是创新点的提出,要有充分的科学根据,课题的创新点是课题立项的生命,课题立项要符合创新性、科学性、先进性、需要性、可行性和效益性原则,这是关系到课题水平是否在高起点与高质量上、是否符合社会需求和是否产生较大效益的大事情上,资料准备时应重点把本课题的创新之处和各项优势准备充分,明确和掌握了本课题的创新点和优势,在开题时就会做到心中有数;三是在重要的基础研究领域,要瞄准世界先进水平或世界领先水平,力争在科学研究中处于领先地位;四是研究的目的在于试图发现新的现象和探讨新的规律,通过科学研究提出新的学术观点和新的理论。

3) 题目所涵盖的范围要合适。课题题目太大、内容过多,在有限的资金和年限内难以达到目标;同样,题目偏小、内容过于简单,无法完成一篇像样的学位论文。只有对问题有清晰透彻的了解,才能为建构指导研究方向的参照系提供最重要的依据。因此,不宜将论题选得太宽、太大、太复杂。所以,一个合适的题目应是针对一个适度的研究问题展开研究。

(3) 选题要具有学术性和可行性。论文讨论的问题一定要是一个学术问题,才有学术意义和学术价值。论文选题要求在科学上成立并可以探究,符合发展趋势,并有一定宽度,可分解,能循序渐进,可以深入研究。

3. 积极撰写学术论文　研究生入学后,根据原有的学习工作基础,开展经验总结撰写,学习科目的综述,或参与导师课题论文的撰写,是写好学位论文的前提。第一,为研究生选择并最终决定学位论文题目及今后的论文写作提供了一次练兵的机会。通过学术论文的写作,使研究生,尤其是未发表过论文的研究生,既知道应该如何确定选题和怎样草拟写作提纲,同时又锻炼他们写作论文的基本技能。第二,通过导师指导研究生撰写学术论文,增加导师与研究生交流和了解的机会。第三,增强研究生的信心。刚入学时,不少研究生对撰写学位论文信心不足,感到选题难,写作更难。通过导师指导完成一篇学术论文,不仅使研究生了解了学位论文写作的基本环节,如何选题、草拟写作提纲、写作论文、修改论文和定稿,更重要的是使他们提高了自身科研和写作能力的信心。

4. 做好开题报告书的相关准备工作　低年级研究生要向有经验的学长或研究生教育管理人员进行必要的咨询,了解有关填写开题报告的技巧和注意事项。按开题报告书的格式认真准备每项内容的文字材料,并经反复构思、反复征求意见和反复修改后,提前与有关成员协商,并征得导师同意,按时进行开题论证报告。

5. 制作高质量的多媒体　开题报告要求在规定时间内汇报和答辩。采用多媒体演示汇报,可清楚明了的展示课题内容,争取时间详细具体地汇报课题重点。高质量的多媒体汇报材料,可以使评委赏心悦目,达到事半功倍的效果,以利于开题报告的通过。

6. 模拟评委提出的问题,做好答辩准备　根据掌握的资料和答辩内容、目标,考虑各种假设,提出多种答辩方案,尽可能详尽地模拟列出评委有可能要提的问题,并准备应答对策。有了充分的文字准备,再做好充分的心理准备,在答辩时就会胸有成竹、应付自如。

(二) 开题报告内容与撰写要求

1. 开题报告的内容　一般包括题目、立论依据(选题的目的与意义、国内外研究现状)、研究方案(研究目标、研究内容、研究方法、技术路线、实验方案及可行性分析、拟解决的关键问题及创新点、研究预测进展和预期成果)、研究基础(硬件及软件)、经费预算(科研经费、实验经费等)。

2. 开题报告的撰写　撰写好开题报告书是研究生学位论文开题成功的重要因素,研究生必须按规定的格式,认真地、实事求是地填写开题报告书。高质量的开题报告书表现在:①表达清晰,告诉评议人你如何思考问题;②研究的问题新颖,从新的角度和高度对所研究的问题提出新的观点;③问题研究主次区分明;④研究中所需技术运用恰当;⑤开题报告书研究内容准确而又令人信服。所有这些方面都反映出研究生的学识水平。同时要求研究生在填写开题报告时,提供如下 5 方面的信息。①你想做什么?即研究目的。②你为什么要做?即研究意义和立论依据。③你如何去做?即研究方案。④你以前做过什么?即研究基础。⑤经费如何使用?即经费预算的合理安排使用。

开题报告书中的各项内容要填写完整,逐条认真填写,表达要准确,措词要简练,字迹要清楚易辨。

(1) 题目。题目是学位论文中心思想的高度概括,题目应准确、规范。要将研究的问题准确地概括出来,反映出研究的深度和广度,反映出研究的性质,反映出实验研究的基本要求、处理因素、受试对象及实验效应等。用词造句要科学、规范、简洁。题目不宜太长,要简明扼要,准确明了,能反映出你的主要研究的目的。题目大小要适度,表述简洁、无歧义。

(2) 立论依据。一般来说,立论依据包括三个主要组成部分,即研究意义、国内外研究现状分析、研究目标。研究意义要说明选题的目的与意义,即回答为什么要研究,阐述研究的价值及需要背景。一般先谈现实需要,由存在的问题导出研究的实际意义,然后再谈理论及学术价值,要求具体、客观,且具有针对性。注重资料分析基础,注重时代、区域或单位发展的需要,切忌空洞的口号。国内外研究现状,即文献综述,要以查阅文献为前提,所查阅的文献应与研究问题相关,但又不能过于局限。与问题无关则无意义;过于局限又违背了学科交叉精神,使视野狭隘,思维窒息。研究目标是指准确、简明地表达你的研究目的,是开题报告的精髓。它必须具体、明确、可行,要准确地将你要做什么、希望能解决的问题清晰地传递给论证的专家。

立论依据是开题报告书的第一部分,也是最重要的部分。之所以重要,是因为从该部分可以反映出研究生是否熟悉本研究领域的进展,是否真正理解这些研究问题,资料是否掌握得全而新。选准了研究问题后,要讲清楚通过你的研究工作将会给本研究领域贡献什么,在所研究的领域内能增加哪些新的认识。

撰写立论依据时应注意以下几个方面。①格式清晰、逻辑合理,能让评议专家对所要申请开题项目的研究意义、国内外研究现状和研究目标一目了然。②对研究意义的叙述要简明扼要;对国内外研究现状的分析要全面、透彻;对提出的研究目标要合理、适当,避免太分散。③对理论依据的推测和假设必须严谨、科学,特别是对创新性内容的提出和分析,必须考虑到其理由的充分和合理。④语言要科学、准确,切忌含糊。

(3)研究方案。一般包括四个方面,一是研究目标、研究内容和拟解决的关键问题;二是拟采取的研究方法、技术路线、实验方案及可行性分析;三是本项目的特色与创新之处;四是预期的研究进展和成果。

1)课题的研究内容,一般涉及研究对象、研究问题、研究方法三个部分。相对于研究目的而言,研究内容是研究课题所需解决的科学技术问题的具体化。医学科研的研究对象往往是动物、人或由人组成的群体,必须说明标本来源、样本数量及选择标准。医学研究问题的针对性强,常常还包含需要检测的相关指标,这些指标应与课题密切相关,具有较强的敏感性、特异性,使结果更为真实可信。医学课题的研究方法多种多样,目前应用较多的是流行病学方法。在选择统计学方法时,尤其要认真推敲,选择合适的统计学方法是提高课题结果说服力和可信度的关键环节,一项严谨规范的科学研究,必须以严谨规范的方法为支撑。

2)课题研究的技术路线就是整个研究的实验方法和具体步骤,多从基础问题开始,分阶段进行,比较分析时还会出现两条或多条路线同时进行。医学研究中多采用图表的方式表现,使之更加简明、清楚。先进可行的技术路线在很大的程度上决定着科研课题的价值,也关系到研究的时效性及结果的准确性和可靠性。

3)针对创新之处,应表述清楚、具体,对于你的创新或对已有方法和研究手段的变动,一定要详细叙述,并说明你变动的原因,或采用新方法的理由和优势。要让专家相信你很清楚这些技术和方法,决不能让他们去揣摸你的意图,可能有些专家对你的项目并非很熟悉,即使他们能猜到你的意图,他依然有充分的理由怀疑你是否真正掌握了这方面的知识,比如研究方法等。当然,如果叙述太详细,容易将论证的专家的注意力从主题引到这些烦琐的细节上来,从而影响对你的开题报告的评议。此外,开题报告书中一定要使研究方案与研究目的一致。对于研究中可能遇到的困难,应有充分准备,并提出如何处理和解决这些可能出现的问题的方案。对每年的工作计划安排应有客观的估计,特别是对于有些刚跨入科研领域的学员,更应考虑开展工作后将可能遇到的各种情况,如可能遇到与预期的情况截然相反的问题。

4)课题中关键问题及解决的措施,这方面主要涉及在整个研究过程中出现的关键问题、重点、难点,并对这些问题作出科学的估计和判断,提出拟采用的解决方案和具体措施。课题研究的计划进度,包括本课题研究的时限,不同阶段(开始和结束时间都要有规定)的研究任务以及预期达到的结果,不同学期的研究日程安排等。最后还应要求研究生在开题答辩过程中对本课题做出经费预算。

5）撰写研究方案时应注意以下几个方面：第一、设置的研究内容和关键问题应紧紧围绕研究目标，且内容不能太庞大，切忌面面俱到，缺乏重点；第二、创新的或重要的研究方法、技术路线和实验方案叙述必须详细、具体，可采用流程图或示意图叙述，可行性应针对研究内容中提到的研究方法、技术路线和可操作性进行分析论证；第三、项目的特色与创新应着重于与他人研究的主要不同之处和本项目自身的特点；第四、预期的研究进展应包括每年的年度进展和每年的主要研究内容，预期研究成果应客观实际。

（4）研究基础。研究基础包括目前课题所处的研究阶段，准备工作的情况和目前已具备的条件（包括人员、仪器、设备等）。由于医学课题的研究周期相对较长，因此要得到理想的研究结果，预实验是必不可少的关键环节，通过对预实验结果的分析，能够对整个科研课题的远期目标做出较为准确的判断。课题的可行性分析也主要是综合上述两点对整个科研课题进行一个综合的评价，包括已取得的研究成果、研究人员的学术背景和研究经验、完成课题的技术支持、软硬件保障等。在研究经费有限的情况下，研究生尽可能利用校内外重点实验室或研究所，充分实现资源共享。

若是导师的子课题，对主要成员的学历和工作简历的了解应准确明了，提供的参考文献目录是与课题研究相关的文献信息资源，提供的清单应包括论著中全部作者名单和顺序、论文题目、发表年月、期刊名称、卷号、期号和起止页（若是著作，则提供出版社名称和出版年月）；已被接收的论著应提供编辑部正式接收的证明材料；未发表的文章（正在整理中或刚投出的）不必列出。著录的参考文献要精选，仅限于著录作者亲自阅读过并在研究中直接引用的文献，且只著录最必要、最新的文献，无特殊需要不必罗列众所周知的教科书或某些陈旧资料。

（5）经费预算。课题的经费预算是否合理，直接影响开题报告中论证专家的评议结果。经费预算时要根据项目类型确定研究经费，并组织好研究内容。经费预算部分一般包括以下四个方面。

1）科研业务费。

主要包括：测试、计算、分析费；国内调研和参加学术会议费；业务资料费；学术论文及有关刊物出版费；仪器有偿使用费等。

2）实验材料费。

主要包括：原材料、试剂、药品等消耗品购置费；实验用动植物的购置、种植、养殖费；标本作品采集加工和包装运输费等。

3）仪器设备费。

主要有：必要的小型低值仪器设备费；自制专用仪器设备的材料、配件购置和加工费。大型仪器、较昂贵的仪器和行政办公设备不属其列。

4）学位论文的有关费用。

主要包括学位论文制作、学位论文专家评阅、组织开题报告和毕业论文答辩等费用。

（三）开题报告的答辩与答辩技巧

开题报告书填写和材料准备就绪后，可进入答辩阶段。答辩既是答辩人学识水平的集中体现，也是答辩人综合素质的表现。因此，答辩人在答辩时，应从仪表、语言、心理状态、资料汇报和答辩等方面注意锻炼和发挥，使答辩更清楚、更生动、更实际。

1. 开题报告答辩的时间与组织　研究生的开题报告答辩均应在第二学期末，最晚不得超过第三学期初，在二级学科范围内向专家小组作开题报告。专家小组由本学科和相关学科、专业具有相当职称或资历的专家组成，一般硕士研究生开题由 3 ~ 5 名专家组成，博士研究生由 5 ~ 7 名专家组成。开题答辩工作一般由研究生培养院（系）负责组织实施，此外应安排答辩秘书 1 名，负责整个答辩过程的记录，并对所有专家的评分进行汇总，最后由答辩小组组长填写答辩意见并签字，所有答辩材料汇总存档。

2. 开题报告答辩的程序　课题答辩可按照课题答辩评审内容来汇报。分为开题报告陈述、答辩专家提问、答辩专家评分三个环节。简单扼要地叙述研究背景后，重点讲述本课题的必要性、科学性、创新性、可行性和实用性。答辩可按照以下程序进行：

(1) 导师简要介绍研究生的受教育背景、科研工作基础或工作经历，选题的大致背景等。

(2) 研究生汇报选题的名称、目的、意义、立题依据、研究方案与方法、创新点以及预期研究结果，并提出存在问题和应变措施及下一步的设想。

(3) 如有必要，导师还可就研究生汇报中表述不够明确或不充分的问题，作进一步补充和说明，以便专家们更好地了解情况。

(4) 专家组对答辩人进行询问、质疑。

(5) 答辩人回答专家提出的问题。

(6) 专家组讨论，提出意见与建议。

(7) 研究生对专家组的论证结果发表意见，并致谢。

3. 开题报告答辩技巧

(1) 仪表端庄，精神饱满。答辩人在答辩中要注意仪表端庄，注意力要集中、精神要饱满和充满信心。

(2) 语言流畅，答辩自信。参加开题答辩会时，有的答辩人普通话欠标准、地方方言较重，声音不够响亮、嗡嗡如蚊鸣声，给答辩专家增加了了解课题设想的难度。因此，语言艺术的准确性、情感性、可信性和简明性是答辩人必须做到的。答辩人应提前反复练习答辩词，熟悉答辩课件内容。准确性体现在语音清晰可辨、语义能达意、语法符合要求、口语通俗易懂；情感表现力要有节制，既代表自己的利益又符合公共道德；可信性就是内容真实、实用性强；简明性表现在答辩人用词简洁明了、时间不宜过长和声音不宜太高（使评委听清即可）。除此之外，在答辩中应注意如下要诀：

1) 对专家的提问，答辩人要注视专家的眼睛，以表示在认真听讲。不要环视四周，顾此失彼。

2) 听专家讲话，在赞同专家意见时，可微笑点头；不可随意发笑，不要频频点头。

3) 专家发言时，答辩人不可打断专家的话，或不适当地插话，如有申辩和解释，应等专家说完话或提问后再发言。

4) 答辩人可通过与专家交谈，不断揣摩专家的心理及其所好，以利于答辩成功。

(3) 心理准备，感情要积极真诚并投入。答辩人在答辩前后及答辩过程中心理活动是复杂的，常见的有自卫心理表现，如怕答辩、怀疑、不耐烦；猜测心理，如揣测专家所提的问题、结果是否好等；紧张心理表现，如动作拘谨、手足无措、词不达意、述说颠倒遗漏或不完整等；怨恨心理，如对专家提问答不好时，认为是专家刁难，课题落选时，认为专家有偏见等。所以，我们应采取积极而平和的心态，积极地做好答辩的准备工作，在答辩中要按计划顺序、主次重轻与详略适当作汇报，回答专家所提问题时，要用热切的心情去影响专家，尽量表露出对专家的尊重感和信任感，使专家通过谈话体会到答辩人对自己的态度是诚恳的和真诚的。对待答辩评审结果，要用平常心去看待和理解，通过者不骄傲，认真做好后面的工作；未通过者不气馁，要总结经验教训。

（4）答辩汇报技巧，内容要重点突出。科研课题为了解决一个科学技术问题，从提出课题设想及其依据、拟定达到具体目标、设计实施方案和方法措施，到完成该课题需要的资源条件（人、财、物），都要做好设计方案。在充分做好文字准备工作的基础上，按照评审内容和答辩汇报程序进行课题汇报。汇报应尽量重点突出，通俗易懂，言简意赅，言之有物，内容详略灵活。汇报和答辩时，可参考掌握如下一些技巧：

1）开门见山，突出主题。课题的主题就是创新点，是最新颖的见解和看法，开门见山，点明主题，可起到画龙点睛的作用，也是最能打动专家的地方。主题可能是一个新的技术路线，也可能是一个新的实验方法。

2）引经据典，多方论证。围绕主题，答辩人应多方查阅资料、文献调研，只有对答辩主题有深刻的认识，才能写出和谈出深层次的内容，使评委听了答辩后心服口服，并产生认同，最终通过答辩。由于时间限制，多方论证应做到统筹安排，有重点、有深度地引证，具体鲜明、语言简洁、生动易懂。

3）提高起点，超前思维。立题的高起点是科研水平的基本要求，内容上的创新是科研选题得以成立的根本条件。超前思维就是创新，创新表现在前人或他人未研究过的题目，对前人和他人已研究过的题目进行进一步发展、补充或修正，将国外科技新进展结合我国实际进行创新性研究并填补国内空白等。

4）科学对比，显示实力。增强说服力最有效的办法就是运用事例或数据进行比较，这样专家才能有一个较为鲜明的印象。对比的种类有技术措施对比、技术路线对比、技术力量对比、数字对比、质量对比和功能对比等。只有科学对比，才能显示水平，才能激发专家的想象力，才能争取课题答辩获得通过。

实践证明，同样的情景，相同的专家，由于采用的答辩技巧不同，其效果就可能有天壤之别。所以，只有掌握了课题答辩的技巧，才会保证课题答辩的顺利通过。

（四）开题报告的评议

1. 开题报告评审要求　开题报告评审坚持科学性、先进性、可行性原则，并对评审指标进行量化。专家组应围绕以下内容开展评审工作。一是课题的科学性，课题目的明确，在医学科学理论和实际应用中有一定的意义与价值；研究背景清楚；选择的研究对象合适；设计的实验或调查方式恰当；选用的资料分析和统计方法正确，能达到预期的研究目标。二是课题的创新性，课题反映研究者有较强的创新意识，选用的实验技术属国内先进，预期结果为有一定创新或创造性的成果。三是课题实用性，所选课题符合社会和医药卫生事业发展的需要。四是课题的可行性，文献资料掌握全面，主攻方向明确；研究生本人具有课题研究的基础知识和较宽的科研思路；预实验初步结果较理想；实验条件具备；研究课题结合导师或教研室的科研课题，经费可得到保证；时间安排合理恰当；课题有一定难度，但经过努力可以完成。

开题报告有以下情况者，一般不能通过。一是选课无较大的理论意义和社会现实价值，所选课题难度不够，无先进性，仅为医学科研工作提供一般的方法或数据；研究技术和方法陈旧，无创新。二是课题研究背景不清，预期目标不明确；设计中选择的研究对象或资料分析、统计方法有明显的错误。三是文献掌握较少,采用的实验方法,所需的设备、药品、试剂等条件虽经过努力但难以解决,课题可行性差。

2. 开题报告评议结果　评审结束后,专家组针对研究生研究课题的情况,做出"同意开题"、"修改后开题"和"重新选题与开题"的结论。

研究生开题论证报告在经过专家组评议后,对于选题合适,方法得当的可批准开题。对于尚有不足者,应认真对待专家提出的修改意见;对那些专家有充足理由认为"创新性不足"的课题,研究生应当重新构思,寻找新的创新点,重新组织题目再进行开题;如果是其他的问题,研究生本人及导师要认真组织有关专家进行"会诊",必须按要求修改补充,必要时重新做论证报告,特别是同行专家的意见非常重要。开题答辩中专家小组的意见和建议,对于指导研究生的论文研究具有非常重要的作用。导师和研究生应该高度重视、充分考虑、认真吸取,并在课题研究计划的调整或修正中加以落实。

(五) 开题报告中易出现的问题

开题报告的论证为研究生开题提出新的见解和评价,为学位论文的完成打下良好的开端,也确保了论文的开拓性和先进性,即论文创新性。但研究生开题报告论证中往往会出现一些不容忽视的问题。

1. 选题问题　创新性不强是最突出的问题。题目超出了自身专业;题目和内容不一致;题目太大、太宽或太窄。无法让专家了解其所从事的研究工作与这些相关工作的关系和地位,也看不出要解决什么问题,目的是什么。

2. 立论依据不足　开题报告者主观推测能达到某种预期目标,但缺乏理论及实验的依据支持;对国内外研究现状的了解不全面,思路不清,分析混乱;在确定立论依据时出现明显的专业上"概念"错误;对当前研究领域存在的主要问题和关键技术缺乏深入了解;对在研究中试图解决什么问题表述不清;使专家对项目的科学意义产生怀疑。所有上述问题的根源是查阅文献不够,对国内外的研究现状缺乏全面、系统的了解。

3. 技术路线缺乏合理性,可行性差　主要表现在:①技术路线不清楚、缺乏逻辑性;②课题设计有明显漏洞;③技术路线、检测指标过于简单化;④实验的技术方法存在问题;⑤关键技术环节、技术方法交代不清;⑥项目要研究内容太多,重点不突出,所涉及的研究方法、技术手段也比较简单,无法达到预期目的。

4. 研究基础不足　是答辩专家考察的重点内容之一,主要体现在下列四个方面:①没有与本课题相关的工作经历;②申请者个人背景差,在近几年内没有正式发表过相关的学术论文;③缺乏预实验及前期工作基础;④开题报告书中提交的研究条件不能满足课题要求。

5. 开题报告书填写不认真,出现文字错误　开题报告书中有电脑故障符号、错别字、中英文翻译有误、文句不通顺等问题,说明审核不仔细,缺乏严谨的科学作风。这些问题都直接影响专家对课题的打分。认真书写开题报告书本身是个人科学作风的反映,同时又是对答辩专家、导师与有关管理领导的尊重。所以,填写申请书一定要按照要求及规定,决不可粗心大意。

6. 导师把关不严　我国在研究生培养过程中,实行导师负责制。因此,导师对开题报告具有审查的职责。在实际工作中,少数导师没有对研究生开题报告进行认真指导和严格审查,从而出现上述一系列问题。

7. 开题论证报告会的问题　主要表现在两个方面：一是对开题论证的针对性准备不充分，将开题报告会开成了综述报告会，未能进行深入有效的讨论，未能充分收集专家意见和建议；二是专家组组长对开题报告会的把握不够，将开题报告会开成了专家茶话会和学术沙龙，没能解决开题论证所需要研讨的问题，不能达到开题的目的。

三、中 期 考 核

（一）中期考核的重要性与意义

中期考核是指在研究生培养中间阶段，按一定的程序和要求，对研究生的学习情况进行全面检查和考核。中期考核是提高研究生学习积极性的必要手段，是对研究生培养工作的一次全面检查，是提高研究生自我管理能力、保证研究生培养质量的重要途径。

中期考核处在一个承前启后的重要位置。对于医学专业研究生而言，“承前”是指经过1.5～2年的学习后，研究生基本掌握了本学科重要理论和一定的临床技能，了解了学科相关背景；“启后”是指有必要了解研究生对已学到的理论是否消化吸收，对学得的技术能否运用自如。此外，临床实践中锻炼的医学研究思维能否保证研究生从事更高层次的研究性工作，也要由中期考核加以检验。

（二）中期考核的目的

硕士研究生中期考核的目的主要是检查硕士研究生的综合思想品德和学术道德、课程学习、教学实践、专业（临床/实验）实践、科研能力和学术交流的情况，以保证硕士研究生培养工作的顺利完成。同时，中期考核可发现品学兼优的硕士研究生，通过推荐和考核，提前攻读博士学位。

博士研究生中期考核的目的是通过对博士生入学以来学位课程学习成绩，阅读文献、科学研究、分析问题与解决问题的能力，课题设计，实际操作技能以及参加教研室各项活动的表现等方面进行考核，初步判断博士生是否具有能力和条件完成学习任务；同时检查博士生培养计划的执行情况，以保证博士生达到《培养方案》所规定的培养目标。

（三）硕士研究生中期考核

1. 考核时间　硕士研究生在培养阶段的中期阶段，一般安排在第四学期初，提前攻读博士学位的硕士研究生在第三学期考核。

2. 考核内容

（1）思想政治表现及学术道德情况；

（2）硕士学位课程的学习（成绩与学分）完成情况；

（3）科学研究能力；

（4）教学实践和专业实践能力，临床医学类研究生还要考核临床实践能力。

3. 考核方式与要求

（1）考核方式：考核一般由院（系）负责组织；组成包括指导教师在内、有关教师参加的3～5人考核小组，考核组专家一般要能够覆盖被考核研究生所涉及的相关学科或专业领域。

（2）考核要求：主要包括以下方面。

1）考核对象应认真按要求填写《硕士研究生中期考核表》，并就考核内容作书面汇报。

2）考核组审阅硕士研究生有关资料（硕士课程成绩、开题报告、中期考核表等）。

3）考核组听取硕士研究生入学以来思想、学习及科研的主要收获以及存在问题的口头报告。具体考核如下。

a. 思想政治表现及道德品质的考核，除参加第一学期的鉴定外，以在本科室的表现为主。

b. 课程学习的考核不再另行组织考试，以研究生学习课程考试成绩和总平均成绩为依据。

c. 初步科研能力，若为攻读临床医学专业学位研究生，应着重考核其临床能力。

d. 考核小组进行表决，写出考核小组评议意见，并由考核组组长签字。

4）考核小组和导师除执行本规定的各项考核办法外，还可根据专业的特点采取某些补充的考核方式。

4. 考核结论与处理

（1）考核合格者，正常进入硕士学位论文研究与撰写阶段；不合格者，视具体情况进行处理。对无正当理由不按时参加中期考核的，按照研究生管理规定处理。

（2）在上述考核的基础上，对少数思想品德、学习成绩、科研实践上有突出表现的优秀学生以及表现差的学生可再次全面考查。组织导师、同专业教师及院（系）主管研究生工作的人员参加。考查后做出具体建议，并由复审小组组长签字。考核及复审的各类资料均应经院（系）复核后上报研究生管理部门审查后存档。

（3）考核后的处理意见。对少数思想品德好，身体健康，学习成绩、科研及实践能力突出者，如学校有相应的博士学位授权点，可建议提前攻读博士学位。学习成绩良好或一般，具有一定科研能力者进入硕士论文阶段；学习成绩差，明显表现缺乏科研能力的或因其他原因不宜继续攻读学位者，应终止学习。

（四）博士研究生中期考核

1. 考核时间　博士研究生学习期间的中期阶段，一般在第四学期初。

2. 考核的内容

（1）思想品德和科学道德表现：博士生必须坚持四项基本原则，热爱祖国、遵纪守法、品德良好、关心集体、团结同志。科学作风严谨，实事求是，有较强的事业心和献身精神。博士生应认真进行自我小结，总结入学以来的政治思想、业务学习及课题工作情况。导师和考核小组在广泛征求意见的基础上写出鉴定意见，填入考核表内。

（2）博士学位课程的学习（成绩与学分）完成情况。

（3）开题报告的完成情况与质量。

（4）教学和专业实践完成情况，对于临床医学类学生，还要考核临床能力情况。

博士研究生入学后应在导师指导下，明确科研方向，广泛阅读文献，接受科研训练，确定科研课题，撰写开题报告，写出文献综述。入学第二学期末至第三学期初必须按《研究生学位论文开题的规定》完成开题报告。

3. 考核方式与要求

（1）考核方式：考核一般由院（系）负责组织；成立由 3 ~ 5 人组成的考核小组，成员包括指导教师和具有正高职称的教师，一般应能够覆盖被考核研究生所涉及的相关学科或专业领域。

(2) 考核要求:主要有以下几个方面。

1) 考核对象应认真按要求填写《博士研究生中期考核表》,并就考核内容作书面汇报。

2) 考核组审阅博士研究生有关资料(博士课程成绩、开题报告等)。

3) 考核组听取博士研究生入学以来思想、学习及科研的主要收获以及存在问题的口头报告。具体考核如下:

a. 思想政治表现及道德品质的考核;

b. 课程学习的考核;

c. 科学研究能力,若为攻读临床医学专业学位研究生,应着重考核其临床能力。

d. 考核小组进行表决,写出考核小组评议意见,并由考核组组长签字。

4) 考核小组根据博士研究生做的自我总结汇报以及提供材料的情况,对参加中期考核的博士研究生进行评议,并在《博士研究生中期考核表》签署评语和评议结果。如出现意见分歧,可投票决定是否考核合格,并注明投票结果。

4. 中期考核结果的审定　考核结束后,由导师与考核小组提出该研究生是否通过中期考核,并填入《博士研究生中期考核表》,经院(系)签署意见后,报研究生主管部门转主管校长批准。《考核表》随学位论文答辩材料一并送研究生管理部门归入本人学习档案。

考核结果分通过、暂缓通过和不通过三种。各项考核合格者为通过,继续完成博士学位论文工作。开题报告评议中问题较多者为暂缓通过,可限其 1 ~2 月内重新考核一次,若仍不合格者则终止博士生学习。课程考试不合格,或科研作风、学术道德差,科研能力明显较差不宜继续培养者为不通过,终止博士生学习,按学籍管理的有关规定处理。

(五) 研究生针对中期考核的准备

1. 心理准备　学习和熟悉研究生中期考核的目的、作用和要求。

2. 材料准备　包括课程结业考核成绩单、学分表、发表文章的原件或文章被接收刊用证明,以及其他有关工作和成绩的证明。

3. 汇报准备　认真准备好汇报提纲和相应的文档材料,包括本人简况、本科受教育背景、研究生专业方向、导师和指导小组、必修课程及学习成绩、选修课程及学习成绩、听取学术报告、指定文献阅读、选题及其目的意义、文献的系统性复习、国内外同类研究情况、综述发表、预研结果与初步结论、开题论证专家小组组成及论证结论与建议、课题修正与论文结构框架、研究重点与期望解决的关键问题、主要研究进展和阶段研究结果、存在困难与需提请专家指导的问题、预期课题研究工作是否能够如期完成,以及其他相关情况。

4. 质询准备　主要是与学位论文课题研究相关的问题,特别是研究工作的相关文献、文件、数据、原始记录、实验设计方案等证明资料。

(六) 中期考核应注意避免的问题

1. 组织问题　专家考核小组不具备指导学位论文课题研究工作的专业能力,因而中期考核流于形式,不能很好地起到考核、把关、督促、指导、纠偏等作用。

2. 程序问题　考核组组长对考核工作不内行,把握不准,使考核工作“跑题”,成为学术报告会、专家研讨会或学术沙龙。

3. 汇报问题　研究生对接受中期考核认识不清、定位不准,将接受检查变成纯粹学术报告或者纯粹工作汇报(研究生中期考核应该是用汇报的语气,以接受检查和指导为目的,既有工作汇报,又有学术汇报)。

4. 结果问题　考核小组未能做出实质性考核结论,对研究生的进一步研究工作没能起到指导作用(无效益考核)。

5. 中期考核常见问题　中期考核往往会出现的共性问题:一是开题报告不严谨,可行性较低,思路不够清晰,课题的可行性较差,部分开题报告实验设计措施不得力,分组不合理,实验研究与开题报告改动较大;二是实验原始记录缺乏原始性,为数不少的研究生原始记录都是誊抄第一手资料,虽然记录本看上来整洁、干净,但缺乏原始性,缺少图片或照片且质量差,图片显示的影像不清;三是部分研究生由于试剂原因、课题难度大,或对导师指导意见执行不够等导致课题进展缓慢;四是大部分研究生缺乏课题研究总结和小结的意识,创新性有待提高。

研究生中期考核结束后,研究生教育管理者要及时将考核意见和建议通报给导师和研究生,督促他们研究制订针对性的解决方案和措施,并检查其整改或落实的情况。

第四章　医学研究生学位论文撰写与答辩

第一节　学位论文概述

一、学位论文的概念

学位论文是指为了获得所修学位,按要求被授予学位的人所撰写的论文。根据《中华人民共和国学位条例》的规定,学位论文分为学士论文、硕士论文、博士论文三种,学士学位论文在本科教育阶段完成,硕士论文和博士论文在研究生教育阶段完成。研究生学位论文是高等学校应届毕业研究生毕业前必须完成的、总结性的独立作业,它是授予硕士、博士学位的重要依据之一。硕士、博士研究生,必须提交和通过学位论文,才能被授予相应的学位。

二、学位论文在研究生教育中的重要性

(一) 学位论文反映研究生的综合素质和掌握知识的情况

(1) 反映研究生的专业基础知识掌握能力。

(2) 反映研究生查找资料、筛选资料和运用资料的能力。

(3) 反映研究生的思维方法和理论水平。

(4) 反映研究生的学习能力、动手能力、写作基础和分析、演绎、归纳、证明事物的能力,即从事科学研究的综合能力。换言之,写好一篇学位论文需要坚实的专业知识和专业基础知识,需要较强的研究能力和语言表述能力。

(二) 撰写学位论文是研究生综合能力的体现

1. 研究生撰写学位论文不像平时学习课程和通过考试那样处于被动地接受考核和技能训练的状态,而是主动地运用自己学到的知识开展科学研究,形成独立的科研成果。这不仅是研究生在校期间接受教育的结果,而且是研究生在学习期间所学知识的综合运用。我们知道,一个聪明人并不在于他学到了多少知识,重要的是他能够灵活地应用自己所学的知识,他所掌握的知识只是他智慧的一部分。学位论文的写作正好提供了这样一个过程,它反映了研究生独立思考、独立从事科研活动和开展工作的能力。

2. 写作学位论文的过程需要知识的积累和方法的训练,而完成这个过程会进一步增加知识的积累,并且对思维方法的训练产生影响。研究生撰写学位论文,是对所学专业的总结,也是对自己的思想、理论水平的提高。

3. 学位论文的写作也是毕业研究生从事科学研究或选择职业的起点训练。每一个人都会有不同的价值观,有不同的人生追求。研究生毕业后有的人会进入自己所选择的职业;有的人会选择继续升学,为终生从事研究工作奠定基础。无论你选择了什么,学位论文都很重要。

4. 对于继续升学进入博士研究生学习阶段的硕士研究生，学位论文的选题也许会对他们将来的研究方向发生影响。即使排除了这一点，对研究方法和写作经验的影响也是肯定会存在的。一些博士研究生选择的是终生从事科学研究的道路，也许在研究工作中会取得极大的成就，而硕士学位论文正是这些成就的起点。

5. 还有许多硕士研究生也许愿意更早开始从事务实的职业，即使升学读博士研究生，仍然是为了从事某种职业打基础，或者所读的专业本身就是职业性的而非研究性的，但写作论文仍然很重要。

（三）学位论文是研究生毕业的前提条件

学位论文是高等院校教学和考试制度的一部分，研究生必须通过全部所学课程的考试，并通过学位论文的答辩，才能准予毕业，获得研究生文凭。研究生如果未能通过学位论文的答辩，即使其他方面都合格，仍然不能毕业。

三、学位论文写作特点

1. 学位论文必须在学校规定的时间内完成。研究生学位论文写作时间一般为 1 ~ 2 年，在毕业前最后一学期完成。

2. 论文能反映作者较熟练地检索、阅读和利用中外专业文献的能力。

3. 论文有明确的研究方向，能反映作者在本学科上掌握了坚实的基础理论和系统的专门知识，以及从事科学研究工作或独立担负专门技术工作的能力。

4. 指导教师必须要由副教授以上职称的人员担任，论文写作中需要定期向导师汇报进度。

5. 学位论文的文字字数要求为硕士科学学位论文字数一般为 3 万 ~ 4 万，硕士专业学位论文字数一般为 1 万 ~ 3 万，博士科学学位论文字数一般为 4 万 ~ 10 万，博士专业学位论文字数一般为 2 万 ~ 4 万。

6. 就写作目的而言，学位论文不同于一般学术论文。一般学术论文是为了发表新的见解，促进学术交流而撰写的；学位论文不仅是为了发表科研成果、促进学术交流，而且也是研究生教育必不可少的一个环节，是对在研究生学习期间全部学习成果的检验，是评定研究生毕业成绩的依据之一。

7. 学术论文一般由作者独立完成，或者由数个合作者共同完成。而研究生学位论文的写作，一方面代表了学生独立运用所学知识开展科研活动的能力；另一方面在研究方法和写作方法上仍然需要得到指导教师的帮助。也就是说，撰写学位论文是在教师的指导下，由研究生自己选题、自己动手查找资料、独立完成的一项工作。

8. 由于学位论文是对研究生所学专业、研究方法、协作能力和独立工作能力的综合检验，因此毕业论文的选题必须在学生所学专业的范围内确定，一般不超出研究生学习期间所学专业范围。一般学术论文是不受这种限制的。

四、学位论文写作中的学术不端

写作学位论文是对研究生专业基础知识、理论水平和从事科学研究综合能力的考察，应该倡导一种良好的学风，要求学生以严肃、认真、诚实的态度对待。然而，在学位论文写作中的学术不端一直屡见不鲜,不断被媒体网络曝光。所谓学术不端,主要是指学者涉及抄袭、剽窃、造假的不良行为。当代社会,学术造假的现象就像瘟疫一样不断蔓延,不断腐蚀着纯洁的学术殿堂,给我国高等院校和科研机构的神圣地位造成了不良影响。如今,这种歪风邪气对学位论文的腐蚀也早已不是新鲜事情,并且严重地腐蚀了研究生的学术品格和人格。

(一) 学术腐败

目前,在学位论文写作中存在一些不良风气,如一些学生有抄袭、剽窃行为但并不自知,或者即使知道但并不视此为严重的问题。

学位论文的抄袭行为,有其技术上的原因。现在上网查找资料,很容易就能将有关的资料加以复制,多找几篇文章稍加贯通并加以复制,就能组合成一篇需要的文章。显然这种文章并无真正意义上的"创新",并不能反映作者的真实水平。

同时,"抄袭"的另一个重要原因是不良的社会风气。最近几年,传媒频频曝光,揭露了某些冠着"院士"、名校"博导"、"教授"、和"博士生"头衔的人搞学术腐败,或为虚假广告作伪证,或以熟悉一门外语为条件屡屡抄袭国外学者的学术成果,甚至直接在母语的学术成果中搞剽窃、抄袭。

究其深层次原因,学术腐败源自以下几个方面。

1. 学术规范意识或学术道德意识的缺失。我国古代对学者就有"立言先立德,做文先做人"的古训。但由于我国现代教育体系,自建国以来一直没有专门的关于学者的使命、如何做学者、学者应遵循哪些学术道德与学术规范等内容的教育,加上"文化大革命"对以往学术传统的冲击所造成的学界"师带徒"式的学者精神传承方式的断裂,致使我国学者在这方面的规范意识非常淡薄和匮乏。

2. 学术价值追求的迷失。对学术道德和学术规范的违反往往是因为对世界观、人生观和价值观的忽视,对治学态度和学术精神的放松,对社会责任的缺失,过分关注自我价值,只注重对自己学术职称、学术地位、学术权力和经济收入的提高,结果把学术完全当成了获取个人私利的工具。

3. 缺少学术规范、监督和惩罚机制。这使很多人或者引不起重视,或者存在侥幸心理,一次得手,再而为之,乃至形成一种风气。

(二) 倡导良好学术风气,坚决杜绝抄袭、剽窃现象的发生

学位论文的写作既是研究生教育教学的一个重要环节,又是对学术精神、人文精神的培养,一定要养成良好的学风,坚决杜绝抄袭、剽窃的现象。

撰写学位论文是一种科学研究活动。弄虚作假,在科学研究活动中缺少诚实的态度,一方面不利于个人品行的培养,给公众和学术发展带来危害;另一方面也会给自己的声誉和事业带来危害,受到违反道德和法纪的惩罚。一些攻读硕士、博士学位的研究生由于抄袭、剽窃被揭露,被取消硕士、博士学位资格。某些博导,甚至是院士等精英人士,由于抄袭、剽窃被取消博导、院士资格。像这样的一些人,因在论文、学术成果上弄虚作假,有的身败名裂,受到法纪处罚;有的闹得灰头土脸,名誉受损。这些都是非常不值得的。

欧美发达国家在知识产权、版权立法和处置学术腐败方面的要求和规定是非常严格的。德国依靠法治处置学术腐败,相关的司法条文不仅涉及民法,情节严重的还要动用刑

法。为加强对研究领域中各种不道德、不诚实行为的检查监督，美国卫生与公众服务部设立了“研究诚实办公室”(ORI)，专门调查和处理那些由美国政府资助的研究项目中的不诚实行为，并随时公布违规者的姓名、单位、违规情节和处罚决定。他们认为，科学研究必须诚实，不诚实行为在科学研究中是绝对不可原谅的道德败坏行为。中国在社会转型时期当然也会加大惩罚学术腐败的力度，从制度、立法、监督和学术风气上完善惩治学术腐败、倡导良好学风的机制。学风先于世风，由于其特殊地位，学风好坏可能更多地对公众生活发生大的影响，正像爱因斯坦说过的那样：“大多数人说，是才智造就了伟大的科学家，他们错了，是人格”。中国知识分子应该思想先行，率先倡导好的学术风气，实现学术研究和学术论文的规范化。

中国古代学术、文化博大精深，历代不乏学问大家，然而由于两千多年孔学一统天下和集权制度，中国学者较缺乏创新的精神，考据、训诂等显学的影响一直延续到现代。中国学术的复制性较强。学术上弄虚作假只会加倍削弱中国学术的原创性，使中国学术无以创新，影响中国科学事业的发展。

因此，无论于公于私，无论于精神层面还是法制层面，端正学风、防治学术腐败都是非常必要的。对研究生来讲，写作学位论文的过程也与反学术腐败有关。若一篇毕业论文，抄袭、剽窃别人现有的学术成果，就是学风不正、学术腐败的开端，我们应该防微杜渐，警钟长鸣，以一种诚实的态度写好自己的学位论文。

(三) 正常使用参考文献与抄袭、剽窃的法律界定

实际上，“抄袭”和“剽窃”在道德规范上是一种不正当的行为，在学术研究工作中是一种不良学风，而在法律上则是一种违法侵权行为。《中华人民共和国著作权法》明确把剽窃、抄袭他人作品界定为一种侵权行为，要求予以制止，侵权者“应当根据情况，承担停止侵害、消除影响、公开赔礼道歉、赔偿损失等民事责任”，或者受到行政处罚。

然而，开展学术研究、写作学位论文，引用参考资料又是必不可少的，怎样区分正当引用参考资料和抄袭、剽窃之间的差别呢？

针对研究生撰写学位论文的现状，可以从以下几个方面加以把握：

1. 从引用资料的目的看，是为了评论、说明某个问题或阐释自己的观点，引用或摘录他人的作品，而不是完全照搬他人的作品为己所用，这种情况不属于侵权行为。

2. 从引用文献的数量上看，适当引用他人作品，一般来讲引用总字数不超过被引用作品的1/10，或者引用文献不超过本人作品的1/10。

3. 引用他人作品，须尊重原作者的著作权，加注说明被引用文献的作者、题名(篇名、书名等)、出版事项和出处等。

4. 由于撰写学位论文是一种科学研究活动，要求内容创新，即使引用版权过期的文献，依然应按以上3条执行。

第二节 学位论文的结构与格式

一、学位论文的构成形式

学位论文必须是一篇或一组论文组成的系统而完整的学术论文。学位论文工作一般

在研究生完成培养计划所规定的课程学习后开始，应包括文献阅读、开题报告、拟定并实施工作计划、科研调查、实验研究、理论分析和文字总结等工作环节。学位论文必须有一定的工作量，用于学位论文工作的时间一般不得少于一年（一般在第二学期开题）。

（一）论文结构

就教育思想和高等学校的教学方针而言，写作学位论文是一种训练，也可把学位论文看作是学术论文的习作，因此学位论文的结构基本上应参照一般学术论文的结构执行。结构赋予论文以完整性，缺少了结构规定的项目，一篇论文就会显得不完整，从而影响论文的质量。

学位论文的结构，一般包括前置部分、主体部分、参考文献、附录、结尾部分等 5 个组成部分。前置部分包括封面、题名页、致谢、摘要页、论文目录；主体部分包括引言、各具体章节、结论、图、表等。其表现形式详见“（二）论文格式”部分。

（二）论文格式

学位论文的撰写格式，是论文结构的具体体现；论文格式的规范，是为了适应信息系统搜集、存储、处理加工、检索、利用、交流和传播功能的需求。根据国际学术期刊的常规要求，以及中国国家标准《学位论文编写规则》（GB7713. 1-2006）的规定，学位论文的一般格式如下。

1. 前置部分　封面、封二（如有）、题名页、英文题名页（如有）、勘误页（如有）、致谢、摘要页、序言或前言（如有）、目次页、插图和附表清单（如有）、缩写和符号清单（如有）、术语表（如有）。

2. 主体部分　公式、引文标注、注释、结论。

3. 参考文献表。

4. 附录。

5. 结尾部分　索引（如有）、作者简历、其他、学位论文数据集、封底以上论文的相关部分需要连续编号，编号方式如下：

1（章的标题）××

1. 1（节的标题）××

1. 2（节的标题）

1. 2. 1 ××

1. 2. 2 ××

二、学位论文前置部分的格式与要求

（一）封面

学位论文封面应包括题名页的主要信息，如论文题名、论文作者等。学位论文题名页主要包含以下内容：

1. 中图分类号　采用《中国图书馆分类法》（第 4 版）或《中国图书资料分类法》（第 4 版）标注。

2. 学校代码。

3. UDC 按《国际十进分类法》(Universal Decimal Classification)进行标注。

4. 密级 论文必须按照国家规定的保密条例在右上角注意密级(如系公开型论文可不注明密级)。

5. 学位授予单位 。

6. 中文题目和英文题目 学位论文题目应当简明扼要地概括和反映出论文的核心内容,英文题目的首字母及各个实词的首字母应大写。

7. 作者 研究生姓名。

8. 导师 指导老师姓名、职称等。

9. 培养院(系)。

10. 授位类别 学术学位或专业学位。

11. 授位级别 硕士或博士。

12. 学科门类。

13. 学科专业 参照国务院学位委员会颁布的《授予博士、硕士学位和培养研究生的学科、专业目录》进行标注(二级学科)。

14. 研究方向 指本学科专业范畴下的三级学科。

15. 年级。

16. 学号。

17. 论文提交日期 指论文上交到授予学位机构的日期。按实际提交日期填写。应采用大写形式标明完成时间,如二〇一三年十二月,不要写成 2013 年 12 月。

(二) 致谢

放置在摘要页前,对象包括:

(1) 国家自然科学基金,资助研究工作的奖学金基金,合同单位,资助或支持的企业、组织或个人等。

(2) 协助完成研究工作和提供便利条件的组织或个人。

(3) 在研究工作中提出建议和帮助的人。

(三) 摘要页

学位论文内容的简要陈述,是一篇具有独立性和完整性的短文,一般以第三人称语气写成,不加评论和补充的解释。论文摘要应概括地反映出本论文的主要内容,要突出本论文的创造性成果或新见解,不要与引言相混淆。采用结构式摘要,包括目的(Objective)、方法(Method)、结果(Result)、结论(Conclusion),中英文摘要内容要一致。中文摘要力求语言精练准确,字数为 300 ~600,外文摘要实词在 300 个左右。如遇特殊需要字数可以略增加。中文摘要前加“[摘要]”作为标志,英文摘要前加“[Abstract]”作为标志。

无论中英文摘要都须另起一行注明本文的“关键词(Key words)”3 ~8 个,关键词后用冒号(:),关键词之间用分号(;)隔开。中文关键词尽可能用《汉语主题词表》等词表提到的规范词。

另外,还需准备中英文大摘要一份,字数在 2000 左右,不和学位论文装订在一起,单独装订。

（四）论文目录

论文目录是论文的提纲，也是论文各章节组成部分的小标题。每项内容的末尾应注明页码。目录的文字部分左对齐，页码右对齐，文字与页码之间加点线连接。

三、学位论文主体部分的格式与要求

（一）引言

引言是学位论文主体部分的开端，要求言简意赅，不要与摘要雷同或成为摘要的注解。除了说明研究目的、方法、结果等，还应评述国内外研究现状和相关领域中已有的研究成果；介绍本项研究工作的前提和任务，理论依据和实验基础，涉及范围和预期结果以及该论文在已有的基础上拟解决的问题。

（二）各具体章节

（三）结论

结论是学位论文最终和总体的结论，是整篇论文的归宿。应精炼、准确、完整。着重阐述作者研究的创造性成果或新见解及其在本研究领域中的意义，还可进一步提出需要讨论的问题和建议。

（四）图

（1）应有自明性，即只看图、图题和图例，不阅读正文，就可理解图意。每一个图应有简短确切的题名，连同图号置于图下。

（2）图应有编号。图的编号由“图”和从“1”开始的阿拉伯数字组成，图较多时，可分章编号。

（3）图宜有图题，图题即图的名称，置于图的编号之后。图的编号和图题应置于图的下方。

（4）照片图均应是原版照片粘贴，或黑白、彩色打印，不得采用复印方式。照片应主题突出、层次分明、清晰整洁、反差适中。照片采用光面相纸，不宜用布纹相纸。显微组织照片必须注明放大倍数。

（五）表

（1）表的编排一般是内容/测试项目由左至右横读，数据依序竖排，表应有自明性。

（2）表应有编号，表的编号由“表”和从“1”开始的阿拉伯数字组成，表较多时，可分章编号。

（3）表宜有表题，表题即表的名称，置于表的编号之后。表的编号和表题应置于表的上方。表的各栏均应标明“量或测试项目、标准规定符号、单位”。表中缩略词和符号必须与正文中一致。如数据已绘成曲线图，可不再列表。

（4）表一般不转页编排。若某个表确实需要转页接排，在随后的页面上应重复表的编号。编号后跟表题（可省略）和“（续）”，置于表上方。续表均应重复表头。

（六）统计学符号

按《统计学名词符号》（GB3358-82）的有关规定，统计学符号均用斜体。

（七）外文缩写

使用外文缩写时，要在首次出现处括号内给出全称及含义说明。

四、参考文献

学位论文的撰写应本着严谨求实的科学态度，凡有引用他人成果之处，均应按论文中所引用的顺序置于正文后，作为参考文献，并另起页。参考文献的著录格式采用顺序编码制，按照参考文献在正文中出现的先后顺序用阿拉伯数字和方括号在相应处右上角依次标注（如[1]）。参考文献中作者未超过3位者全部引出，超过3位者只引出前3位并加等（中文）或 et al（英文）。

1. 文献是期刊时，书写格式为：

[序号]作者．文章题目[J]．期刊名（外文可缩写），年，卷（期）：起止页码．

2. 文献是专（译）著时，书写格式为：

[序号]作者．书名（译者）[M]．出版地：出版单位，出版年：起止页码．

3. 文献是学位论文时，书写格式为：

[序号]姓名．文题[D]．授予单位所在地：授予单位，授予年．

4. 文献是专利时，书写格式为：

[序号]申请者．专利题名：专利国别，专利号[P]．公告日期或公开日期[引用日期]．获取访问路径．

5. 参考文献应加文献标识码，根据《文献类型与文献载体代码》（GB3469-83）规定，以单字母方式标志如下：

参考文献类型	专著	论文集	报纸文章	期刊文章	学位论文	报告	标准	专利
参考文献类型	M	C	N	J	D	R	S	P

6. 对于数据库（database）、计算机程序（computer program）及电子公告（electronic bulletin board）等电子文献类型的参考文献，建议以下列双字母作为标志：

电子参考文献类型	数据库	计算机程序	电子公告
电子文献类型标志	DB	CP	EB

7. 电子文献的载体类型及其标志，对于非纸张型载体的电子文献，当被引用为参考文献时需在参考文献类型标志中同时标明其载体类型。建议采用双字母表示电子文献载体类型：磁带—MT，磁盘—DK，光盘—CD，联机网络—OL，并以[文献类型标志/载体类型标志]表示包括了文献载体类型的参考文献类型标志。

如：[M/CD]——光盘图书（monograph on CD-ROM）；

[DB/MT]——磁带数据库（database on magnetic tape）；

[CP/DK]——磁盘软件(computer program on disk);

[DB/OL]——网上数据库(database online);

[EB/OL]——网上电子公告(electronic bulletin board online)。

以纸张为载体的传统文献在引做参考文献时不必注明其载体类型。

五、附　　录

附录是主体部分的补充,并不是必需的。下列内容可以作为附录编于论文后。

1. 为了整篇论文材料的完整,但编入正文又有损于编排的条理性和逻辑性,这一材料包括比正文更为详尽的信息、研究方法和技术更深入的叙述,对了解正文内容有用的补充信息等。

2. 由于篇幅过大或取材于复制品而不便于编入正文的材料。

3. 不便于编入正文的罕见珍贵资料。

4. 对一般读者并非必要阅读,但对本专业同行有参考价值的资料。

5. 正文中未被引用但被阅读或具有补充信息的文献。

6. 某些重要的原始数据、数学推导、结构图、统计表、计算机打印件等。

六、结尾部分

1. 作者简历　包括教育经历、工作经历、攻读学位期间发表的论文和完成的工作等。

示例:

姓名:×××　性别:女　民族:汉　出生年月:1983-09-18

籍贯:××省××市

1995-09——1999-07 ××大学临床医学系学士

1999-09——2002-06 ××大学攻读硕士学位

获奖情况:

参加项目:

攻读硕士学位期间发表的学术论文清单(按参考文献著录规范排列):

2. 其他　包括学位论文原创声明等。

七、装　　订

学位论文必须在计算机上输入,使用 word 文档排版。

1. 页面设置　纸张 A4 标准纸(210mm×297mm),页边距:上-3.5 厘米,下-3.5 厘米,左-3.0 厘米,右-2.5 厘米。页眉距边界:2.2 厘米,页脚距边界:2.2 厘米。页眉键入"××学校硕士(博士)学位论文",五号字体,文字居中;论文页码居中,置于页脚。

2. 文字大小　论文题目用三号黑体,标题用四号黑体。论文引言、正文、结论部分行间距为 1.5 倍,宋体四号字;文中表格为宋体五号字。英文为 Times New Roman 字体,标题为三号,英文摘要为四号。参考文献中文为小四宋体,英文为小四 Times New Roman。页码用五号阿拉伯数字体。

3. 论文中图表、附注、参考文献、公式一律采用阿拉伯数字进行连续(或分章)编号。图序及图名置于图的下方;表序及表名置于表的上方。论文中的公式编号用括弧括起来写在右边行末,其间不加虚线。

4. 标题层次　采用1,1.1,1.2,……表示标题层次,一律左顶格。一级标题后不接排任何内容,二级标题下如不再分出三级标题,可接排。标题层次不得超过4级。各级标题序号后及标题后空一格,不用标点符号。

5. 打印和装订　A4纸张双面打印;封面使用统一格式;论文左侧装订,要求装订、剪切整齐,便于使用;论文装订后的尺寸为210mm×290mm。

6. 学位论文封面采用学校统一印制的论文封面。

7. 学位论文应打印或复印的册数

(1) 学位论文应按照导师、论文评阅人、答辩委员会成员每人一本,报送研究生管理部门和院、系(所、中心)留存的册数,及其他有关人员的要求,确定打印和复印的册数。

(2) 申请学位者应同时提交学位论文电子版,电子版论文内容应与印刷本一致。

第三节　学位论文的写作过程

一、制订写作计划

撰写学位论文是一项复杂的科研活动。为了使这项工作顺利进行,在开始写作之前,应该研究写作论文的有关因素和要求,制订切实可行的计划。

(一) 制订计划的必要性

制订写作计划或研究计划,主要具有以下几个方面的意义。

1. 可以全面了解自己的工作内容和范围,从整体上把握各项局部工作需求,有针对性地做好准备工作。这就像画一幅素描,要先勾勒出轮廓,然后再仔细地处理细部。全面研究自己的工作内容和范围,毫无疑问有助于理解局部的工作及其相互间的联系,从而把每一项局部的工作做好。

2. 便于科学地安排撰写论文的步骤和方法,明白先做什么,后做什么,分清轻重缓急,对论文进度有一个合理的安排。这样写作论文才有条不紊,有利于提高撰写论文的效率。

3. 通过工作计划的制订,合理安排时间,不仅可以做到适当的时间做适当的事,而且确保有效地利用时间,在规定的时限内完成论文。

(二) 制订计划的内容

第一步是确定研究方向和选题。确定研究方向和选题的依据是:所学专业和自己对专业前沿课题的判断;个人的专长和兴趣;指导教师的建议;材料的支持,即自己所能搜集到的资料范围。所选题目一定要大小适中,宁愿题目小一点,写起来顺手一些,以便在规定的期限内完成。还要考虑课题性质对研究方法的影响,因为不同性质和不同研究方法的课题往往需要不同的作业条件。例如,实验类型的论文需要特定的实验条件,而调查报告类型的论文需要安排调查的时间和场地,如果条件不具备,很难如期完成对课题的研究,反而会影响论文的进度,不如选择容易操作一点的题目。

第二步是明确搜集资料的范围。参考资料是从事科学研究、撰写论文的重要基础。确定研究方向和选题时，必须知道自己已经掌握了哪些资料，还需要增加、补充哪些资料，以及在什么时间、通过何种渠道可以获取需要的资料。因此选题一经确定，应该立即考虑资料来源。如果资料得到保障，研究可以顺利进行；如果资料来源不畅，就得重新考虑选题。

第三步是制订时间表。制订时间表需要考虑三方面的因素：写作（研究）计划的内容、步骤与方法、总体时间安排和阶段性时间安排。

写作（研究）计划的内容包括选题，搜集、筛选资料，阅读资料，拟写提纲，调研或实验，撰写初稿，修改定稿。步骤与方法是指对计划内的项目做一个具体的安排，明确哪一项先做，哪一项后做，以及采用何种方式、何种方法做。时间安排则是根据学校对提交论文期限的规定，以及写作论文各局部工作的步骤与顺序，分别确定各阶段的工作时间；各阶段时间应根据工作性质和需要分配，该长则长，该短则短；当然时间安排应紧凑而科学，并且留有余地，以免稍遇偶然的事件，就有不能按时交稿的情况发生。

写作（研究）计划一经制订，就应严格执行，按计划进入研究和写作状态。

二、拟写论文提纲

拟写论文提纲是进入写作（研究）计划的一部分。它在确定了有价值、有研究基础的论文课题，充分地做了搜集参考资料和阅读资料的准备工作，以及初步形成论证角度和基本论点之后开始进行的。拟写论文提纲是一个重要的环节，它标志着一切准备工作就绪，正式进入论文写作阶段。

（一）拟写论文提纲的重要性和必要性

论文提纲是一个反映了论文的基本观点、佐证材料、论证角度和步骤，以及依照逻辑关系层层展开的纲目体系。它是一篇论文的骨架和纲领，也是一篇论文的雏形和缩影。撰写学位论文时，要先拟好提纲，没有好的提纲，很难写出质量优秀的论文。这是因为拟写提纲具有如下的作用：

1. 有利于总揽全局，提纲挈领，从总体上周密地谋篇布局。学位论文的本质是一项科学研究工作，文章的说理性很强，文章的总体布局、间架结构、材料分配，以及以论据为支撑的论点在不同层次上的展开，都需要精心设计。通过拟写提纲，有了骨干框架，才能在写论文时，综观全貌，提纲挈领，合理分布章节，避免边写边想，顾此失彼，遗漏要写的内容，以及避免片面的“只见树木，不见森林”的情况发生。

2. 有利于理清思路，突出重点，探求最佳的论证角度，层层展开讨论。由于论文提纲概括性强，以较少的文字勾勒出论文的主干，重点突出，条理清楚，使作者在写作中易于把握全文的中心论点和上下文以及上下级条目的逻辑关系，从而探求最佳论证角度，一个一个问题，一层一层地展开讨论，取得较好的效果。

3. 有利于建立框架，勾出论文雏形，组织、裁剪材料。材料是一篇论文的重要成分。通常，作者在拟写提纲之前，已经确定选题，并阅读了大量资料，在选题的材料以及对材料的研究上做充分准备，具备了开始写作的条件。但是，只有通过拟写提纲，才能确立文章框架，安排文章结构，合理组织、分配材料，对材料做适当剪裁，使材料在论文中适得其所，充分发挥作用。

4. 有利于根据纲目结构，科学安排时间，分段写作论文。除非是很短的文章，打个腹稿就可以动笔，长一点的文章都必须拟写提纲。为了写好论文，一定要拟写提纲，这样根据自己的写作习惯，可以一气呵成地写下去，也可以一天写一个问题，分阶段把一篇论文写好。

5. 有利于指导教师提出修改意见，及时做出修改、调整。学位论文离不开导师的细心指导，拟写提纲有助于导师及时对论文的框架提出意见，以便于研究生修改。如果直接把论文写出来，再要改动困难就大多了。

（二）拟写提纲的原则

论文提纲是以纲目和纲目结构的形式表现出来的。因此，拟写论文提纲应该遵循三项基本原则，而这三项原则都是针对纲目或纲目结构提出来的。

1. 纲目要紧扣主题和论点　写提纲时，要确定选题和论点，确定从何种角度、以何种方式立论，以及中心论点之下有哪些次要论点。文章的内容和结构要服从论文的立论，各级纲目要围绕主要论点和从主要论点区分出来的次要论点展开，主次分明，从容序列，不枝不蔓，为全文的写作打好基础。

2. 纲目结构要有逻辑性　在科研工作中，研究对象都具有自身的规律性，要提示和反映研究对象的规律性及其多个对象之间的联系，论文的纲目结构必须具有严密的逻辑性。学术论文的逻辑性要求，表现在论文结构、论证、论述过程等方面，而论文纲目结构的逻辑性既是论文结构的逻辑性，又是论文中论证、论述过程逻辑性要求的基础。纲目结构的逻辑性，既表现在横向的纲目之间，也表现在不同级次的纲目之间，以及它们和所包含的内容之间。

3. 纲目结构要完整齐备　论文内容反映的是一个完整的研究过程，要表达一个完整的过程，需要完整的结构。完整的论文结构要求有合理的谋篇布局，将文章各部分和谐而有机地组织在一起，使整篇文章层次清楚，脉络分明，文气贯通，前后呼应，材料充实，文字疏密得当。这些是以齐备完整的纲目结构为基础的，对论文结构的要求，也是对论文纲目结构的要求。

（三）拟写论文提纲

论文提纲通常包括以下项目：标题、基本论点和论证方法、目录纲要。目录纲要由并列的二级标题组成，二级标题下再列出子目（三级）和细目（四级）。

论文提纲可以写得很简单，仅仅列出由章、条、款、项组成的目录。论文提纲也可以写得比较详细，这就是不仅列出章、条、款、项，而且在章、条、款、项题目之下，用句子或段落写在每一级上次下的内容，必要时也可写出每一级目次下的论点和方法。

论文提纲写得简略还是详细，主要以论述对象的性质和复杂程度，以及作者的习惯而定。

三、撰写初稿

撰写初稿是论文写作的核心工作。一切基础工作都是围绕这项核心工作开展的。正式开始撰写初稿之前，有必要认真检查基础工作和由此产生的工作条件，并且对执笔顺序和写作方法做出选择。

（一）撰写初稿的条件

撰写初稿又叫做写草稿，是在拟写论文提纲和相关条件的基础上进行的。拟写提纲完成之后，还应慎重检查所有撰写初稿的条件是否已经具备。撰写初稿的进度和质量取决于这些条件是否准备充分，撰写初稿同时又是对这些条件的检验。这些条件是：

（1）选题已经确定，并围绕选题搜集到足够的资料；

（2）通过阅读资料，已经确定论文的立论和研究方法；

（3）通过对参考资料的阅读和思考，对论文的谋篇布局和结构已经了然于胸，并且拟定了论文提纲。

为什么撰写初稿还需要具备这些条件呢？

一般来说，论文初稿就是论文提纲的细化和扩展，撰写初稿依照提纲写就行了。但是，实际上问题并不是这么简单，撰写初稿在对提纲进行细化和扩展时，思维常常会受到激发而变换认识的角度，或者产生更新的观点，这时就需要重新审视材料，重新选择视角，重新做局部甚至是全局的构思，修正、更改原先的提纲，朝着新的方向写作。因此，全面检查这些条件是非常必要的。

（二）执笔顺序

万事开头难，准备工作就绪开始写作论文时，常有人感到要写的东西千头万绪无从下笔。这时，可以从以下两种模式中任选一种，开始撰稿。

1. 从引论起笔　最符合人们的思维习惯。引论、本论、结论的顺序正好反映了人们关于提出问题、分析问题和解决问题的思维过程，或者是事物发生、发展和取得结果的过程。对写作的内容如果已经深思熟虑，这种方式写起来就比较顺手，便于阐明意义，安排结构，首尾呼应，文理贯通，一气呵成，写出的文字也较自然流畅，风格一致。

2. 从本论起笔　就是先写本论，再写结论，最后写引论。这样是先关注研究课题，回过头来概述课题和提出课题的意义。这样写的好处是，作者的思维一直停留在研究的问题上。对从引论入手不知如何下笔的作者，先从研究问题入手，比较直接、便当，容易很快地进入写作状态。把科研课题做完，回过头来再做引论，也就比较容易了。

（三）注意事项

无论采用何种写作方式，撰写初稿时都有一些技术性的事项需要注意，如果了解这些事项，事先加以关注，可以提高写作论文的效率，减少失误，节省时间。这些技术性事项主要有以下几个方面：

1. 尽量把想到的内容写出来。宁愿多余的内容在修改定稿时加以删减，也不要等到修改定稿时由于初稿过于简略，而遗漏了某些内容。

2. 尽量保持各章、条、段落的均衡。撰写初稿时，各部分要做到长短适宜，轻重得当，通体均衡，以保证论文逻辑上和形式上的质量。除非因撰稿内容需要，否则不要随意扩张或压缩文章的某些部分。

3. 注意根据写作进展的需求，适当调整提纲。写作过程中常常会产生新的观点和新的认识角度，这时有必要调整、修改提纲，改变写作的方向。当然涉及结构性的调整时，一定要慎重，要有充足的依据。

4. 边写边加注。引用参考资料，要随引随加注，以避免过后用更多时间来查出处。参考文献还应按国家规定的标准格式著录齐全。

5. 遇有疑难时，及时记录在卡片上，留待集中查检工具书解决。如果遇到一个问题就查检一个问题，往往耽误时间，影响写作进度，而把所遇到的疑难问题记录下来，集中查询，则会节省时间。注意所记问题应注明在稿纸上的页码和位置，以便查证后填入。

6. 随时保持良好的写作状态，保持高度集中的注意力，不要因干扰而中断写作。一方面需要调整和调动个人写作的情绪，冷静分析不能持续保持良好写作状态的原因；另一方面需要挑选写作的时间和环境。

四、修改定稿

初稿写成后，并不意味着论文完成了。初稿还需要修改。“文章不厌百回改”，修改的次数越多，论文的质量越有保证。经过多次修改，最后方成为合格的定稿。

（一）修改初稿的必要性

一方面，研究对象的复杂性和多样性决定了我们必须反复多次探索，它才能被全面而深刻地认识。同时，人的认识是有局限的，要通过“实践-认识-再实践-再认识”的过程，才能得到升华，达到一个较高的程度。撰写论文也是这样，需要通过较多次数的反复修改，不断加深对研究对象的认识，才能使立论和结论趋于完善。

另一方面，撰写论文是一门艺术，包含语言、修辞、逻辑等多种因素的把握。因此掌握撰写论文既涉及技能训练，也与作者的综合修养和素质有关。初稿写好后，要使论文在语言修辞、结构和论述方式上达到一定的水准，有必要从技艺的角度反复推敲、打磨。

（二）修改什么

论文初稿的修改，无非包括对论文内容和形式两方面的修改。对论文内容的修改，主要是指对论文观点、方法和材料的修改；对论文形式的修改，主要是指对论文结构、语言及其表达方式的修改。通过修改，尽可能使论文达到内容与形式的完美统一。

1. 订正观点　修改初稿，一般要先通读全文，检查有无大的遗漏、大的差错。论文的观点是需要特别确认、订正的。论文的观点是贯穿全文的主线和灵魂。最初确立的观点经过论证，由于材料和方法的运用、论证角度的转换，它是否经得住检验，要再三推敲。通常论文观点不会出大的差错，否则整篇文章都得推倒重来，但是通过适当的订正，使观点更鲜明、确定、深刻、正确，却是完全必要的。

2. 验证方法　观点的订正和研究方法联系甚紧，对观点的订正实际上也是对方法的检验。例如，立论的逻辑是否严谨，论证角度是否恰当，论述内容是否充分，与两者都有密切关系。

3. 增删材料　材料是产生和认证观点的依据。材料是否真实，使用是否得当，材料的多寡是否适合文章内容的需求，在初稿中很难一次就做得恰到好处。修改初稿时，有必要对材料做变动、调整、增加和删减，以对材料使用合理和观点的认证有一个完美的结合。材料的增删改动，包括对图表、引用参考文献及注释的核对、修改。

4. 调整结构　调整结构包括论文整体篇幅的控制和论文各部分之间长短比例与平衡

的控制。在对论文各部分的调整中,章、条、款、项乃至段落都属于调整的范围。一篇论文的结构合理,应具备以下三个条件:一是每一部分都符合论题的需求,对说明、论证论文的观点有帮助;二是有逻辑顺序,层次清楚;三是有主次之分,该详就详,该略就略,详略得当。违反了这几点,文章的结构就应该加以调整。

5. 润色语言　润色语言不仅仅是为了增添论文的文采,而是首先要关注语言的正确使用,检查有无语法错误,有无病句,有无用词歧义、含混不清、空洞无意义,或修辞不当的地方,如果有这些现象,就要立即改正;然后要注意语言的表达功能,尽量要求文句简短、准确、易懂;最后再考虑统一语言风格,文字要生动,词语要丰富,文章要出彩。

6. 确定标题　初稿改好后,最后确定标题。标题,从总标题到子目标题和细目标题,撰写初稿时已经拟订,但不一定是最后确定的标题。总标题和其他各级标题,对整篇论文或论文的各章、条、款、项有画龙点睛的作用,因此要反复斟酌、推敲,一直到找到最切题、最具概括性、最适合表达所述内容的标题。

(三) 修改方式

论文初稿写好后,一般要间隔一段时间再修改(几天或 1 ~2 周),这样做是为了遗忘习惯的思维模式,以新的眼光、新的视角重新审视论文,以便发现初稿中的失误,把初稿改得更好一些。另外,如果时间紧迫,立即动手修改也无妨,这时对初稿中存在的问题记忆犹新,改起来也自有便利之处。采取何种方式,常常取决于个人的习惯,无须强求一致,重要的是要知道修改什么。

第四节　学位论文写作过程中的常见问题

一、开题报告走过场

学位论文开题报告是学位论文写作的开端,它在一定程度上决定了论文研究的方向、实施和结果。当前学位论文的开题报告仍存在不少问题。

(一) 选题问题

有经验的导师认为,选题应占学位论文研究工作的 20% 。因此,对于研究生来说,学位论文的选题至关重要。对于选题,目前常见的有如下问题。

1. 缺少问题性　缺少问题性是指有的选题并未能显示研究生对某一事物的真正质疑和兴趣点,没有理论上或实践中的困惑与认知冲突。开题报告中"无病呻吟"的例子屡见不鲜,其主要原因大多是由于研究生心中没有形成个人真正感兴趣的问题,缺乏激情和方向,为开题而开题。

2. 选题比较模糊　一方面,由于研究生对于本专业乃至医学科学发展趋势以及研究热点等敏感度不够,造成对论文选题的理论意义和应用价值比较模糊,不能就本专业或学科当前亟待解决的理论和实践热点、难点问题展开研究。另一方面,由于研究生自身能力以及对选题研究难度估计不充分,往往会出现选题过大,很难将要说明、解决的问题分析透彻;有的研究生在开题报告中所提出的问题只有一个方向、一个领域、一个主题,但在后来的研究中会发现,新的问题不断出现,研究目标愈发复杂,远超出自己力所能及的范围。因此，明确、具体、清晰、合理的选题对学位论文课题的研究进程能起到事半功倍的效果。

3. 视角和深度的缺失　在检验某一个研究是不是有深度或有创意时，往往要看研究生能否把这一个问题与一个很重要的、很有深度的背景问题建立起有机联系，由此体现出某问题研究的意义及其独特价值。有的研究生开题报告选题孤立、表面化，没有深入思考，也缺乏理论基础。这类问题形成的原因多半是真正的问题没有形成，对于所要研究的事物的本质意义及事物之间的内在联系缺乏理解。

（二）文献综述中的资料堆积

文献综述是医学研究生学位论文中非常重要的一部分，它表明的是研究生如何在前人的研究基础上开拓了自己的研究空间。当前有些学位论文中，综述内容太繁、太多，虽大部分与论文课题研究沾点边，但又缺乏直接的关联，往往成为较为陈旧的资料或名人观点的堆积，并非当下研究生所要研究问题的研究综述。另外，材料罗列多，分析概括少，很难看出研究生个人对已有研究的认识、评价和个人的观点倾向。

二、研究结果缺乏可靠性

（一）行为观察缺乏操作性定义

观察方法作为一种具体的技术手段，在“量”的研究和“质”的研究方式中都可以运用。但通常需要明确所要观察的行为的操作定义，就是把必须观察和测定的行为或活动给予详细的说明、规定，确定一个行为或现象的观察和测量记录的客观标准。如果没有某核心概念的操作性定义，主观臆断便会大量产生，在此基础上任何“量”的描述和统计都不可信。这类研究方法上的问题属于低级错误，是学术研究所不能允许的。

（二）实验的低可信度与过分推论

材料和方法是一篇文章的基础，结果的取得是以材料与方法为前提的，是客观事物的反映，结果必须准确无误，不能有任何的差错，更不允许凭空想象和更改结果。有的研究生将随意性的浅表性访谈作为案例分析进行“质”的研究，这种简单的推论容易导致结论的不合理。研究生撰写论文的主要发展价值在于在研究过程中经受科研训练，可以说过程重于结果。结论可重可轻、创意可大可小，但必须坚守的是科研规范与科学精神，以及对这种精神的意识和自觉，而关注方法的合理与结果的可靠正是通向这种境界的必由之路。

要避免脱离实验数据和现象去想象，或者在头脑中已形成一定的框框，用框框往客观实际上套。避免片面地看问题、论述问题。切忌夸大对自己有利的一面，不谈对自己不利的一面。一定要实事求是，客观、全面地分析问题，在此基础上，再做出客观、公正地判断，使推理建立在充分依据的前提上。

三、语言表达缺乏准确性

学位论文不同于文艺作品，不要求词藻华丽、形象生动，而要求文通字顺、深入浅出。其语句特点：句式单一、严谨，变化较少，大多数为陈述句。在词序上多采用正常词序的常式句，很少使用变式句，几乎不用倒装句。结构上多用主谓句或省去行为主体的主语省略句。研究生在学位论文和语言表达方面常见的有如下问题。

（一）逻辑性较差

逻辑性差是一种总体感觉，可能表现在整体结构、推理、关系等层面，也会表现在不经意的一句话或某个概念上。有的论文标题混乱，层次不合理，有的内容表达缺少限定或不准确，对出现的抽象名词不予解释，这些都属于逻辑性差的表现。

（二）模糊引用

研究生导师一般都很注意培养研究生的科研规范，特别是提醒他们在论文写作中引文要有出处，但在审阅论文中仍不断发现研究中的许多说话有失规范。如"国内外学者指出"、"众多研究表明"等这些看似有所说明但模糊笼统的说法容易让人感受到作者不负责任的态度。

四、其　　他

（一）字体与标点符号

研究生学位论文中的字体要求书写工整，要准确应用国家规定的简化字。标点应看作文字的有机组成部分，应遵照国家颁布的《标点符号用法》来正确使用。目前学位论文中标点符号使用的错误比较常见，主要是各类标点区分不清，使用不当，"一逗到底，一点到底"现象常有出现。

（二）加工图表

图表是规范化科学语言的表现形式。图表应具有替代文字的作用，应达到"自明"的要求，即不用阅读文字材料，也能达到一目了然的目的。

国际通用的表格为"三线表"，应用表格时应做到：①有表序；②有表题；③表的格线尽可能的少；④表的内容应标清楚；⑤表内数据应与文内数据和文字说明相符；⑥必要时应用统计学符号代替文字；⑦表内剂量单位的名称要使用单位符号；⑧表格除栏目（纵横标题）用汉字外，表内不要夹杂文字，文字表格尽量取消。

应用图片应注意做到：①黑白图应当黑白分明；②线条图应按绘制图规定，绘制时可选用硫酸纸或白绘图纸绘制，线条要清晰，粗细均匀，比例适当；③图下应有图序及图注；④照片标本图的背面或图旁应标明上下。

（三）致谢中存在的问题

致谢不是论文的必要组成部分，可单独成段放在相应的位置。致谢的对象是：①在选题、构思中给予建议指导者；②在试验、资料搜集中作出某些贡献者；③给予信息、物质、经费帮助的团体或个人。国际医学期刊编辑委员会在《生物医学期刊稿件的统一要求》中建议，致谢限于对本研究工作有过技术性贡献者，并要求作者负责提供致谢中提名者同意发表自己姓名的签字证明，以示负责。致谢话语要真挚、诚恳。

（四）文献引用

参考文献是与学位论文课题研究相关的文献信息资源，是学位论文的重要附件，需经得起考证和检验。参考文献的著录可以反映论文作者的科学态度和论文具有真实、广泛的科学依据,也反映出该论文的起点和尝试。其格式要严格参照相应的标准进行书写,每条文献序号与文中的标注要相符、连贯。研究生在学位论文中参考文献部分常见的有如下问题。

1. 文献列表不全 论文正文中谈及某人研究以及结论等,但文后见不到相应文献名称。读者无法了解原文,使文稿的论点缺少了必要的依据,影响文章的科学性、真实性和严肃性。

2. 间接引用他人文献 参考文献的引用一定是作者亲自查阅的文献,而非转引其他文章中引用的文献。如确引种种原因而无法核对原文献者,一定要注明转引来源。当然,更不应当为凑文献篇数而复制、转引他人文章中的文献。

3. 文献条目过多、过旧 作者除追溯选题的历史渊源外,在引用与本论文有关的技术方法、实验数据、结论观点时,应尽量选用较新的和较权威的文献,尽量少用陈旧文献。某文献资料公司的统计指出:“19 世纪时科技文献的老化过程可长达 50 年,而 20 世纪 80 年代已缩短到 5 年左右。”

4. 文献标注次序混乱 文内角注与文献列表的排列不符,给读者带来不必要的麻烦。

5. 文献著录书写不规范 在医学论文中较为普遍地推广了国际医学期刊委员会所规定的文献书写格式,即“温哥华标准”。但仍有一部分作者采用哈佛氏著录格式。而国内目前主要使用的是由中华人民共和国国家质量监督检验检疫总局、中国国家标准化管理委员会发布的《文后参考文献著录规则》(GBT-7714-2005)。

第五节 学位论文答辩与学位授予

一、学位论文答辩

(一) 学位论文的基本要求

硕士学位论文应具有一定的创新性,对医学发展有一定的理论意义和使用价值;在医学研究和应用技术方面有一定的改进和革新,或者将基本的原理应用于医学领域,取得新的成果;具有一定的学术价值和临床意义,且条理清楚、表达准确、数据真实、分析科学、结论合理;同时,硕士学位论文应表明作者确实已系统掌握了本学科的基础理论和专业知识,基本具有从事科学研究工作或独立承担专门技术工作的能力。

博士学位论文应是在医学学科领域的某些方面具有独创性成果;应能体现作者独立研究解决本学科中的基础理论课题及前沿发展课题的能力;能够对所研究领域的某个问题提出新观点和新思路,或对研究方法提出创新性的改进,或做出创新性成果,并对学科建设、学术发展、临床实践具有较高的理论意义和实用价值;同时,博士学位论文应表明作者在本学科上已经掌握坚实宽广的理论基础和系统深入的专业知识,具有独立从事科学研究工作的能力,在科学或专门技术上做出创造性的成果。

学位论文必须在导师指导下由本人独立完成,并应有一定工作量,即完成硕士学位论文时间不少于一年,完成博士学位论文时间不少于学习年限的 2/3。博士生学习阶段的科研工作,如果是硕士生学习阶段科研工作的继续和深入,其硕士学位论文的成果可以在博士学位论文中引用,但是在博士生阶段应有新的发展,做出创造性的成果。

为了保证学位论文的质量,学位授予单位和导师应注意抓好学位论文选题、开题报告、中期考核、论文阶段检查、预答辩和答辩等关键环节。

(二)学位论文的评阅

硕士研究生在答辩前应聘请2名与论文有关学科的专家评阅论文,其中1位应是校外的教授、副教授或相当专业技术职务的专家。评阅专家一般应是硕士生导师。评阅专家名单由导师提出,报研究生培养院(系)教授委员会(学位评定分委员会)审批。研究生导师及其指导小组成员不能参加论文评阅、评议。论文评阅人应对论文写出详细学术评语,并对论文可否提交答辩以及是否达到申请学位的学术水平提出意见。如有1名评阅人认为论文未达到学位的学术水平,需增聘1位评阅人;有2名评阅人(包括增聘评阅人)认为论文未达到学位学术水平,不能组织答辩。

博士论文答辩评阅人由7位专家组成,其中2位为校外盲评专家,由研究生工作部门统一送学位论文进行双盲评阅,2份双盲评阅都通过后才能答辩,若其中1份未获通过,可按专家意见修改后再送审一次;另外5位专家组成答辩委员会,其中1/3以上的为外单位专家,2/3以上的专家为博士生导师,原则上同一单位不能同时聘请2位专家,答辩委员会主席须聘请校外博士生导师担任,5位专家亦参加论文评阅,并写出简单的评阅意见。勿须再另请其他的论文评议人。临床型博士生可不参加双盲评阅。

评阅(议)人对论文的评语应密封传递,注意保密。答辩前,评阅(议)人的姓名和评阅(议)人意见应对学位申请人保密。

(三)学位论文答辩条件与答辩申请

1. 学位论文答辩的条件　硕士生完成培养计划规定的教学环节,通过学位课程和其他所学课程的考试,成绩合格;完成学位论文,发表一定数量的论文,通过预答辩,经导师审阅通过,教研(研究)室同意、培养院(系)教授委员会(学位评定分委员会)审核、校学位评定委员会批准后,方可参加论文答辩。

博士生完成培养计划规定的教学环节,通过学位课程和其他所学课程的考试,成绩合格;完成学位论文,发表一定数量的论文,论文双盲评审合格,实验记录检查合格,通过预答辩,经导师审阅通过,教研(研究)室同意、培养院(系)教授委员会(学位评定分委员会)审核、校学位评定委员会批准后,方可参加论文答辩。

2. 学位论文答辩的申请　毕业硕士研究生应在答辩前一个月提交学位论文和申请论文答辩。指导教师应在半个月内审毕论文,若同意答辩,须写出详细的学术评语,并向教研(研究)室作介绍。硕士研究生须通过预答辩才能向本院(系)研究生管理部门领取《硕士研究生论文答辩申请表》,填写后交指导教师、教研(研究)室、院(系)签署意见后,报教授委员会(学位评定分委员会)和校学位评定委员会审核,确认符合答辩条件,即可批准其申请,并安排论文评阅等答辩相关事宜。

毕业博士研究生应在答辩前两个月提交学位论文和申请论文答辩。指导教师应在一个月内审毕论文,若同意答辩,须写出详细的学术评语,并向教研(研究)室作介绍。博士研究生须通过预答辩才能向本院(系)研究生管理部门领取《博士研究生论文答辩申请表》,填写后交指导教师、教研(研究)室、院(系)签署意见后,报教授委员会(学位评定分委员会)

和校学位评定委员会审核,确认符合答辩条件,即可批准其申请,并安排论文评阅等答辩相关事宜。

(四) 学位论文答辩委员会组成及其职责

硕士学位论文答辩委员会由教授、副教授或相当专业技术职务的专家3~5人组成(外单位专家占1/3),成员应是硕士生导师,答辩委员会主席原则上为校外专家,论文评阅人(限1人)可以参加答辩委员会。博士学位论文答辩委员会一般为7人,其中2位为校外盲评专家,1/3以上的为外单位专家,2/3以上的专家为博士生导师,原则上同一单位不能同时聘请2位专家,答辩委员会主席须聘请校外博士生导师担任。答辩委员会设秘书1人。论文答辩委员会名单由导师提出,报院(系)教授委员会(学位评定分委员会)审批。申请人导师不能被聘为答辩委员会成员。答辩委员会必须坚持实事求是的科学态度,本着"坚持标准、严格要求、保证质量、公正合理"的原则,负责组织研究生学位论文答辩,包括审阅论文和论文原始资料、评定论文、写出学术评语、对是否通过论文进行无记名投票表决。同时,根据论文水平及答辩情况,对是否建议授予学位或修改论文后重新答辩一次进行无记名投票表决。

(五) 学位论文答辩程序

学位论文答辩时,如有1名答辩委员因故缺席,应将其对论文的评语及表决意见在答辩会上宣读,表决意见应作为有效票计算;如有2名以上委员缺席时,不能组织答辩。

答辩应发扬学术民主,以公开方式举行。会议要有详细记录,记录稿纸应使用本院统一印制的论文答辩记录用纸。

论文答辩的组织接待工作由答辩委员会秘书负责,学位申请人不得参与组织接待工作,更不得探询与答辩有关的问题。答辩委员会在答辩会上提出的问题,答辩前应严格保密,不得泄露给学位申请人,否则答辩无效。

论文答辩程序:

1. 教授委员会(学位评定分委员会)负责人介绍答辩委员会主席、委员、答辩研究生及指导教师姓名。

2. 答辩委员会主席宣布答辩开始。

3. 导师介绍申请人的简历、政治表现、课程考试成绩和论文工作等情况(在申请人准备答辩时介绍)。

4. 申请人报告学位论文的主要内容(硕士学位论文一般限30分钟以内,博士学位论文一般限50分钟以内)。

5. 答辩委员和与会者提问,申请人答辩。

6. 答辩休会并举行答辩委员会议,会议主要议程:①答辩委员会秘书宣读导师和评阅(议)人对论文的评阅(议)意见;②讨论答辩情况;③通过对论文的评语;④对是否建议授予学位进行无记名投票表决;⑤做出决议,决议经全体委员2/3及其以上同意,方可通过。

未通过论文答辩,但答辩委员会认为可以考虑进一步修改时,应经无记名投票,全体委员过半数通过,对硕士学位申请人做出在一年内修改论文重新答辩一次的决议。如果答辩委员会未做出修改论文后重新答辩一次的决议,任何个人事后无权同意。

博士学位申请人论文如未达到博士学位的学术水平,但已达到硕士学位的学术水平,而申请人又未获得该学科硕士学位者，答辩委员会可做出授予硕士学位的决议，但不能同时做出修改论文后重新答辩一次的决议。

答辩表决票由研究生工作部门统一印制，盖章有效。

7. 复会，答辩主席宣布答辩委员会决议。

8. 答辩会结束。

答辩结束后，答辩委员会秘书应将答辩进行中提出的主要问题及回答的简要情况、答辩委员会的决议填入申请人的《论文答辩情况表》和《学位申请书》，经答辩委员会主席签字后，连同申请人的其他有关资料在一周内交送院（系）和报研究生工作部门。

二、学位的审定与授予

（一）学位的审定

院（系）教授委员会（学位评定分委员会）应根据学位授予细则的有关规定和要求，对经答辩委员会通过并建议授予硕士/博士学位申请人的政治思想表现、课程考试成绩、发表论文和论文答辩等情况进行逐个审核，并做出是否建议授予学位的决议后，报学校学位评定委员会审批。

学校学位评定委员会应根据学位授予细则的有关规定和要求，对经答辩委员会和教授委员会（学位评定分委员会）通过并建议授予硕士/博士学位的申请人的政治思想表现、课程考试成绩、发表论文、申报课题和论文答辩等情况进行逐个审核，并做出是否授予学位的决定。

凡答辩委员会未建议授予学位的，学校学位评定委员会及其分委员会一般不进行审核。对个别有争议的，经学校学位评定委员会组织力量重新审核，认为确实达到学位标准，可做出授予学位的决定。对此类情况，应从严掌握。对某些经答辩委员会通过的论文，但学校学位评定委员会审核后认为不合格的，对硕士学位和博士学位申请人分别做出在 1 年内和 2 年内修改论文后重新答辩一次的决议。

学校学位评定委员会做出授予学位的决定或做出修改论文后重新答辩一次的决定，必须召开会议，以无记名投票方式，经出席会议的 2/3 及其以上成员通过（表决结果应超过全体成员的半数），方为有效。

表决票由研究生工作部门统一印制，盖章有效。

经学校学位评定委员会审查批准授予硕士和博士学位的申请人，由研究生工作部门上报国务院学位委员会办公室备案。

（二）学位的授予

1. 经学校学位评定委员会审查批准授予硕士学位的人员颁发硕士学位证书；经学校学位评定委员会批准授予博士学位的人员颁发博士学位证书。学位证书生效日期为校学位评定委员会做出决定之日。

2. 凡有下述情况之一者，不得授予学位：

（1）在政治思想和道德品质方面犯有严重错误而又坚持不改者；

（2）在课程考试和论文工作中舞弊作伪，情节严重者；

（3）受留校察看处分，考察期未满者；

(4) 业务上有不符合本细则有关规定和要求者。

3. 凡下述情况之一者,可以暂缓授予学位:

(1)在课程考试和论文工作中有舞弊作伪现象,但尚未做出处理者;

(2)受警告、记过处分,考察期未满一年或取消留校察看处分未满一年者;

(3)未达到相应的发表文章及其他未达到申请学位要求者。

4. 对于已经授予的学位,如发现有舞弊作伪或确认错授学位者可以撤销其学位。撤销学位程序与授予学位程序相同。

第五章　毕业研究生求职与就业

第一节　就业指导的内涵

一、就业指导的含义

就业指导可分为狭义和广义两大类。狭义的就业指导，是给想就业的劳动者传递就业信息，做劳动者和用人单位沟通的桥梁。广义的就业指导，则包括预测要求就业的劳动力资源，社会需求量，汇集、传递就业信息，培养劳动技能，组织劳动力市场以及推荐、介绍、组织招聘等与就业有关的综合性社会咨询、服务活动。在我国，就业指导还应包括就业政策导向，以及与之相应的思想教育工作。

二、就业指导主要内容

（一）信息指导

信息指导是就业指导的基础，学校和就业部门只有搜集和掌握了广泛的社会需求信息，才能为毕业生创造尽可能多的就业机会，也才有可能对毕业生进行就业指导。

（二）思想指导

思想指导是就业指导的中心，其内涵有三个：一是帮助毕业生树立正确的择业标准；二是帮助毕业生确立高尚的求职道德；三是帮助毕业生选择正确的成才道路。

（三）求职技术指导

求职技术指导是就业指导的基本内容之一，一般来讲，面临就业选择的毕业生，普遍思想准备不足，有惶恐感，在供需见面时比较拘谨，甚至手足无措，有的因此而错失良机。还有一些毕业生不清楚各项有关的政策规定，不了解自己有哪些权利和义务，更不知道应该如何行使自己应有的权利。至于具体的招聘和应聘程序、个人表格的填写、资料的整理和使用、面对用人单位如何介绍自己，以及应有的礼仪和言谈举止，也需要进行必要的指导。这样可以避免由于不按时到会、介绍不着边际、材料不得要领、礼貌不周、言语不当、衣冠不整、手续不全等技术原因造成的求职障碍。

（四）提供信息服务及就业政策指导

即将毕业的学生，最关心、最需要的是用人单位的需求信息。高等院校就业指导工作面临的一个重要任务，就是必须加大有效信息收集力度，为毕业生提供更多、更有效的需求信息，并进一步扩大与用人单位的合作，拓宽毕业生的就业渠道。毕业生就业推荐是整个毕业生就业工作的重点，为有效地构建毕业生招聘求职平台，高校除日常毕业生的专场招聘会外，还应举办毕业生供需见面会，举办校企人才供需洽谈会；同时在单位建立实习基地或订单式培养人才，加速推进建设网上毕业生就业市场，加大信息收集力度，加强就业工作宣传力度，树立学校良好的社会形象，做好毕业生就业信息网的宣传、推介、培训和使用。毕业生应实际评价自己，了解社会，为自己制订合理的择业标准和职业设计。组织毕业生及时上网注册，认真维护毕业生个人信息，确保用人单位和毕业生网上签约顺利进行。

三、就业指导意义

就业工作是高校当前的重要任务，是关系到高校生存和发展的根本。就业指导是高等院校推进素质教育、提高就业力的重要途径，高等院校应充分认识就业指导在高等教育发展过程中的重要作用，通过科学系统的就业指导，结合学校德育、专业教学，提高毕业生的就业能力和竞争力。

第二节　就业准备

一、毕业生求职前的心理准备

面对择业，毕业生的心理是复杂而多变的。一方面为自己即将走向社会，将自己所学的知识和本领奉献给人民，实现自己的人生价值而感到由衷的高兴；另一方面也常常表现出矛盾的心理。所以调整好择业心态，做好充分的心理准备，积极参与竞争，勇敢地迎接挑战，在择业过程中是非常重要的。毕业生择业要知彼知己。知彼就是要了解择业的社会环境和工作单位，正确认识面临的就业形势，了解社会需要什么样的大学毕业生。知己就是实事求是地评价自己，对自己有个正确的认识；要客观、正确地认识自己德智体诸方面的情况，自己的优点和长处，缺点和短处，自己的性格、兴趣、特长；要明了自己想做什么和能做什么，社会又允许你做什么。只有这样才能保持良好的择业心态。

良好的择业心态主要有哪些表现呢？一般来讲，应包括以下几个方面：

(1) 选择适当的就业目标。一个人的择业目标应和本人具备的实力相当或接近。

(2) 避免理想主义，及时调整就业期望值，不刻意追求最满意的结果。

(3) 避免从众心理，一切从自身的特点、能力和社会需要出发，不与同学攀比。

(4) 克服自卑、胆怯的心理，树立自信心，树立敢于竞争的勇气。

(5) 不怕挫折。遇到挫折，不消极退缩，采取积极的态度，勇于向挫折挑战。

二、毕业生求职前的书面材料准备

毕业生参加各种毕业生供需见面双向选择会、洽谈会、招聘会、人才交流洽谈会、人才资源招聘会，访问用人单位，恳请老师推荐，拜托亲友帮忙，都需要一个书面介绍自己的材料，达到“广种博收”的效果。而大部分用人单位安排面试的依据是阅读有关毕业生情况的书面资料。因此，撰写有说服力并能吸引读者注意力的书面资料是赢得竞争的第一步。书面资料包括毕业生推荐表、求职信、简历、成绩单及各种证书、已发表的文章或论文、取得的成果等。

三、毕业生推荐表的填写

毕业生推荐表是学校发给毕业生填写的并附有各院(系)及学校学生就业指导服务中心书面意见的推荐表格。因为该表是学校正式向用人单位推荐毕业生的书面材料,所以具有较大的权威性和可靠性,要认真填写,字迹要工整、清晰、整洁。

因学校发给毕业生的正式推荐表(盖校学生就业指导服务中心章的推荐表)每人只有一份,所以自己可多复印几份,以备在双向选择过程中与其他材料一起送给有关用人单位。只有当用人单位决定录用你且你也愿意去时,才能将盖有学校学生就业指导服务中心章的推荐表送给单位。

第三节　求　职

人才招聘会是目前人才交流的最普遍的一种途径,毕业生就业过程中,参加招聘会的目的是推销自己赢得面试。要有效、有益地参加招聘会,应注意以下几个问题。

一、会前准备

1. 目标准备　即将走上社会的毕业生,事先要确定自己的职业方向,即自己分析自己,喜欢干什么,能干什么,具备的工作能力有多少,有哪些特长,确定最适合自己的职位。

2. 资料准备　为自己设计一份求职简历,让人30秒钟就能读懂,印象深刻、条理清晰较合适。比较有效的求职简历是将自己的自然状况、学历情况、培训(工作)经历、考取的职业证书、专业特长、获得的奖励、求职意向、联系方式浓缩到一页A4幅面纸上。要求实事求是、语言精练、主题明确。有些毕业生花费心思设计的彩页、多幅、装订精美、成本较高的求职简历,并不适合在招聘会上使用,可在面试时使用。

3. 心理准备　树立坚定自信心,勇敢走向社会,并准备遭遇挫折。这次招聘会可能有结果,也可能一事无成,但不怕失败。

二、会中要诀

在招聘会中,要有观、听、问、递、记的过程。观:走马观花先浏览一遍,然后按照自己的求职意向,锁定几个目标,并确定主次;听:在锁定目标的展位前,作为旁观者,听用人单位的介绍,听前来应聘者对用人单位的询问,品味用人单位的口碑;问:选择你最感兴趣的单位,最先和他们谈,要主动提问题,咨询用人单位的所有制性质,用工形式、单位发展情况、应聘岗位的人员结构、应聘岗位任务责任、培训情况以及其他相关信息,至于薪水、福利等问题,面试以后,要到单位对你有明确定位时方可提出;递:决定应聘时,双手递交自己的求职简历,表示诚意应聘这个岗位;记:记录自己投递求职简历的单位名称、应聘岗位、地址、联系方式、联系人,怎么得到面试通知(时间、地点)等,避免事后遗忘,连自己投递了几份简历、投给了谁都回忆不上来。

三、会后事宜

招聘会后,要及时电话询问投递了简历的用人单位,了解自己求职结果。如果没有面试机会,也不要气馁。总结经验,收集就业信息,等待机会,以利再战。

四、提高命中率的方法

作为经典的直接招聘方式,参加招聘会仍然是应届毕业生的首选。毕业生都希望能在激烈的竞争中胜出,但稍不注意,就可能事与愿违。这里介绍一些提高招聘会应聘效率的方法。

1. 要有针对性地选择招聘会,不能盲目赶场,乱投简历。通常,选择一些毕业生专场招聘会,参加这类招聘会的用人单位不会刻意强调有工作经验。

2. 尽量不要错过在校园举办的小型专场宣讲会。因为这种直接到学校特别是院(系)招人的方式,是最有针对性、最容易使双方达成协议的,而且持续时间也长,可选择范围较广,还可以降低求职成本。

3. 在无数单位中找准适合自己的单位。进入招聘会现场,先仔细浏览主办方提供的招聘会刊,对到场单位情况做个初步了解,然后根据自己的专业、特长,来衡量哪些单位是适合自己的。确定目标单位后,安排好主次,逐一交谈。这样不仅能够节省时间和精力,还能提高应聘命中率。

4. 简历要简单明了,一般以 1 ~2 页 A4 纸为佳。内容包括个人基本情况、专业成绩或取得的相关证书、求职意向等,层次要分明,尽量不要有描述性的语言。

5. 投放简历要有的放矢。不要只针对心目中的“好单位”,应尽量选择与自己专业对口的行业、岗位,这也是招聘单位希望的,否则你的简历很可能先被封存。

6. 学会最有效地表达自己。面对招聘人员时不要急于自我介绍,先礼貌地递上自己的简历,等对方浏览完毕,再用简练的语言自我介绍,重点突出自己的专业特长;之后,让对方提问,简要回答。自己提问时,一定要提有效问题,如单位的发展前景和单位文化如何,对应聘者素质有何要求等,切忌张口就是薪水、福利待遇等问题。

7. 第一印象至关重要。在招聘人员面前要满怀自信和热情,握手要坚定有力,眼睛直视对方,不要忘记表达对就业机会的浓厚兴趣。要注重举止形象,衣着得体,切忌过分随意的打扮。同时,要掌握必要的礼仪和谈话技巧,语调平稳、语音清晰。不管对方做何回应,一定要微笑、礼貌地离开。

8. 以积极的态度给单位一个好的印象。对于投出多份简历的学生来说,不要指望在招聘会现场就能得到答复。因为现场人多,双方不可能进行详细交流,要抓紧时间尽量多了解应聘单位信息,留下对方的联系方式。会后及时打电话询问,不要坐等招聘单位联系你。至于何时打电话询问较合适,应在面谈时了解清楚。

9. 要敢于表达自己的愿望。不要被招聘单位列出的条件吓到,而要表现出你能很快适应工作的能力,以及一定能创造出业绩来的信心。

10. 参加招聘会切忌家长“越俎代庖”。通常,那些有家长陪同或代劳的应聘者会给用人单位留下“缺乏独立性”的不良印象。

11. 选择单位应视野开阔。不要因为对方不在自己心目中的最佳单位之列就不予考虑。记住,在未来 10 年中,也许全新的就业机会主要来自中小型单位。

12. 耳听为虚、眼见为实。参加招聘会前,不要根据朋友或家人听到的传言而轻易放弃某个单位,放弃就等于失去机会。要亲自与单位接触,才能做出明智的选择。

五、招聘现场禁忌

1. 不要开口就问“单位给我多少上升空间”,这会给用人单位留下自我意识太强的印象。
2. 不要主动打听薪酬福利,用人单位如果对你感兴趣,会主动告诉你。
3. 不要以名牌大学的学生自居,现在的用人单位不再认为名校出来的都是优秀生。
4. 不要只说优点,缺点一字不谈,这会给人不真实的感觉。
5. 不要对用人单位招聘人员“拍马屁”,过分套近乎。
6. 不善于打破沉默,胆怯,有求职恐惧。
7. 不善于向用人单位提问。
8. 缺乏主见,没有个性。
9. 不要因用人单位拒绝而无礼貌地愤然离开。

六、现场招聘特别提醒

(一) 时间未必越早越好

参加招聘会的同学大都如赶集一般,早早起、早早去,结果是会场尚未开放,门外已排起长龙。到了会场内更是人山人海,根本没有与招聘单位充分交流的机会,没有了解更多有用信息的时间,投递简历、面谈,所有的事情都是在极度匆忙的状态下完成的,应聘效果大打折扣。因此,参加招聘会时最好能够避开高峰期。

(二) 充分准备求职材料

每场招聘会上,都可见到四处寻找复印点或者在复印处排着长队的求职者。参加招聘会前把应聘材料准备充足十分重要,不但可以节约排队等待的时间,也可以节约成本。

第四节 应 聘 面 试

面试即当面测试,是用人单位对应聘者进行选拔而采取的诸多方式中的一种,也是应聘者取得求职成功的关键一步。在整个应聘过程中,面试无疑是最具有决定性意义的一环。同时,面试也是求职者全面展示自身素质、能力、品质的最好时机。面试发挥出色,可以弥补先前笔试或是其他条件如学历、专业上的一些不足。在应聘的几个环节中,面试也是难度最大的,尤其是对于应届毕业生来说,由于缺乏经验,面试常常成为一道难过的坎儿,有很多毕业生顺利通过了简历关、笔试关,最后却在面试中铩羽而归。因此,要重视学习面试的基本知识。

一、面 试 形 式

(一) 问题式面试

由招聘者按照事先拟订的提纲对求职者进行发问,其目的在于观察求职者在特殊压力中的表现，考核其知识，判断其解决问题的能力，从而获得有关求职者的第一手资料。

（二）压力式面试

由招聘者有意识地对求职者施加压力，就某一问题或某一事件作一连串的发问，详细具体且追根问底，直至无以对答。此方式主要观察求职者在特殊压力下的反应，思维敏捷程度及应变能力。

（三）随意（或自由）式面试

招聘者与求职者海阔天空、漫无边际地进行交谈，气氛轻松活跃，无拘无束，招聘者与求职者自由发表言论，各抒己见。此方式的目的是在于闲聊中观察应试者谈吐、举止、知识、能力、气质和风度，对其做全方位的综合素质考察。

（四）情景（或虚拟）式面试

由招聘者事先设定一个情景，提出一个问题或一项计划，请求职者进入角色模拟完成，其目的在于考核其分析问题、解决问题的能力。

（五）综合（全方位）式面试

招聘者通过多种方式考察求职者的综合能力和素质，如用外语与其交谈，要求即时作文，或即席演讲，或要求写一段文字，甚至操作计算机等，以考察其外语水平、文字能力、书面及口才表达等各方面的能力。

对临床医学类学生，招聘单位更重要的环节是对学生进行临床能力和临床技能的考核。

安排应聘者在单位确定的岗位上实习一段时间，达到对应聘者综合能力和素质的考察，也是一些单位面试的方式。

以上是根据面试种类所做的大致划分，在实际面试过程中，招聘者可能采取一种或同时采取几种面试方式，也可能就某一方面的问题对求职者进行更广泛更深刻（深层次）的考察，其目的在于能够选拔出优秀的应聘者。

二、面试原则

要成功面试，需要掌握以下原则。

1. 你是单位未来的有利资产　你需要传递给单位这样的信息，即你拥有帮助单位实现预期目标的潜在能力，你是单位的宝贵资产而非包袱。

2. 明确的人生目标　具有积极自我成长信念，努力进取，并充满旺盛的事业心与斗志，能迅速进入工作状态的人，更易为单位赏识和任用。

3. 强烈的工作意愿　面试时要随时保持对工作的高度热诚与兴趣。

4. 与同事、团体合作的能力　一个容易与人沟通协调的求职者可以说已有一半成功的希望。如果你曾有社团活动的工作经验，可尽量举例说明，以争取主考官的青睐。

5. 掌握诚恳原则　在录用标准上，“才能”是永恒不变的第一原则，“诚恳”则是重要的辅助因素。面试前准备充分，心情镇定，仪容大方整洁，临场充分表现自我，便是诚恳的最好表现。

三、交谈技巧

（一）答问技巧

1. 把握重点,条理清楚　一般情况下回答问题要结论在先,议论在后,先将中心意思表达清楚,然后再做叙述。

2. 讲清原委,避免抽象　招聘者提问是想了解求职者的具体情况,切不可简单地仅以“是”或“否”作答,有的需要解释原因,有的则需要说明程度。

3. 确认提问,切忌答非所问　面试中,招聘者提出的问题过大,以致不知从何答起,或求职者对问题的意思不明白是常有的事。“你问的是不是这样一个问题……”将问题复述一遍,确认其内容,才会有的放矢,不致南辕北辙、答非所问。

4. 讲完事实以后适时沉默　保持最佳状态,好好思考你的回答。

5. 冷静对待,宠辱不惊　招聘者中不乏刁钻古怪之人,可能故意挑衅,令人难堪。这不是“不怀好意”,而是一种战术提问,让你不明其意。故意提出不礼貌或令人难堪的问题,其意在于“重创”应试者,考察你的“适应性”和“应变性”。你若反唇相讥,恶语相对,就大错特错了。

6. 要知之为知之,不知为不知　面试中常会遇到一些不熟悉、曾经熟悉现在忘了或根本不懂的问题。面临这种情况,回避问题是失策,牵强附会更是拙劣,而诚恳坦率地承认自己的不足之处,反倒会赢得招聘者的信任和好感。

（二）发问技巧

面试时若招聘者问你有没有问题,你可以适当问一些问题,并且应该把提问的重点放在招聘者的需求以及你如何能满足这些需求上。通过提问的方式进行自我推销是十分有效的,所提问题必须是紧扣工作任务、紧扣职责的。

你可以询问诸如以下的问题:应聘职位所涉及的责任以及所面临的挑战;在这一职位上应该取得怎样的成果;该职位与所属部门的关系以及部门与单位的关系;该职位具有代表性的工作任务是什么。当然也要注意不要问一些通过事先了解能够获得的有关单位的信息,这会让人对你的面试目的是否明确表示怀疑。

（三）谈话技巧

1. 谈话应顺其自然　不要误解话题,不要过于固执,不要独占话题,不要插话,不要说奉承话,不要浪费口舌。

2. 留意对方反应　交谈中很重要的一点是把握谈话的气氛和时机,这就需要随时注意观察对方的反应。如果对方的眼神或表情显示对你所涉及的某个话题已失去了兴趣,应该尽快找一两句话将话题收住。

3. 有良好的语言习惯　不仅是表达流利,用词得当,同样重要的还有说话方式。

(1) 发音清晰。有些人个别音素发音不准,如果影响讲话整体质量的,应少用或不用含有这个音素的字或词。

(2) 语调得体。得体的语调应该是起伏而不夸张,自然而不做作。

(3) 声音自然。音调不高不低,不失自我,不仅听来真切自然,而且有利于缓解紧张情绪。

(4) 音量适中。音量以保持听者能听清为宜。

(5) 语速适宜。要根据内容的重要程度、难易程度及对方注意力情况调节语速和节奏。

此外,还要警惕容易破坏语言意境的现象,如过分使用语气词、口头语,这不仅有碍于听者的连贯理解,还容易引人生厌。

(四) 交谈心态

作为应届毕业研究生初次参加招聘,如何摆正自己的心态很大程度上关系着应聘的成败。

1. 展示真实的自己　面试时切忌伪装和掩饰,一定要展现自己真实的实力和真正的性格。有些毕业生在面试时故意把自己塑造一番,如明明很内向,不善言谈,面试时却拼命表现得很外向、健谈。这样的结果很难逃过有经验招聘者的眼睛,既不自然,也不利于自身发展。即便是通过了面试,人事部门也不会根据面试时的表现安排适合的职位,这对个人的职业生涯也是有害的。

2. 以平等的心态面对招聘者　面试时如果能够以平等的心态对待招聘者,就能够避免紧张情绪。特别是在回答案例分析问题时,一定要抱着我是在和招聘者一起讨论这个问题的心态,而不是觉得他在考自己,这样就可能做出很多精彩的论述。

3. 态度要坦诚　招聘者一般都认为做人优于做事。所以,面试时求职者一定要诚实地回答问题。一位单位的人事主管说,曾经面试过一个女孩,面试时她说自己有男朋友,进入单位后又说没有男朋友,问她原因,她说曾在一些书里看到,如果说有男朋友就会给人稳重、有责任感的印象。实际上这样做非常不好,面试时的欺骗行为是不利于以后发展的。

四、成功面试的准备

作为一名毕业生,得到面试机会不易,如何能提高面试的成功率呢?

(一) 做好信息和物质上的准备

尽可能多地去了解用人单位的情况。需要了解一下你想去从事的行业和职位的大体情况。在面试的时候,如果你能够在考官面前轻松地说出单位的大体情况,并给出很合理的评价,给出很好的建议,这比较能吸引用人单位的注意。

(二) 建立良好的第一印象

面试的时间是很有限的,或许仅仅是几分钟的时间。在这么短的时间里,能够让考官认可你,关键是要留给他良好的第一印象。

1. 服饰要得体　在穿着方面,一定要与单位的文化紧密相关。并不是说,只有穿标准装才是最好的。总的格调还是朴实、庄重为好。

2. 务必要遵守时间　在面试这个阶段,无论任何情况,都不要迟到,最好能够提前 10 分钟到达面试地点,表明你对本次应聘活动是足够的重视。

3. 动作要自然,语言要得体　进门时主动问好,很轻松自然地入座,任何细微的动作,都能表现出你是否自信,是否坦然。

(三) 满怀自信心

恰当的介绍自己。介绍自己的时候一定要用很客观的语言,力争能够得到对方最大限度的认同。这个时候不是你夸大或者谦虚的时候,任何一点的夸大和谦虚都会使自己的介绍变了味道。很坦然的介绍自己的优势在哪里,自己的特长是什么就可以了。

(四) 让对方喜欢你、欣赏你

通过自己的表现,是能够让对方对你有强烈好感的。特别是当你的能力大大超过了他们的预期,他们会有一种如获至宝的感觉。

(五) 要善于倾听

任何人都希望别人重视自己,考官也不例外。考官可能会与你聊聊未来的打算之类的话题,这个时候你一定要认真地倾听。首先要有耐心,不管对方讲什么话题,自己都要耐着性子认真地听;其次要细心,要能够听出对方的"言外之意";再而就是专心,要明白对方讲的任何一句话的意思。

(六) 要学会感谢

毕业生现在最缺乏的就是感谢的意识。或许因为你的一句感谢的话语,用人单位改变了自己的初衷,最后或许就会录用你。

第五节　就业程序

应届毕业研究生就业的程序,主要包括了解有关就业政策,收集处理需求信息,做好个人自荐、面试材料和心理的准备工作,参加供需见面、双向选择活动,签订协议书等环节。

一、掌握就业政策

毕业研究生根据入学时候的身份确定就业范围,如果入学时和单位签订了定向或者委培合同,则毕业时要严格根据合同就业。其他类型毕业生自主择业。考取博士的研究生,不需要就业协议书,要把空白协议书交回学校。符合国家规定申请自费留学的毕业生,经批准后,学校不再负责就业,派遣时未获准出境的,学校可将其档案、户口转至家庭所在地。结业生由学校向用人单位推荐或自荐,落实工作单位的,可以派遣,但必须在报到证上注明"结业生"字样,在规定时间内无接受单位的,由学校将其档案、户口转至家庭所在地。

二、收集就业信息

1. 通过国家、地方就业指导部门获得信息。
2. 通过学校就业指导机构获得信息。
3. 通过社会各级人才市场获得信息。

4. 通过新闻媒体获得信息。
5. 通过社会关系网获得信息。
6. 通过社会实践过程获得信息。
7. 通过计算机网路获得信息。

三、就 业 协 议

《就业协议书》,全称是《全国普通高等学校毕业生就业协议书》,是由教育部高校学生司统一制订的。根据国家规定,在达成就业意向后,毕业生与用人单位双方必须签订《全国普通高等学校毕业生就业协议书》。《就业协议书》是具有一定的广泛性和权威性,是学校制订就业方案派遣毕业生、用人单位申请用人指标的主要依据,对签约的双方都有约束力。

(一)《就业协议书》的主要内容

1. 毕业生应按国家法规就业,向用人单位如实介绍自己的情况,了解用人单位的使用意图,表明自己的就业意见,在规定的时间内到用人单位报到,若遇到特殊情况不能按时报到,需征得用人单位同意。

2. 用人单位要如实介绍本单位的情况,明确对毕业生的要求及使用意图,做好各项接收工作。

3. 双方应严格履行协议,任何一方若违反协议,应承担违约责任。

4. 其他补充协议。

(二) 主要条款

甲乙双方按照国家关于高校毕业生就业的相关政策,本着诚实守信原则,经过自愿、平等协商,达成如下协议。

1. 甲方如实向乙方介绍本单位及招聘岗位情况,乙方如实向甲方介绍自身情况,双方在充分了解、双向选择基础上,签订本协议。

2. 乙方到甲方报到后,甲乙双方必须按照国家有关规定签订劳动合同。劳动合同签订后,本协议自动终止。

3. 乙方试用期满后,如无被证明不符合聘(录)用条件、严重违纪违章及因违法被追究刑事责任的情况,则应转为正式员工。

4. 甲方须按国家有关规定,为乙方缴纳社会保险费,并提供与工作岗位相关的福利待遇。

5. 甲方负责协助解决乙方在工作单位所在地落户的问题。如乙方不够在工作单位所在地落户的条件,可经双方协商后,乙方直接回原籍落户,档案随转。

6. 甲方在招聘时提供的具有承诺性质的书面宣传材料和乙方应聘时提供的书面自荐材料,均自动作为本协议的附件。

7. 本协议经甲乙双方签字(或盖章)后生效。双方须严格履行协议内容,若一方提出违约,须征得另一方同意,并由违约方承担双方约定的违约责任。

8. 若因履行本协议发生争议,甲乙双方可通过相互协商或申请调解、申请仲裁等法律途径解决。

9. 本协议一式三份,分别由甲方、乙方和学校就业工作部门留存,复印无效。乙方须在签订协议后15个工作日内,将协议书交回学校就业部门。

(三) 订立的原则

订立的原则是指双方在订立就业协议时必须遵循的基本准则。

1. 主体合法原则　签订就业协议的当事人必须具备合法的主体资格。

对毕业生而言,就是必须要取得毕业资格,如果学生在派遣时未取得毕业资格,用人单位可以不予接收而无须承担法律责任。对用人单位而言,用人单位必须具有从事各项经营或管理活动的能力,单位应有录用毕业生计划和录用自主权,否则毕业生可解除协议而无须承担违约责任。

2. 平等协商原则　就业协议的双方在签订就业协议时的法律地位是平等的,一方不得将自己的意志强加给另一方。双方当事人的权利义务应是一致的。除协议书规定内容外,双方如有其他约定事项可在协议书"备注"内容中加以补充确定。

(四) 订立的步骤

就业协议的订立一般要经过两个步骤,即要约和承诺。

1. 要约　毕业生持学校统一印制的就业推荐表或复印件参加各地供需洽谈会(人才市场),进行双向选择,或向各用人单位寄发书面材料,应视为要约邀请;用人单位收到毕业生材料,对毕业生进行考察后,表示同意接收并将回执寄到高校毕业生就业工作部门或毕业生本人,应为要约。

2. 承诺　毕业生收到用人单位回执或通过其他方式得到用人单位答复后,从中做出选择并到学校毕业生就业工作部门领取就业协议书,与用人单位签订协议,即为承诺。

(五) 签订就业协议书程序

1. 毕业生和用人单位达成协议并在就在协议书上签名盖章,用人单位应在协议书上注明可以接收毕业生档案的名称和地址。

2. 用人单位上级主管部门批准盖章。

3. 用人单位必须在与毕业生签订协议书起的15个工作日内将协议书送学校毕业生就业的工作部门。

(六) 协议书的解除

为了维护就业协议书的严肃性和学校的声誉,毕业生与用人单位签订了《就业协议书》后,毕业生和用人单位都应认真履行协议。倘若毕业生因特殊原因要求违约,应承担违约责任。已签订《就业协议书》的毕业生,如要违约,需办理解约手续,其步骤如下:

1. 到原签协议书的单位办理书面同意的解约函(盖单位公章)。

2. 向学校就业工作部门提出书面申请(阐明解约理由),并附上单位及上级人事主管部门审核同意的解约函,交学校就业办公室。

3. 学校就业工作部门根据有关规定审批换发新的《就业协议书》。

(七) 毕业生违约

毕业生违约,除本人应承担违约责任,支付违约金外。往往还会造成其他不良的后果,主要表现在以下几个方面：

1. 就用人单位而言，用人单位往往为录用毕业生做了大量的工作，有的甚至对毕业生将要从事的具体工作也有所安排。同时毕业生就业工作时间相对比较集中，一旦毕业生因某种原因违约，势必使用人单位的录用工作付之东流，用人单位若另起炉灶，选择其他毕业生，在时间上也不允许，从而给用人单位工作造成被动。

2. 就学校而言，用人单位往往将毕业生违约行为认为是学校的行为，从而影响学校和用人单位的长期合作关系。用人单位由于毕业生存在违约现象，而对学校的推荐工作表示怀疑。从历年情况来看，一旦毕业生违约，该用人单位在几年之内不愿到学校来挑选毕业生。面对激烈的就业竞争，用人单位需求就是毕业生择业成功的前提，如此下去，必定影响今后学校的毕业生就业工作。同时也将影响到学校就业计划方案的制订和上报，以及学校正常的毕业生派遣工作。

3. 就其他毕业生而言，用人单位到校挑选毕业生，一旦与某毕业生签订就业协议，就不可能再录用其他毕业生。若日后该毕业生违约，有些当初希望到该用人单位工作的其他毕业生由于录用时间等原因，也无法补缺，造成就业信息的浪费，影响其他毕业生就业。因此，毕业生在就业过程应慎重选择，认真履约。

第六节　毕业生派遣和报到

一、毕业生档案

（一）毕业生档案及转递方式

毕业生档案由其入学前档案和在校学习期间的材料两部分组成，在校学习期间材料包括学习成绩单、学位论文答辩决议书、学位授予意见书、毕业登记表和在校期间的奖惩情况等。毕业生档案一般由学校档案管理部门直接与机要局转递。除了机要送达，用人单位可以派工作人员凭调函自行提取毕业生档案。

（二）档案转递原则

升学（考取博士研究生）的毕业生档案，直接转至录取学校研究生招生办公室或录取学院，未落实单位的毕业生档案转至生源市、州人事局，其他的按协议书注明的地址转递。

毕业生档案一般在毕业生离校后两周内开始转递，毕业生报到后应及时查询档案到达情况。

（三）档案的重要作用

人事档案是毕业生过去及在校期间表现的重要证明材料。档案材料缺失或者丢失，会直接影响用人单位对毕业生过往情况的调查了解，从而影响毕业生就业。

（四）毕业生人事档案代理

人事档案代理是毕业生择业过程中，由用人单位或毕业生本人委托各级人才流动服务机构对其人事关系实行社会化管理的一种人事管理方式。人事档案代理可以高效、公正、负责地为各类毕业生解决在择业、就业中遇到的人事方面的有关问题，并提供以档案管理为基础的社会人事管理与服务。

人事档案代理的服务内容包括就业政策咨询，档案托管，毕业生报到接受手续，出具以档案为依据的有关证明，保留原有身份认定，办理工龄计算，档案工资调整，转正定级，职称资格评定，出国政审，党组织关系管理，代理养老保险的有关手续等。

二、就业报到证

（一）《就业报到证》内涵

《毕业生就业报到证》的全称是《全国毕业研究生就业报到证》，由国家教育部印制，由省（直辖市、自治区）级普通高等学校毕业生就业管理部门签发，只有列入国家或省毕业生就业方案的普通高校毕业生才能持有的有效报到证件。《就业报到证》是毕业生到单位报到的证明。毕业生到工作单位就业时，须持《就业报到证》。用人单位凭《就业报到证》为毕业生办理手续。很多毕业生不把报到证当回事，认为就是一张“介绍信”，殊不知，报到证是存入个人档案的必备材料。

（二）《就业报到证》作用

1. 是到接收单位报到的凭证，毕业生就业后的工龄由报到之日开始计算。
2. 证明持证的毕业生是纳入国家统一招生计划的学生。
3. 凭《就业报到证》转移毕业生人事档案、户口关系。
4. 毕业生报到后，持《就业报到证》及接收单位有关证明到当地公安部门办理落户手续。
5. 持《就业报到证》到有关部门办理自主创业手续及减免有关税费。
6. 待就业毕业生可凭《就业报到证》或毕业生就业主管部门或人才服务机构办理就业代理手续。
7. 毕业生到接收单位报到后，《就业报到证》由单位人事部门存档。
8. 毕业生在工作单位转正和干部身份的证明。

三、《就业报到证》的派遣原则

1. 落实到省直和中央驻各省单位就业的毕业生直接派往接收单位。
2. 落实到市、州所属单位就业的毕业生，派到单位所属市、州人力资源和社会保障局，并在抬头加括号注明具体的工作单位。
3. 落实到省外单位就业的毕业生，原则上按接收单位所在省毕业生就业主管部门的要求办理，并确定《就业报到证》的受理单位。
4. 毕业时未落实就业单位的，派回生源市、州人力资源和社会保障局。
5. 改签《就业报到证》需要的材料：

（1）毕业生原报到证；

（2）毕业生与原地方单位解除关系的证明或其他材料（回原籍报到的除外）；

（3）毕业生被新用人单位接收（录用、聘用）的证明或其他材料（改签回原籍报到的除外）。

6. 补办《就业报到证》需要的材料：

（1）毕业生本人关于补办并改签报到证的书面申请；

（2）毕业生登报遗失的材料或其他遗失证明；

（3）毕业生与原就业单位解除关系的证明或其他材料（回原籍报到的除外）；

（4）毕业生被新用人单位接收（录用、聘用）的证明或其他材料（回原籍报到的除外）。

四、就业其他方面

（一）毕业生户口迁移办理

凡户口迁入学校的毕业生，毕业时必须办理户口迁移手续，毕业生凭《就业报到证》或升学录取通知书，到学校保卫处办理《户口迁移证》。不按规定办理户口迁移手续造成落户困难或无法落户的，责任由毕业生自负。毕业生不慎将《户口迁移证》遗失，应立即回学校保卫处和公安部门声明，经学校保卫处确认后，到公安部门补办。

（二）组织关系的转接

毕业生党组织关系转接介绍信切记放入毕业生档案内，毕业生毕业离校时必须本人到研究生所属学院、组织关系主管部门办理党组织关系介绍信，再去接受单位办理党组织关系转接手续。毕业生不慎将党组织关系遗失，应回学校向辅导员说明原因，由学生所属学院确认并帮助补办。

（三）报考公务员

公务员考试主要有国家各部委招录或者省（市、县）等地方政府招录两类，报考时间和具体要求以报考简章为准，主要在各级政府人力资源和社会保障部门网站查询。一般流程有网上报名、资格审查、网上缴费、打印准考证、笔试、面试、体检、公示、录用、报到。公务员笔试主要包括《行政职业能力测验》、《申论》两个科目，对有意愿报考公务员的毕业生，建议多关注时事。

（四）参加事业单位公招

事业单位（Institutional Organization），是指国家为了社会公益目的，由国家机关举办或者其他组织利用国有资产举办的，从事教育、科技、文化、卫生等活动的社会服务组织。公立医院属于事业单位。

编制，通常是指国家举办的组织机构的设置及其人员数量的定额和职务的分配。我们平时说的编制，一般都指地方编制（另外还有军队编制），地方编制又可以分为行政编制、事业编制、单位编制。国家医疗卫生单位人员属于事业编制。一般而言，应届毕业生参加事业单位公招考试或考核录用就可以取得编制。

编制人员的引进流程：①发布有关信息；②报名及资格审查，考生需填写相关表格和资料，并承诺信息的真实性；③领取或自行在网上打印准考证；④参加笔试，笔试主要包括专业理论知识、公共基础知识、职业能力倾向测试等内容；⑤面试；⑥体检；⑦公示、办理相关手续；⑧走上工作岗位。

第七节　医学研究生就业存在问题与对策

一、医学研究生就业现状

区域经济发展不平衡导致城乡差距加大。农村和欠发达地区是我国卫生体系中的薄弱环节，是急需医学人才的“重灾之地”，而大量医学毕业生将择业定位在大城市、大医院、经济效益好的医疗单位，不愿意下基层，从而加大了经济发达地区及医疗资源相对较好地区的医学人才供大于需，人为地造成了医学毕业生相对过剩。

（一）用人单位就业门槛提高

一部分用人单位因评级、名誉、效益等因素对医学毕业生要求增高，乐于引进高学历毕业生，要求毕业生具备执业医师资格，持有英语六级等相关证书，性别歧视现象也屡见不鲜。从而增加了医学毕业生就业难度，导致人才闲置和浪费，使就业有失公平。

（二）学校因素

学校的品牌和知名度是影响医疗单位挑选人才的重要因素之一。当品牌医学院和普通医学院的研究生同时应聘同一家医疗单位时，医疗单位往往会优先考虑品牌医学院的研究生，则出现品牌医学院的研究生供不应求，而普通医学院的研究生就业难的局面。医疗单位的这种偏见，是导致普通医学院校研究生就业困难的原因之一。

（三）学生因素

首先，就业期望值高，大多数研究生在毕业后将就业目标定在经济发达城市，要求有正式编制，同时还要求工作环境优越、工作强度小、待遇优厚等；在医学研究生就业过程中，扎堆的现象频频发生，导致了经济发达城市的医疗单位招聘“过热”，而偏远的医疗单位招聘“过冷”。其次是盲目攀比，医学毕业生寻找就业单位时，以身边同学的择业标准来定位自己的就业标准，盲目攀比，在这种心理作用下，常常轻易放弃适合自己发展的单位。再者是就业区域限制，大部分医学毕业生希望回到家乡城市或者离家较近的城市发展，使得就业选择面狭窄。

二、解 决 措 施

1. 加强认知教育，认知主要是根据自己周围的环境，为自己正确定位。在研究生面临就业的时候，学校应该加强对研究生的认知教育，使其能够根据自身的实际能力做好自我就业评估，既不能贬低自身价值，也不能好高骛远。只有这样，才能够在就业竞争中获得胜利，实现自己的人生价值。

2. 引导毕业学生打破区域限制，学校应该多引导毕业生，放低就业区域限制，随着社会经济的发展，交通便利，不同的区域不应该成为就业的障碍。

3. 引导医学毕业生走向基层，国家政策和学校都应该积极引导医学毕业生走向基层。一方面，加强基层医疗卫生单位建设，完善基层卫生服务体系，增强基层医疗服务能力，更好的服务民生;另一方面,也能缓解医学毕业生就业难的现状。在政策层面进一步出台相应的政策吸引医学毕业生到基层就业。而学校在教学过程中应该有意识的引导毕业生的就业观,使医学毕业生更多的走向基层。

4. 积极拓展就业渠道和加强信息化服务。信息的不畅通和交易成本的提高,是导致单位不能招到合适的人才,也是毕业生难于找到心仪单位的原因。因此,一方面,要引导学生之间信息共享;另一方面,学校应该努力做好学校层面的信息传递平台,同时开展多形式、多类型的网上双选活动,逐步推广网上双选、远程面试等,以帮助毕业生就业。

第六章　医学研究生学术道德与行为规范

第一节　医学研究生学风建设与学术道德培养

研究生教育是我国教育结构中最高层次的教育，而学术道德和学风建设是影响研究生培养质量的重要因素。近年来，随着研究生教育规模的扩大，以及社会上一些不良学术风气的影响，研究生学风出现了各种各样的问题，这些不良学风在很大程度上已严重影响到研究生的培养质量，针对这些问题，教育部颁发了《关于加强学术道德建设的若干意见》、《关于在学位授予工作中加强学术道德和学术规范建设的意见》、《关于开展科学道德和学风建设宣讲教育活动的通知》等文件要求加强学术道德和学风建设，教育部周济部长 2009 年在加强高等学校学风建设座谈会上的讲话中明确指出："加强学术道德和学风建设是提高人才培养质量，建设高等教育强国的必然要求"。医学研究生教育培养的是救死扶伤的高级医学人才，其培养质量将直接影响到国家医疗卫生质量，培养高尚的学术道德修养和培育优良的学风是医学研究生教育的重要任务。

一、医学研究生常见的学术道德与学风问题

（一）课堂学习中的不良学风

医学研究生经过了 5 年的本科学习，进入研究生学习阶段后出现了一系列课堂学风不良的现象。主要表现：学习态度不端正，学习松懈，不重视基础理论课和非专业课的学习；课堂纪律涣散，上课时不认真听讲，听课心不在焉等；随意违反教学基本规则，如迟到、早退、旷课和考试作弊等；课余时间沉迷于上网聊天、玩电脑游戏和做兼职等与学业无关的活动。

（二）学术活动中的学术不端

1. 抄袭、剽窃他人学术成果　部分研究生利用网络的功能，从网上搜索相关的论文进行拼凑；有的则将别人的统计数据略作修改变成自己的结果，然后撰写转化为自己的成果；更有甚者直接将外文论文翻译成中文，投稿中文杂志，作为自己的研究成果。

2. 篡改、伪造实验统计数据　大多数研究生通过认真做科研实验获取相关数据后完成自己的研究。但有少数研究生由于实验得到的数据与理论数据有差别，便将得到的数据进行篡改，或者随意增加实验所需的临床病例数；个别研究生甚至凭空捏造实验数据或篡改别人的实验数据，得出虚假的研究结论。

3. 学术风气不浓　部分研究生只重视专业知识的学习，忽略学术活动，对各种学术活动不感兴趣，甚至不参加相关专业的学术讲座或学术交流。

4. 其他学术不端现象　主要有一稿二投甚至多投，引用他人观点而不注明出处，未参与研究而在他人学术成果中署名/挂名，未经他人允许擅自标注基金项目，导师和学生间、同学间论文相互挂名等。

（三）论文撰写与论文答辩的失范现象

1. 论文撰写的失范行为　主要表现：一是论文开题报告思路不清晰、选题不合适、方法不得当、态度不端正；二是中期考核不认真按要求完成、拖延考核时间；三是学位论文格式不严格按照撰写规范要求完成。

2. 论文评阅流于形式　聘请的评阅人多为导师的熟人和朋友，评阅人碍于人情关系，对论文评价过高，对存在的问题轻描淡写，既助长了一些研究生对论文的学位研究和写作敷衍了事的行为，又淡化了研究生导师的责任感和质量意识，影响了答辩和评阅的权威性和公平性。

3. 论文答辩过程中的失范现象　一是部分研究生没有按要求进行预答辩；二是目前答辩委员基本上由导师邀请，这些答辩委员都是导师熟人，有的答辩委员甚至是导师指导小组成员，这就造成答辩委员碍于情面都会在答辩过程中手下留情，在所提出的问题的深度及广度方面缺乏力度，很多研究生学位论文答辩的答辩结果都是事先拟定，只是在答辩结束后，由答辩委员会主席宣读一下，没有能够真正体现答辩委员会专家的意见及整体评价。

二、医学研究生学术道德失范和学风不良的原因

（一）研究生思想政治和科学道德教育的缺失

现行的研究生课程教学内容中对科学道德问题缺乏系统教育，导致学生不能全面深入地理解科学道德规范。医学研究生长期以来认为自己将来主要从事临床医疗工作，重视专业教育而忽视了思想政治教育。部分研究生甚至认为做课题的目的仅限于完成论文和答辩，达到毕业的目的，没有真正理解科学研究与科学道德的内涵。

（二）研究生培养管理机制不完善，缺乏系统监控措施

一是研究生教育实行导师负责制，导师既要把好研究生的道德关，又要负责研究生的学业，压力较大，于是有的导师顾此失彼，不利于研究生良好学风的培养。二是大多数学校没有开设专门的学术道德教育方面的相关课程，不能通过课堂教学的方式来加强学术道德教育和普及学术规范。三是目前的研究生理论课教学存在缺陷，如课程的教材陈旧，教学内容没有及时更新，部分任课教师教学方法落后、备课不充分，这类课程影响了研究生的学习兴趣，造成学生上课时心不在焉，对学习任务采取应付态度。同时，目前学位论文的撰写、评阅及答辩等过程的监控机制不完善，以及科研实验资源不足也是研究生学术造假的重要因素。

（三）社会大环境的影响

一是相当一部分学生考研的目的是为了取得高学历后找份好工作，没有真正意识到学术道德的重要性；二是受功利主义和社会不良风气的影响，使部分研究生不惜丧失起码的道德底线和学术人格，在学术活动中采取抄袭、剽窃、作假等走捷径的方式。三是互联网带来了技术的便捷、资源的共享，绝大多数的学术论文、科研成果均可以在网上查阅、复制，由此引发的抄袭也应运而生。

（四）导师学术道德教育意识薄弱

导师是研究生培养过程的直接责任人，导师的学术水平及治学态度会对研究生的学风产生潜移默化的影响。从目前来看研究生导师队伍的总体学术道德修养是好的，能够起到很好的言传身教作用。但由于医学研究生导师主要精力用于应付繁忙的临床医疗工作，往往只重视研究生临床能力的训练，忽视了学术道德的培养，并且很难做到引导和监督学生的学术活动，对学生的论文把关不严。个别导师还由于本身学风不正，出现科研道德失范行为，不仅不能正确“传道”，反而导致学生“上行下效”，致使学生的科研道德偏离正确轨道。

三、加强研究生学术道德与学风建设的措施

（一）健全和完善研究生学风建设相关制度

良好的制度措施会促进研究生学术道德的培养，制度本身的不完善在一定程度上放任了研究生学术失范行为。学校应将学风建设纳入学校整体工作之中，制订并完善学风不良和学术失范的预防、检查和处理机制，完善学术委员会、学位委员会、学术道德委员会、学生申诉委员会等相关制度；修订和完善学术道德规范和学风建设的相关文件，明确研究生在课堂学习和学术活动中应当遵守的学术道德规范，以及违反学术道德规范行为的处理意见。

（二）优化研究生培养方案，加强学术道德教育宣讲

针对目前医学研究生学术道德教育不足的现状，在研究生培养方案中融入学术道德教育的内容。一是根据中国科学技术协会、教育部《关于开展科学道德和学风建设宣讲教育活动的通知》和教育部《关于切实加强和改进高等学校学风建设的实施意见》等文件的精神，制订研究生科学道德与学风建设的具体安排，从院（系）“科学道德与学风建设”宣讲、研究生学风建设主题班会、导师日常教育等环节加强学术道德和学风教育；二是在研究生新入学时就开展关于科学道德和学风建设的主题讲座，要求全体研究生新生签署《学术道德承诺书》，让学生一入校就树立起遵守学术道德、保持优良学风的意识；三是在研究生选修课中开设学术道德培养的相关课程等，通过各种途径加强研究生学术道德诚信教育。

（三）完善研究生培养管理体系，加强培养过程质量监控

进一步规范研究生培养过程的管理，健全研究生课程教学、开题报告、中期考核、论文答辩、学位评定各环节的监控机制。一是加强研究生课堂教学的检查督导，充分利用教学督导专家的力量加强研究生课堂教学的检查，严格课堂纪律和考试管理，杜绝研究生课堂教学的不良表现，同时加大对任课教师教学态度和教学方法的督导；二是加大研究生学位论文监测和盲评的力度，建立以院（系）为主导的学术不端监测管理机制，逐年增加盲评论文的比例；三是改革学位论文答辩的方式，要求正式答辩前必须要进行预答辩，逐步实行答辩委员由学校确定的方式；四是加大处罚学术不端行为的力度，对于违反学术道德的，管理部门进行认真取证，根据情节严重程度，将分别给予批评教育或纪律处分。

（四）加强导师培训与动态考核管理，切实提高导师综合素质

研究生在学术道德方面出现问题，在一定程度上与指导老师的不严格把关有直接关系，加强学术道德培养和学风建设，首先要从导师抓起。一是通过定期组织召开导师培训会，对导师特别是新增导师进行学术道德和医德医风相关方面的培训，明确导师就是研究生学术道德教育的第一责任人；二是在《研究生导师考核办法》中将研究生学术道德培养作为重要考核内容，大力实施以研究生的学术道德优劣考核导师的奖惩措施，并将其作为导师评优评先和晋职的重要依据，对学术道德教育严重失职的，由学位委员会讨论审议后解除导师资格；三是完善《优秀硕士论文和优秀硕士论文指导教师评选办法》和《学位论文失范追究导师责任制度》等相关奖惩制度，进一步加大对导师考核的力度。

（五）大力营造良好的学术氛围，不断提高研究生诚信意识

研究生的学术道德和学风问题归根结底是理想信念问题，加强研究生诚信意识教育是改进学风建设的重要途径。一是在学校内开展形式多样的学术活动，如导师论坛、研究生学术论坛、研究生科技创新大赛、研究生学术沙龙、研究生科技文化节等，积极营造良好的学术氛围；二是在研究生中开展形式多样、富有实效的理想信念教育，增强研究生的社会责任感和历史使命感，培养他们科学的世界观、正确的人生观和价值观以及高尚的学术道德观；三是将学术道德纳入学生奖学金评定和综合考核中，建立研究生诚信档案，积极完善研究生学术诚信教育管理，努力促进研究生学风建设的有效开展。

加强学术道德和学风建设，对弘扬科学精神，净化校园风气，提高研究生培养质量具有十分重要的意义。然而，学风建设是一项长期而艰巨的工作，学校应通过建立以人为本的学风建设长效机制，采取行之有效的措施，切实让导师和学生成为学术道德培养和学风建设的主体，着力培育研究生的优良学风，提高研究生的学术道德水平。

第二节　医学研究生行为规范

研究生处于学生群体中的较高层次，由于其年龄跨度较大以及医学教育的自身特点，造成了研究生管理工作的特殊性和复杂性。近年来，随着研究生教育的迅速发展，研究生的思想教育和管理工作也面临着机遇和挑战，其工作内容和工作方法也在不断地进行调整和完善，并进一步走向信息化、规范化和制度化，坚持以提高研究生培养质量、增强研究生综合素质为中心，是开展各项研究生工作的指导思想和原则。

随着社会的不断发展，对医学研究生的要求也日渐提高，而将要投身社会的他们已经不能只拥有知识，还要有道德、有理想、有文化、有纪律，才是一个合格接班人应该具备的素质。增强自我教育、自我管理能力，养成良好的行为规范，提高文明素质，更是现在在校学生应该做到而且必须做好的事情。

“行为规范”对在校研究生来说，已经不是一个可以胡乱理解的名词。行为规范，是社会群体或个人在参与社会活动中所应遵循的规则、准则的总称，是社会认可和人们普遍接受的具有一般约束力的行为标准。包括行为规则、道德规范、行政规章、法律规定、团体章程等。所谓规范，就是规则和标准。没有规矩不成方圆，没有规范就没有秩序。如果规范、标准缺失，不仅会冲击正常社会秩序，使人们无所适从，乱了分寸，还会影响到社会的发展

和生存质量。行为规范是用以调节人际交往,实现社会控制,维持社会秩序的工具,它来自于主体和客体相互作用的交往经验,是人们说话、做事所依据的标准,也是社会成员都应遵守的行为。

研究生行为规范是指研究生在就学期间调整其行为的规则和标准。校园的生活丰富多彩,作为在校研究生应该有严格的日常行为规范,应该有正确的政治方向,积极参加社会实践,维护公共秩序,遵守学校的管理制度与规定,爱护公物,举止得体,不做有损国格、人格的事,以体现研究生的自身修养和气质。

校园是研究生生活成长的第一个社会。作为当代社会精英的医学研究生,直接承载着建设祖国、服务社会的责任。如果没能在研究生时期形成良好的思想品德,树立好正确的道德观、价值观和人生观,在进入社会之后就有可能屡屡碰壁,带来难以估量的精神、物质损失,甚至危害社会。提高研究生的精神文明、道德修养是培养一名优秀研究生的关键步骤,它和学习文化知识同样重要。多年来,全国各大高校都保持着各自特色的传统价值观教育方式。但随着体制变革和外来文化的深入,人们传统的价值观逐渐被实用主义价值观所代替。受其影响,一部分研究生的价值取向也趋于实用化,他们更加注重个人专业能力的提升,重视实用知识的学习和能力的培养,关注现实生活和物质利益,对于规范个人行为习惯的礼仪却漫不经心,素养欠缺。教育部部长袁贵仁指出,在高校人才培养中要坚持全面实施素质教育,大力培养学生的社会责任感、创新精神和实践能力。

研究生行为规范教育是一项长期的系统工程,它的完成需要来自校内外方方面面的共同努力,不可掉以轻心。每一位同学都应该从点点滴滴做起,将文明行为规范付诸行动,同时也号召广大学生党员、学生干部、入党积极分子率先垂范,以实际行动感染、引导广大同学自觉树立良好形象,争做明礼修身的表率,为建设和谐校园而努力奋斗。

本节从思想品德、诚信守纪、社交礼仪、日常行为、感恩和责任五个部分来阐述医学研究生的行为规范。

一、思想品德

研究生的思想道德素养是综合素质的核心要素。加强研究生的思想品德教育,引导研究生树立崇高的理想和信念,帮助研究生塑造和培育美好的品德,是研究生思想品德教育的首要任务。对于在校研究生来说,注重思想境界的提升,陶冶高尚的道德情操,树立正确的世界观、人生观、价值观,不仅是个人成长的需要,更是社会赋予的历史责任和使命。

(一)认真学习政治理论,坚持正确的奋斗方向

1. 努力学习、宣传、实践马克思列宁主义、毛泽东思想、邓小平理论、“三个代表”重要思想和科学发展观,坚持四项基本原则,拥护党的改革开放政策,维护党和国家的利益,关心时事,热爱祖国,在思想和行动上与党中央保持一致,坚决反对、抵制各种错误思潮和腐朽思想的影响。

2. 要有大局意识,坚决维护国家利益和民族团结,坚决与分裂祖国和破坏民族团结的行为做斗争,不参与任何未经批准的团体和组织,不传播与党和国家大政方针相违背的言论,不搞无政府主义,不参加有损国家尊严和荣誉、危害社会秩序的活动,努力维护国家的安定和校园的稳定。

（二）重视党建工作，充分发挥党员的作用

1. 以班级为单位成立党支部，支部委员（含书记）由研究生党员担任。党支部要开展形式多样的活动，教育和带动党员更好地发挥先锋模范作用。

2. 入党积极分子要主动向党组织靠拢，严格要求自己，争取早日入党。

（三）追求高尚情操，培养良好素质

1. 维护国家荣誉，增强民族自尊心、自信心、自豪感；爱护国旗、国徽，会唱国歌，升降国旗时要肃立、脱帽、行注目礼。积极弘扬民族精神，增强社会责任感、历史使命感，正确处理国家、集体和个人三者之间的关系。参加涉外活动时应遵守外事纪律和规范，以礼相待，不卑不亢，保守国家机密。

2. 遵守社会公德，谦恭礼让，尊敬师长，孝敬父母，尊老爱幼，主动帮助残疾人和弱势群体。拾金不昧，不受利诱，不失人格，不散播流言，不参加传销等非法组织。

3. 注重个人品德修养。甘于奉献、乐于助人，相互尊重，平等待人，严于律己，以身作则，树立榜样，虚心接受他人的批评与建议。自觉养成吃苦耐劳的好习惯。刻苦学习，工作认真，尽职尽责。诚信正派，品格高尚。不浮躁、不急功近利、不弄虚作假，勤奋学习，诚信做人。

4. 增强集体主义观念和团队意识，珍惜集体荣誉，积极支持、参加集体组织的各种活动，营造良好的班级和校园文化氛围。对好人好事要大力宣传，向其学习；对不良现象要及时批评指正，以自己的实际行动维护集体的荣誉。团结友爱、相互关心，尊敬导师，服从领导。学会换位思考，多替他人着想，大问题讲原则，小问题讲风格，提高自我约束的能力，努力使研究生集体更加温暖。

5. 提倡健康的娱乐和交往活动，反对消极和错误的倾向。严禁传播、观看（听）不健康、反动的书籍、报刊和音像制品，杜绝庸俗的玩笑。男女交往大方得体，正确处理婚恋问题。

6. 生活俭朴，不攀比，不摆阔，不爱慕虚荣，不追求超越自身和家庭实际条件的物质享受，合理使用学校发放的奖学金、助学金和困难补助等。

7. 注意自我协调，培养健康的心理。了解心理健康的内容和标准，确立合适的奋斗目标，合理规划人生。当自己在事业、学习、身体以及生活等方面不尽如人意时，要敢于面对、善于处理，使自己的身心更加健康，人格更加完美。

二、诚信守纪

（一）遵纪守法、诚实守信、严于律己

守法守纪、诚信自律为做人处事的根本。研究生在学习、生活、工作中应该恪守这一道德底线。做人讲诚信，做事守法纪，踏踏实实做事，清清白白做人，不妄图走捷径，不投机取巧，凭借过硬的综合素质和高尚人格魅力，赢得别人的尊重。

1. 遵纪守法，弘扬正气，正确行使权利，依法履行义务；敬廉崇洁，公道正派；不做侵害他人利益的事情，不参加非法组织和活动，敢于并善于同各种违法违纪行为作斗争。

2. 遵守学校各项规章制度，自觉维护学习生活秩序。

3. 本色做人，以诚待人，言出必果，知行统一。

4. 恪守学术道德，遵从学术规范，不抄袭、剽窃他人学术成果。

5. 提倡诚信考场文化，严格遵守考场纪律，按照相关要求参加考试，考试不作弊。

6. 申请各项奖学金、助学金、困难补助时，如实填写个人信息，不弄虚作假。

7. 讲信誉，重合约。按时归还校内外贷款，按时缴纳学费。

8. 注重维护个人声誉和形象，在借用公共或他人物品时，应合理使用，妥善保管，及时归还。

9. 及时与家长沟通，如实向家长反映在校学习生活情况。

10. 为人正直，不损害他人权益，选择正常渠道和合理方式反映意见和要求。

11. 毕业生求职简历信息真实可靠，严格履行协议相关规定。

（二）学习及办公场所行为规范

课堂、自习室、实验室、图书馆等地方是研究生最主要的学习场所，营造良好的学习环境是激发学习热情、提高学习质量的根本保障。遵守规章制度、保持安静、爱护公共财物，共同维护学习场所的正常秩序，符合每位研究生的共同利益。

1. 教室行为规范

（1）遵守请销假制度。按时上课、不早退、不旷课，有事请假，并及时销假。

（2）课前、课间应主动擦黑板，整理好讲台，帮助授课教师做好上课的相关准备。

（3）因故迟到应敲门，主动向教师致歉，经教师同意后方可进入，课后向教师说明迟到原因。

（4）主动维护良好的教室秩序，在上课或自习时，不能占座，不得从事吃东西、聊天玩手机或播放音乐等与学习无关的事情，男女同学间交流应注意举止得体。

（5）课堂上发言应先举手，经允许后，方可提问或回答问题。

（6）对教师教学过程中出现的疏忽和差错，选择合适的时机和方式向教师提醒，不得大声指责、窃笑、议论，更不能顶撞教师。

（7）上课时间，手机应关机或调成震动、静音状态，不接听电话，收发短信，保持课堂秩序安静。

（8）在课堂上应保持仪容整洁，衣着朴素大方，举止端庄，不穿奇装异服。不穿拖鞋、背心、超短裤、超短裙等进入教室。

（9）最后离开教室的同学时应切断电源，关好门窗，将废纸入篓。

（10）独立、认真完成老师布置的作业，书写工整，卷面整洁。

（11）不随便占用教室从事其他活动。

2. 实验室行为规范

（1）自觉遵守实验室相关规章制度。

（2）实验前认真预习实验指导书及有关理论，了解实验内容、目的、要求、方法和注意事项，做好相关准备。

（3）做实验时严格遵守仪器设备的操作规程，服从实验室教师的指导，严肃认真，仔细观察和记录实验数据，实验后按时送交实验报告。

（4）爱护仪器设备。实验中仪器设备若发生故障或出现异常时，应及时报告实验室教师处理。

（5）实验时注意安全，节约水电、实验耗材。

(6) 在实验室内保持安静，走动时不影响他人实验，手机应关机或调成震动、静音状态，不得接听电话和收发短信。

(7) 实验完毕应将仪器设备及其他物品整理就位。做好清洁工作，经实验室教师检查许可后方可离开。

(8) 未经许可不得动用与本实验无关的仪器设备及其他物品，不将任何物品带出室外。

3. 图书馆行为规范

(1) 应自觉遵守图书馆相关规章制度。

(2) 尊重和理解图书管理员，借、还书文明有序，耐心排队，不喧哗吵闹。

(3) 维护图书馆秩序，保持馆内安静，手机应关机或调成震动、静音状态，接电话时应轻声细语。

(4) 尊重图书管理员的劳动成果，不乱插、乱放书籍，书看完应放回原位。

(5) 阅览室内杂志一次不应拿太多，以两本为好，方便他人借阅。

(6) 爱护书籍，不撕毁、损坏书籍资料，不乱涂、乱画。

(7) 阅读完毕及时归还，方便他人再次借阅。

4. 会场行为规范

(1) 准时到会，不无故缺席。

(2) 不着艳妆，服饰整洁、大方得体。

(3) 依次进场，按指定位置入座。

(4) 有奏国歌仪式时，应起立肃静，面向国旗行注目礼。

(5) 自觉维护会场秩序，服从会务组统一指挥，遵守会场纪律。

(6) 会议期间不随意走动、频繁进出会场，不看书报杂志。

(7) 欣赏高雅艺术时，应在演员或指挥致谢后鼓掌，不吹口哨，不起哄，不喝倒彩。

(8) 因故迟到或中途出场时不制造噪音，不影响他人。

(9) 爱护公共设施，保持会场清洁卫生。不在会场内吸烟，离开时自觉清理自己座位处垃圾。

(10) 积极配合主持人完成所有活动程序。

(11) 散会时有序退场，不抢先、不拥挤，避免造成混乱和意外事故。

5. 办公场所行为规范

(1) 学校教师的部分工作可能涉及到保密工作，因此不偷听教师电话，不随意翻看教师文件。

(2) 进门前应轻声敲门，得到许可后方可进入。

(3) 若教师事务繁忙，应先在门外等候，待教师闲暇时再与教师交流。

(4) 在教师办公室应得到许可后方可就座。

(5) 待教师示意后应迅速把问题提出，请求答复解决。

(6) 学生向教师请教的问题得到解决后，应及时离开，不应在教师办公室内逗留。

(7) 离开办公室时应轻声把门关好。

(三) 生活场所行为规范

寝室、食堂、运动场所、网络等是研究生业余时间休息、娱乐、交友的场所，是展示个人文明素养的重要舞台。一个下意识的礼貌举动就可能给别人留下美好的印象。创建和谐宿舍文化,营造温馨、舒适的生活氛围,是所有学生的共同愿望和责任。

1. 寝室生活行为规范

(1) 自觉遵守学生公寓各项规章制度,服从公寓人员管理,主动配合有关人员的检查。当学校有关人员进入宿舍时,应主动起立、问好、让座,热情交谈,当客人告辞时应以礼相送。

(2) 团结友爱,关心他人。宿舍同学间相互帮助,和睦相处,营造温馨的生活气氛。

(3) 爱护他人财物,尊重他人隐私及个人习惯。

(4) 养成良好的卫生习惯,维护宿舍公共卫生环境,注重个人卫生。

(5) 合理制订值日制度并严格执行。工作日应按时起床叠好被子,整理物品,保持书桌干净整洁。

(6) 增强自我防范意识,防火防盗,休息或外出时要锁好门、关好窗。发现可疑人员要立即询问、报告,确保宿舍治安环境良好。

(7) 爱护公寓内公共设施,门窗、橱柜、锁具、消防栓等如有损坏及时报修。

(8) 遵守学校一日生活制度,按时起床,按时就寝,不得夜不归宿,晚间迟归要主动登记并说明原因。

(9) 在宿舍内观看重要体育赛事时应做到文明有序,不大声喧哗吵嚷。

(10) 从公寓正门出入,不从一楼阳台翻出宿舍区。

(11) 学生公寓内遇到停水、停电等突发事件时要保持安静和冷静,通过学生干部或管理、值班人员及时解决问题。不滋事起哄,摔砸物品。

(12) 合理布置宿舍网线,保持整洁雅观,并注意消防以及卫生隐患。

(13) 宿舍内不赌博、不吸烟、不酗酒,不看黄色书刊和音像等不健康的宣传品,不留宿异性,不饲养宠物。

(14) 不得将易燃、易爆的物品带入宿舍,宿舍内禁止做饭,禁止使用各种违禁电器。

(15) 出门时应关闭电器,断掉电源。

2. 食堂行为规范

(1) 自觉维护就餐秩序,排队购买饭菜,不争吵、不拥挤。

(2) 讲究礼貌礼节,遇到教师、领导、长者一同就餐应主动起立、让座并打招呼。同桌就餐,应先请长者、女士入座。

(3) 文明就餐,注重就餐礼仪,不当众剔牙、漱口,不吐痰、擤鼻。

(4) 应熟悉并遵守不同进餐方式的礼节。

(5) 熟悉、尊重外国、不同民族和当地民族的餐饮礼节习惯。

(6) 勤俭节约,爱惜粮食,不乱倒饭菜、菜汤。

(7) 饭后应将餐盘端至餐具回收处,尽量不使用一次性餐具。

(8) 礼貌对待餐厅服务人员,尊重他人的劳动,保持餐厅卫生。

(9) 不破坏餐具,保持用餐环境清洁。

3. 运动场行为规范

(1) 积极参加文体活动,提高身体素质,保持身心健康。

(2) 锻炼时应增强安全意识,防止意外事故。

(3) 使用运动场时应爱护运动设施及器材。

（4）个人锻炼行为要选择合适的场所和时间，以不打扰他人为前提。

（5）参加比赛要遵守有关运动规则，运动过程中如与别人发生正常冲撞，要宽容大度，彰显体育精神。

（6）做文明观众。观看比赛时，要尊重裁判和工作人员，自觉遵守并维护运动场的秩序，不鼓倒掌、喝倒彩，并注意人身安全。

三、社交礼仪

（一）优雅的举止

日常生活中人的举手投足，一颦一笑都能体现出一个人的个人修养。作为在校研究生，站姿、坐姿、步态、表情……都应该给人留下美好的形象。要表现出朝气蓬勃，积极向上的精神状态。

（二）得体的服装

服装它能体现一个人的社会地位、文化修养，以及审美意识，也能表现出一个人对自己、对他人以至于对生活的态度。因此，作为在校研究生着装的原则就是得体、和谐。得体的着装往往也能产生强烈的美感，给人留下深刻的形象，而不是一味地追求时尚。

（三）礼貌的谈吐

语言所代表的是一种道德文明，它集中反映了人的思维能力、文化素养、道德品质等内在的素质。谈吐清楚，不要操之过急，作为在校的研究生应切忌：①自吹自擂；②说个没完；③语言刻薄；④逢人诉苦；⑤不言不语。

（四）尊敬师长，友爱同学

1. 见老师主动问好，上下楼梯给老师让行，分别时说“再见”。

2. 进办公室要喊“报告”，听到“请进”后方可进入；问老师要用“请问”，老师答后要道谢。

3. 虚心听取老师的教诲，接受师长的教育。对老师说实话、真话，不欺骗老师。

4. 珍惜老师的劳动成果；服从老师管理，不得顶撞老师；按时完成老师布置的各项任务。

5. 与老师交谈时，要起立并主动给老师让座。老师在办事或与别人在交谈时，不随意打扰老师，躬身站立一侧，等老师办完事或谈完话后再找老师。

6. 老师进入学生宿舍，宿舍同学要起立，老师离开时起身送出。

7. 同学间的交往应使用礼貌用语。同学间要互相问候“你早”、“你好”，可点头、招手。问同学问题，问前要用谦语“请问”、“对不起”、“打扰你一下”、“向你请教个问题”等，问后要道谢；同学回答不上来，说“不要紧，谢谢”等。

8. 与同学说话态度诚恳、谦虚，语调平和，听同学说话要专心，不轻易打断别人的话。不在同学面前说长论短、搬弄是非。不给同学取绰号，或叫同学的绰号，不说使别人感到伤心羞愧的话。

9. 同学之间互助互爱，主动帮助有困难的同学。对同学的过失或冒犯应宽宏大量，不斤斤计较。

10. 要尊重少数民族同学的生活习惯和民族习俗。

（五）了解并熟悉各种社交礼仪

礼仪作为一种有效的沟通交流手段，有助于赢得别人的信赖，建立良好的人际关系，从而获得更多更好的发展机会，对于在校研究生来说，适当掌握一些基本的社交礼仪，学礼、懂礼、守礼、用礼，不可缺少。

1. 握手礼节　握手时要注意握手顺序。握手，讲究“尊者决定”，即女士、长辈、教师应先伸手。要注意用力适当、时间适度，与人握手，一般3秒钟左右即可，并说“您好”。

2. 介绍礼节　介绍礼仪讲究“尊者为先”的原则，在正式场合，以领导、教师为先；在非正式场合以年长者和女士为先。

3. 交谈礼节　交谈是社交活动必不可少的内容，交谈中要注意谈话时的态度、措词，顾及周围的环境、场合，更要讲究所谈的内容及艺术性。掌握好交谈的气氛。交谈中，态度要诚恳，开诚布公；神态要专注，正视对方。

4. 电话礼节　拿起话筒后，应当先向对方问好，随后作自我介绍，以便对方确定没有打错电话。从原则上来讲，电话应由发话人挂断，收话人不宜先放下话筒。

5. 遵从交往礼节　男女生之间要文明交往、举止得体。避免使用不礼貌的口头语，尊重他人的宗教信仰和民族习惯。

6. 有客人敲门或打招呼问讯时，应回答“请进”或到门口相迎，客人进屋，应放下手中的工作，热情迎接。

7. 遇有问路人，态度温和，认真指引。

8. 养成良好的站姿　站立时，身体应与地面垂直，重心放在两个前脚掌上，挺胸、收腹、抬头、双肩放松，双臂自然下垂或在体前交叉，眼睛平视，面带笑容。

9. 养成良好的坐姿　正确的坐姿应该是腰背挺直，肩放松。女性应两膝并拢；男性膝部可分开一些，但不要过大，一般不超过肩宽。双手自然放在膝盖上或椅子扶手上。

10. 养成良好的走姿　正确的走姿是轻而稳，胸要挺，头要抬，肩放松，两眼平视，面带微笑，自然摆臂。

四、日常行为

行为是思想的外化表现。你所有的思想观念、品格修养、人生态度、综合素质都会在待人接物时表露无遗。因此，在与教师、同学、校外人员交往时，在前往办公室、商店、医院等公共场所办事时，在处理与他人、动物、自然的关系时，都要做到谦逊有礼、意趣高尚，充分展示研究生的气度和风采。

（一）校园活动行为规范

1. 增强环保意识，爱护校园环境。不在校园内乱张贴海报、宣传画。

2. 不践踏草坪，不攀折花草，不私摘花果。

3. 进入校门主动出示有效证件，骑自行车者自觉下车推行。在校园内将自行车按指定地点有秩序地存放整齐。

4. 组织举办活动时，应与管理部门及时沟通，办理相关手续。

5. 在校园内骑车应互相礼让，避让行人。不在校园内骑快车。

6. 上下楼、过楼道靠右行，出入教室、办公室、会场等按指定线路行走。

7. 遇到熟人要打招呼，互致问候；需要交谈，应靠路边谈话，不站在道路当中或人多拥挤的地方。

8. 行人互相礼让，主动给长者让路，主动给残疾人和有需要的人士让路。

9. 向别人打听道路，应先用礼貌语言打招呼，如果被陌生人问路，则应认真、仔细回答，自己不清楚，应主动道歉。

10. 上下电梯应主动排队，先出后进。如遇电梯超重，后进者应主动退出电梯等待。

11. 进电梯应遵循"尊老爱幼"、"教师优先"的原则。等待即将到达者，应主动帮助不方便者按仪表按钮。

12. 不得在电梯里抽烟，不大声喧哗、嬉戏，不乱蹦乱跳，以免安全装置误判导致乘客被困在轿厢内，影响电梯正常运行。

13. 自尊自爱，举止言行得当。男女生之间在公共场所不应有过于亲昵的举动及其他不文明行为。

（二）校外活动行为规范

1. 观看电影、演出，应准时入场，对号入座。如果迟到，询问排号要低声，穿过座位时应表示歉意。做文明观众，不起哄滋事。

2. 遵守公共秩序，按顺序购票、购物，对营业人员有礼貌。

3. 乘公共汽车应主动购票，主动给老、幼、病、残、孕妇让座，不争抢座位。

4. 外出参观时，注意个人安全，不可在景点乱刻乱画、乱扔垃圾。

5. 遵守交通规则，注意交通安全，过马路时走人行横道。

6. 参观博物馆、纪念馆应遵守秩序，轻声低语，未经同意不可触摸设备和展品。瞻仰烈士陵墓应保持肃穆。

7. 弘扬社会正气，对违反社会公德的行为，要主动上前劝阻。

8. 校友之间相互帮助，做文明人，维护学校形象。

9. 在校外遇到任何紧急情况，应冷静处理，及时与辅导员、教师联系。

（三）互联网行为规范

1. 合理安排上网时间，不占用正常的学习时间上网，更不能通宵上网。

2. 合理使用网络，学会利用网络做对自己学习有帮助的事情。

3. 增强自我保护意识，不轻易相信网络信息，不随意与网友见面。

4. 对于网络新闻，应时刻保持清醒头脑，对于某些敏感问题，不信谣、不传谣、不造谣。

5. 尊重网友，不说脏话和挑衅的语言，不对网友进行人身攻击。

6. 不进行网络欺诈、网络赌博、网络调查恶意投票。

7. 不浏览不良信息，不发送不文明、不健康的垃圾信息与邮件，不观看和传播黄色书刊或音像制品。

8. 不沉迷于网络游戏或不良小说。

9. 应自觉遵守网络上不同网站和论坛的相关规则。

(四) 提倡节俭、环保的“绿色”行为

1. 宿舍内应做到节能节水,人走电关,节约水电。

2. 注意循环再利用,各种可循环再利用的生活垃圾分类处理,及时送至废品回收处,不在宿舍阳台等处堆积。

3. 尽量使用食堂内消毒筷子,不使用一次性筷子。

4. 在宿舍内对大功率设备(如台式电脑)实行单机能耗管理,不使用时应及时关机,或切换到待机状态。

5. 洗手打肥皂时应及时关闭水龙头,节约淡水资源。

6. 食堂用餐时根据自己的食量打饭,不浪费。

7. 尽量食用正季、本地产的蔬菜瓜果,不食用野生动物。

8. 出门旅行自备牙刷、剃须刀,既用得放心又环保。

9. 废电池(镍氢电池、锂离子电池等)应回收,防止贡镉污染。

10. 购买袋装食品时养成查看生产日期和保质期的习惯,避免对身体造成伤害。

11. 外出时尽量乘坐公共交通工具。

五、感恩与社会责任

每个人的成长都离不开社会、家庭和他人的关心、关怀、帮助。从一出生,我们每个人都因为父母、家庭和社会的万千呵护、宠爱,而背负了一种巨额的“债务”,这种债务是情感上的、心理上的,藏在心灵的深处。在人生历程中,常怀感恩之心,报答之意,用实际行动报答国家和社会,去反哺那些曾经帮助过我们的人,是我们应尽的责任和义务。

1. 感恩和责任是人类生存的理由和动力,要对社会负责、对别人负责、对自己负责,要学会关爱父母,珍惜生命。

2. 感恩父母,体谅父母,理解父母,要经常与父母联系,父母教诲常记心中。

3. 提高对学校的认同感与归属感,增强对“今日你以学校为荣,明日学校以你为荣”的责任意识。

4. 对他人与人为善,关爱、宽容,常怀恻隐之心;对自然以邻为友,仁心、慈爱,常怀敬畏之心,与人与物和谐相处。

5. 对自己行为负责,爱惜自己的名誉,自尊、自爱、自信、自强,不消极,不堕落,不做违法事情,志趣昂扬向上。

6. 对别人负责,善待身边的人,与之相处要宽容、诚实,常怀感恩的心。

7. 尽己所能,勇于承担社会责任。平时多参加义务活动,争当社会活动的志愿者,在公共场所,自觉维护学校形象。

8. 参加集体活动是每个集体成员的责任和义务,应该认真履行自己的职责。

9. 志存高远,发奋图强,为中华崛起而读书,增强为国家、社会作贡献的能力。

第七章　医药卫生科技查新及检索

查新是对科学技术进行新颖性判断的信息咨询业务。医药卫生科技查新经过短短十几年的发展，已经取得了可喜的成绩，为科研立项、成果评价、新药研发与专利申请等提供了科学依据。

第一节　医药卫生科技查新概述

一、查新的概念与作用

（一）查新的相关概念

查新是科技查新的简称，是指查新机构的查新人员根据查新委托人提供的需要查证其新颖性的科学技术，按照一定的操作规范，做出查新结论并出具查新报告的信息咨询业务。

1. 查新点　是指需要查证的内容要点，即查新项目的创新点，是贯穿查新过程始终的焦点，是对文献相关性确认与筛选、检索结果的分析与对比、查新结论立足的依据。

2. 查新项目　是指被查证的科学技术项目。

3. 查新机构　是指被国家或军队有关部门认证、具有查新业务资格，根据查新委托人提供需要查证其新颖性的科学技术内容，按照科技查新规范操作，有偿提供科技查新服务的信息咨询机构。

4. 查新人员　是指参与查新工作的人员，包括查新员、审核员及其他工作人员。

5. 查新员　是指具有中级（含）以上专业技术职称和查新资格，负责查新全部过程的查新人员。

6. 审核员　是查新审核员的简称，是指具有高级专业技术职称和查新资格，负责审核查新员所做的查新工作是否规范，并向查新员提出审核意见的查新人员。

7. 查新委托人　是指提出查新需求的自然人、法人或者其他组织。

8. 新颖性　是指在查新委托日以前查新项目的科学技术内容部分或者全部没有在国内外出版物上公开发表过，对是否已有“同样的成果”做出客观的鉴证性结论。查新报告不应该对委托项目的“创造性”进行评价，也无权对委托项目的“先进性”或“水平”做出结论。

9. 查新要求　是指查新委托人对查新所提出的具体愿望。一般分为以下三种情况：

（1）希望查新机构通过查新，证明在所查范围国内外有无相同或者类似研究。

（2）希望查新机构对查新项目分别或者综合进行国内外对比分析。

（3）希望查新机构根据分析对查新项目的新颖性做出判断。

10. 查新合同　是指查新委托人和查新机构约定，由查新机构处理查新委托人查新事务的合同。

11. 查新报告　是指查新机构用书面形式就其处理的查新业务和得出的查新结论向查新委托人所做出的正式陈述。

（二）查新的对象

1. 申报国家级或省（部）级科学技术奖励的人或机构。
2. 申报各级各类科技计划、各种基金项目、新产品开发计划的人或机构。
3. 各级成果的鉴定、验收、评估、转化。
4. 科研项目开题立项。
5. 技术引进。
6. 国家及地方有关规定要求查新的。

（三）查新的作用

查新是为科研立项、科技成果鉴定、评审及转化、新药研发与报批、专利申请等提供客观依据。因此，查新对于科学研究、科技开发及促进技术市场发展都发挥着重要的作用。医药卫生科查新的作用主要体现在以下几个方面。

1. 为科研立项提供依据　科研课题立项之前，为避免低水平、重复性研究而造成各种资源的浪费，研究者和科研管理部门需要针对科研项目的论点、研究开发目标、技术路线、技术内容、技术指标等方面是否具有新颖性做出评估和判断。为此，需要查新机构提供对科研项目的查新报告。通过科技查新了解国内外相关或密切相关的科学技术发展水平、研究方向、研究进展以及发展动态，为判断所选项目是否具有新颖性提供立项的客观依据。

2. 为科技成果鉴定、评估、验收、转化、奖励等提供依据　查新可以为科技成果的鉴定、评估、验收、转化、奖励等提供客观的文献依据。例如，某企业为成果鉴定，要求通过查新确认他们的“轻烃燃气灶具”项目为国内首创项目，经查新证实，国内已有此灶具的报道，从而否定了“国内首创”的评价。该企业十分后悔在立项时未经项目查新而造成了人力、物力和财力的损失。

查新还能保证科技成果鉴定、评估、验收、转化、奖励等的科学性和可靠性。在这些工作中，若无查新部门提供可靠的查新报告作为文献依据，只凭专家小组的专业知识和经验，难免会有不公正之处，可能会得不出确切的结论。这样既不利于调动科技人员的积极性，又妨碍成果的推广应用。高质量的查新，结合专家丰富的专业知识，便可防止上述现象的发生，从而保证鉴定、评估、验收、转化、奖励等的权威性和科学性。

3. 为新药研发与报批提供依据　药品研发立项、报批之前，相关管理部门需要研发机构提供查新报告，以此作为立项或审批的重要参考依据。通过查新可以获悉国内外是否有同类药品已经研究开发，其研究进程如何，是否通过认证，上市的国家、地区以及国际性或区域性的组织。

4. 为专利申请提供依据　专利申请之前，查新可以获悉国内外是否有相同产品已经申报了专利、已申请专利保护的权限要求、批准专利的国家、专利期限等情况；还可以了解是否有类似产品申请专利，在技术性能及指标等方面有无区别。查新可以为委托人申报专利提供参考依据。

近年来，查新委托人以申请专利为目的而需要出具查新报告的数量逐渐增多。

5. 为医疗、教学、科研人员提供医药卫生相关信息　为了加速医学科学技术的发展，医疗、教学、科研及医药卫生相关行业的技术人员努力进行科学研究，解决临床诊断、治疗，基础医学、药学实验中的相关问题。然而，随着信息技术的飞跃发展，信息源和信息载体多样化，数据库推陈出新、种类繁多，这给技术人员获取信息带来一定的难度。有关研究表明，技术人员需花费大量的时间查阅文献，而文献的查全率与查准率仍不理想。查新机构不仅拥有丰富的信息资源，更拥有受过专业训练、能够准确熟练利用信息资源的查新人员。通过查新人员提供的专业检索和信息咨询帮助，既可让科技人员节省大量时间，又能准确捕捉相关信息，为医疗、教学、科研提供有效帮助。

目前，临床医务人员、大专院校的教员、科研院所的技术人员，甚至部分研究生开题，都需要委托查新机构进行相关的检索、查新。可见，查新已成为医疗、教学、科研人员获取相关信息的得力助手。

（四）查新与文献检索及专家评审的主要区别

1. 文献检索　是针对具体课题的需要，仅提供文献线索和原文，对课题不进行分析和评价。

2. 专家评审　主要是依据专家本人的专业知识、实践经验、对事物的综合分析能力以及所了解的专业信息，对被评对象的创造性、先进性、新颖性、实用性等做出评价。评审专家的作用是一般科技情报人员无法替代的，但具有一定程度的个人因素。

3. 查新　是文献检索和情报调研相结合的情报研究工作，它以文献为基础，以文献检索和情报调研为手段，以检出结果为依据，通过综合分析，对查新项目的新颖性进行情报学审查，写出有依据、有分析、有对比、有结论的查新报告。也就是说查新是以通过检出文献的客观事实来对项目的新颖性做出结论。因此，查新有较严格的年限、范围和程序规定，有查全、查准的严格要求，要求给出明确的结论，查新结论具有客观性和鉴证性，但不是全面的成果评审结论。这些都是单纯的文献检索所不具备的，也有别于专家评审。

二、查新的基本原则

查新委托人在处理查新委托事务过程中、查新机构在从事查新活动中以及查新咨询专家在提供查新咨询服务过程中应当遵循以下基本原则。

（一）自愿原则

1. 查新委托人有权选择查新机构；查新机构有权接受或者拒绝查新委托。

2. 查新机构有权选择查新咨询专家；专家有权接受或者拒绝担任查新咨询专家。只有在双方自愿和合法的基础上，双方的聘请关系才能真正确立。

（二）依法查新原则

依法查新是开展查新业务的一项重要原则。从事查新的机构应当是具有查新业务资质的信息咨询机构。未经科学技术部认定或者授权认定，任何单位和个人不得从事面向社会服务的查新活动。查新机构承办的一切查新业务都要以法律、法规为准绳，其所有活动都应当在法律、法规规定的范围内进行。涉及查新有关各方面的行为活动应当遵循《科技查新机构管理办法》。

对于因违法违纪不适宜继续执业的查新人员，查新机构应当按照法律、法规、规章和机构章程予以解聘或除名。

（三）独立、客观、公正原则

1. 独立原则　查新机构、查新员、查新审核员、查新咨询专家应当是与查新项目无利害关系的第三者。查新机构应当严格按照国家的有关法律、法规和《科技查新机构管理办法》的规定，独立处理查新业务；查新咨询专家应当严格按照国家的有关法律、法规的规定，独立地向查新机构提供查新咨询意见。查新机构、查新咨询专家从事的具体查新、查新咨询活动不受任何行政部门控制，也不受其他机关、社会团体、企业、个人、查新委托人等的非法干预；查新咨询专家提供查新咨询意见时不受查新机构的非法干预。

如果查新机构、查新咨询专家认为其独立性受到损害，则可以拒绝进行查新与查新咨询，或中止相应的查新与查新咨询活动，或在查新报告、查新咨询专家意见表中声明。

2. 客观原则　查新机构应当依据文献，客观地为查新委托人完成查新事务。查新报告中的任何分析、技术特点描述、每一个结论都应当以文献为依据，符合实际，不包含任何个人偏见。

3. 公正原则　查新机构在处理查新事务的过程中，应当站在公正的立场上，在遵照《科技查新机构管理办法》的前提下，公正地为查新委托人完成查新事务。查新机构不可因收取查新费用而偏袒或者迁就查新委托人；查新咨询专家也不能因收取查新咨询费用而迁就查新机构。

三、查新原理与流程

（一）查新的原理

1. 查新因素组成及相互关系　为了对查新业务有一个全面、客观的认识，这里将查新的主要因素构成及其相互关系用示意图 7-1-1 所示。

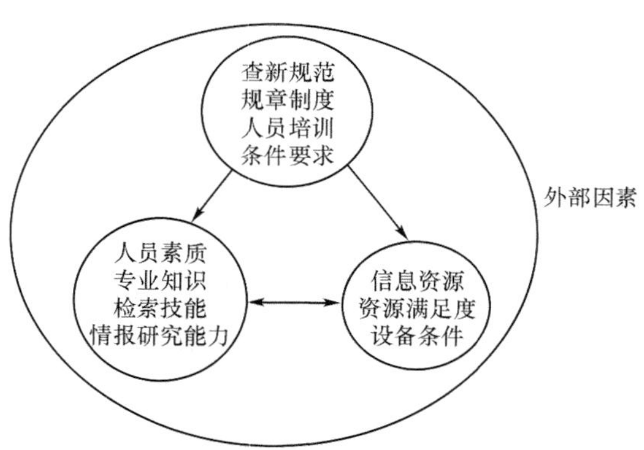

图 7-1-1　查新主要因素构成及相互关系示意图

查新业务由 3 个主要因素构成，即查新规范、人员素质和信息资源。查新规范是由国家科技部或有关职能部门制定，主要包括规章制度、人员培训和条件要求等。人员素质是指查新人员掌握一定的专业知识、检索技能、情报研究能力。信息资源是指可供查新人员利用的文献数量和质量，由资源满足度和设备条件构成。查新规范对人员素质和信息资源有相应要求，人员素质和信息资源之间相互作用、相辅相成。查新业务的 3 个主要因素又同时受外部因素的影响，如国家关于科技管理的政策导向（科研立项、成果评审等）直接影响查新的发展趋势。

2. 查新的原理　简要解释就是需求集合与信息集合的匹配过程，如示意图 7-1-2 所示。

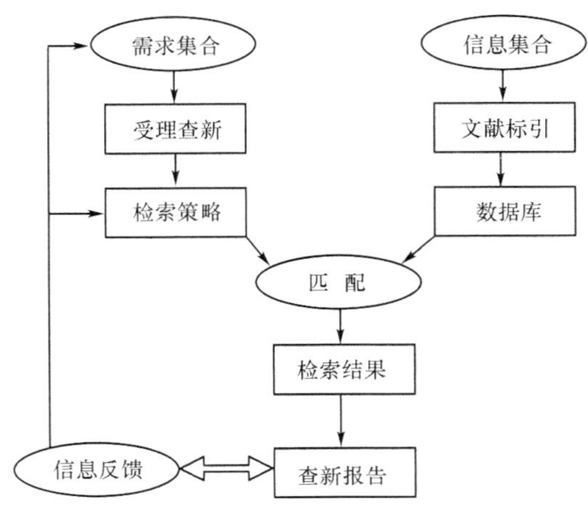

图 7-1-2　查新原理示意图

查新机构根据查新委托人关于查证科学技术项目新颖性的需求，利用相关的信息资源，如数据库、网站等，编制符合信息源标引的检索策略；将检索出的与查新项目相关的文献进行匹配，对比分析检索结果，撰写查新报告；查新人员将查新结果与委托人进行信息沟通和反馈，或者查新人重新修订检索策略，或者委托人再次精练和明示其科学技术项目的创新点；最终以完成查新报告的形式结束此项查新。

（二）查新委托

查新委托人在申请查新项目时，应该明确自己的义务和权利，按规定与查新机构商洽查新业务，这是保证查新项目顺利进行的前提。

1. 查新委托人申请查新的程序　查新委托人申请项目查新时应该与查新机构签订查新合同，并向查新机构提交相关的材料，可以参照下列程序进行。

（1）明确查新机构被授予的查新权力及查新业务范畴，自主选择查新机构；

（2）判断待查新项目是否属于查新机构的业务范畴；

（3）与查新机构签订查新合同书；

（4）向查新机构提交与查新项目相关的科学技术资料和有关材料。

2. 查新委托人必须提供的材料　查新委托人必须提供查新项目名称、委托人联系方式、查新目的、查新项目的科学技术要点等材料。

3. 查新委托人尽可能提供的材料

（1）参考检索词，包括中英文对照的查新关键词（含规范词、同义词、缩写词、相关词）、分类号、专利号、化学物质登记号等；

（2）国内外同类科学技术和相关技术的背景材料；

（3）参考文献，列出与查新项目密切相关的国内外文献（含著者、题目、刊名、年、卷、期、页）。

4. 查新委托注意事项

(1) 提交的与查新项目相关的材料应当真实可靠,用词和数据准确;

(2) 提交的查新项目的科学技术要点应当表述清楚,简明扼要,其中创新点最好逐条列出;

(3) 接受查新人员与查新项目有关的信息咨询。

(三) 查新工作流程的程序

1. 提出查新申请　查新人员对用户提出的查新项目先判断其是否属于本机构能承担的查新业务受理范围,对于能受理的查新项目,查新委托人要填写“科技查新委托单”,填写委托单时应注意的事项如下。

(1) 查新目的:可分为立项查新、成果查新等。立项查新包括申报各级、各类科技计划,科研课题开始前的资料收集等;成果查新包括为开展成果鉴定、申报奖励等。

(2) 查新项目的科学技术要点:要着重说明查新项目的主要内容,包括研究方法、研究方案、主要技术特征、成果结构、工艺、配方、应用范围以及技术指标和参数等;查新委托人自我判断的国内外现有水平。

(3) 查新点与查新要求:查新点是指需要查证的内容要点,是查新项目技术要点中具有新颖性的地方,和查新结论密切相关。查新时参照查新项目的科学技术(多主题)要点简明扼要的填写,最好一一列出。

查新要求是指查新委托人对查新提出的具体愿望。一般分为以下四种情况:①希望查新机构通过查新,证明在所查范围国内外有无相同或类似研究;②希望查新机构对查新项目分别或综合进行国内外对比分析;③希望查新机构对查新项目的新颖性作出判断;④查新委托人提出的其他愿望。

(4) 委托人提供的资料:用户提出委托时,必要时请同时提供一套能详细描述本课题的技术资料,如研究报告、总结报告等,以及课题组成员在国内外发表过的与本课题有关的文献。

(5) 中英文检索词:列出可能出现在被检中文献主题词、标题、文摘等字段,对表征文献主题内容,特别是查新点具有实质意义的词语,所选择的检索词包括主题词、关键词、同义词、缩写词、相关词、专利号、化学物质登记号、分类号等。

2. 受理查新委托　符合受理条件的委托,根据委托课题的专业特征,安排相应的查新人员受理。受理人员必须向委托人说明查新的具体规定和要求,并与委托人认真交谈,听取查新委托人关于查新项目的情况介绍,了解项目的技术背景、研究内容、研究方法以及技术特点,了解用户所掌握的该项目与同类研究的不同之处,初步判断查新项目的创新点。并就查新项目的内容、完成时间、查新费用等与查新委托人签署查新合同,合同书须经双方签字或盖章后生效,一式两份,本查新站与委托人各执一份,以便存档备查。

3. 实施查新检索　查新人员对受理的查新项目(课题或成果)进行分析,确定检索范围、检索工具、检索手段,并拟订检索策略,进行试检、调整策略,最终完成全部检索过程,得出检索结果。

4. 撰写查新报告　仔细阅读所检的相关文献,并将相关文献与查新项目的创新点进行对比分析。根据对比分析情况及结果,由查新员草拟查新报告。

5. 审核查新报告　查新报告经本查新机构审核员审核合格后,由查新员和审核员签名并加盖查新机构的查新专用章，方能生效。

6. 提交查新报告　查新报告一式两份，一份交于用户，一份图书馆存档。用户如要求追加报告份数，可另行提出。

查新业务流程见示意图 7-1-3。

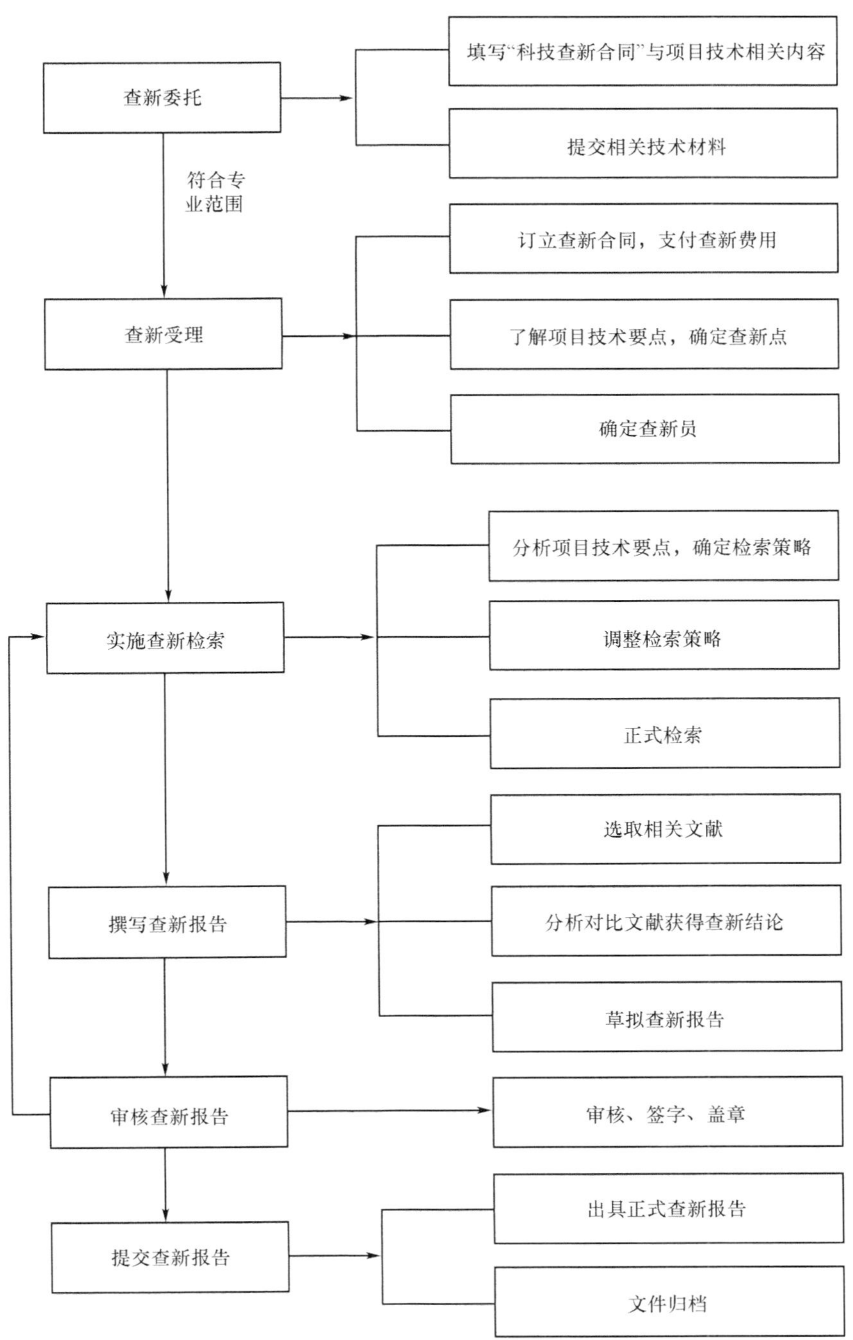

图 7-1-3　查新业务流程示意图

四、新颖性及其判断

（一）新颖性的概念

在《科技查新规范》中“新颖性”是指查新委托日以前查新项目的科学技术内容部分或者全部没有在国内外出版物上公开发表过。

需要指出的是，由于我国科技查新工作起步于申请专利以及评审国家发明奖所需的专利审查，所以科技查新中的新颖性与专利审查中的新颖性既有联系又有区别。

专利审查中的“新颖性”是指在申请日以前没有同样的发明或者实用新型在国内外出版物上公开发表过、在国内公开使用过或者以其他方式为公众所知，也没有同样的发明或者实用新型由他人向国务院专利行政部门提出过申请并且记载在申请日以后公布的专利申请文件中。

从上述定义可以看出，影响专利的“新颖性”有“三个公开”，即出版物公开、使用公开，以其他方式公开。而影响查新项目的“新颖性”只有出版物公开。换言之，在科技项目查新中，对在国内外公开使用的同类成果，或其成果内容已通过讨论会、广播、电视等其他方式为公众所知，如未能通过相应文献来证实其属于相同成果的，不影响其新颖性。

（二）新颖性判断原则

1. 相同排斥原则　是指将查新项目的新颖性与检索出的文献进行对比，如果两者的科学技术要点，包括研究所属科学领域、主要研究内容、最终目标、解决的关键技术问题、研究步骤和方法、技术路线、研究结果等方面实质上相同，即可以做出该查新项目缺乏新颖性的判断。反之，则新颖性成立。

2. 单独对比原则　是指将查新项目的科学技术要点与每一份对比文献中公开的与该查新项目相关的科学技术内容单独地进行比较，而不是将其与几份对比文献内容的组合进行比较。

3. 上下概念否定原则　是指在同一科学技术主题中，具体（下位）概念的公开可使一般（上位）概念的查新项目丧失新颖性。

4. 突破传统数值范围原则　通常用于数值范围的判断，主要是指：若在现有技术中公开的某个数值范围是为了告诫所属技术领域的技术人员不应当选用该数值范围，而查新项目却正是突破这种传统而确立该数值范围。那么，该项目具有新颖性。

5. 文献公开时间（包括国内外文献、专利、新药审批、成果公布等）为先原则　是指委托人发表的与查新项目相关的文献和查新机构检索出的他人发表的相关文献在公开时间上进行对比，如果两者的实质内容相同，则公开时间早的文献否定公开时间晚的文献。也就是说，公开时间晚的文献缺乏新颖性。

（三）新颖性分析方法

新颖性分析包括 4 个方面内容：技术创新来源分析、技术研究现状分析、国内外信息对比分析和新颖性特征分析。

1. 技术创新来源分析　是指关于查新项目新颖点的创新理论基础和技术支持的分析，即查找创新源。科学研究是建立在一定理论基础和实验方法之上的，相关学科的理论基础和实验方法即是科学技术项目的创新来源。无论是科研立项查新、科技成果查新，还是专利申报、新药审批的查新项目，都应隶属于相关的学科专业范畴，具备相关的技术支持。因此，分析查新项目的新颖性问题，首先应该分析和判断项目所属的学科专业、技术方法、研究方式等。

一般查新项目有多项研究内容，如果知道了新颖性的“源头”或“上线”，就可以顺藤摸瓜确定新颖性可能在哪些方面。总之，创新来源并不是新颖性本身，而是帮助我们找到“主线”的一种必要手段、一个中介。根据《中国图书馆分类法》(第4版)，医药卫生领域划分为生物科学、预防医学、卫生学、基础医学、临床医学、特种医学、药学、生物医学工程等；再分析其技术方法或者研究方式是实验研究，还是临床研究等。

2. 技术研究现状分析　是指关于同类研究技术总体特点与水平的分析，其功能是判断新颖性是否存在。它是以检索出的全部文献为依据，做出现有技术水平结论，此为判断有无新颖性的基础。它的基本要求是采用一切手段(机检、手检)，尽可能地收集多种信息(数据库、文本式、网上、专家咨询等)。如通过阅读委托人提供的资料、查阅检索出的相关国内外文献、请教咨询专家等，即可初步了解查新项目的技术内容，关于新颖性的问题也将产生初步印象。

3. 国内外信息对比分析　是指将国内外信息与查新项目的新颖性进行对比，目的是判断查新项目新颖性的宏观特征。

4. 新颖性特征分析　是指在新颖性宏观特征准确把握后，进一步深入其技术层面看是否存在新颖点，如果具有新颖点，应将其具体表述。

五、查新报告

查新报告是查新机构用书面形式就查新事务及其结论向查新委托人所做的正式陈述。查新机构应当在查新合同约定的时间内向查新委托人出具查新报告。

(一) 基本内容

1. 查新报告编号，查新项目名称，查新委托人名称，查新委托日期，查新机构的名称、地址、邮政编码、电话、传真和电子信箱，查新员和审核员姓名，查新完成日期。

2. 查新目的，查新项目的科学技术要点，查新点与查新要求，文献检索范围及检索策略，检索结果，查新结论，查新员与审核员声明，附件清单。

3. 查新委托人要求提供的其他内容。

(二) 基本要求

1. 查新报告应当采用科学技术部规定的格式；内容符合查新合同的要求；提交的时间和方式符合查新合同双方的约定。

2. 查新报告应当采用描述性写法，使用规范化术语，文字、符号、计量单位应当符合国家现行标准和规范要求；不得使用含意不清、模棱两可的词句；应当包含足够的信息，使得查新报告的使用者能够正确理解。

3. 查新报告中的任何分析、科学技术特点描述、每一个结论，都应以客观事实和文献为依据，完全符合实际，不包含任何个人偏见。

4. 文献检索范围及检索策略应当列出查新员对查新项目进行分析后所确定的手工检索的工具书、年限、主题词、分类号和计算机检索系统、数据库、文档、年限、检索词等。

5. 检索结果应当反映出通过对所检数据库和工具书命中的相关文献情况及对相关文献的主要论点进行对比分析的客观情况。检索结果应当包括下列内容:①对所检数据库和工具书命中的相关文献情况进行简单描述;②依据检出文献的相关程度分国内、国外两种情况分别依次列出;③对所列主要相关文献逐篇进行简要描述(一般可用原文中的摘要或者利用原文中的摘要进行抽提),对于密切相关的文献,可节录部分原文并提供原文的复印件作为附录。

6. 查新结论应当客观、公正、准确、清晰地反映查新项目的真实情况,不得误导。查新结论应当包括下列内容:①相关文献检出情况;②检索结果与查新项目的科学技术要点的比较分析;③对查新项目新颖性的判断结论。

7. 查新员应当根据查新项目的科学技术要点,将检索结果分为密切相关文献和一般相关文献。

8. 检索附件包括密切相关文献的题目、出处及其原文复制件,一般相关文献的题目、出处及其文摘。

9. 有效的查新报告应当具有查新员和审核员的签字,加盖查新机构的科技查新专用章,同时对查新报告的每一页进行跨页盖章。

(三) 查新员、审核员声明

查新报告应当包括经查新员、审核员签字的声明。声明的内容可以参考下面的内容进行撰写:①报告中陈述的事实是真实和准确的;②我们按照《科技查新规范》进行查新、文献分析和审核,并做出上述查新结论;③我们获取的报酬与本报告中的分析、意见和结论无关,也与本报告的使用无关。

六、科技查新质量控制

控制查新质量重在 3 个环节:一是文献检索质量;二是信息分析质量;三是报告格式规范。

(一) 文献检索质量控制

文献检索质量如何,直接关系到查新报告结论的准确性、客观性及公正性。因此,控制文献检索质量是提高查新报告质量的关键之一。检索质量控制可以从检索的全面性、准确性两方面进行。

1. 检索全面性　查新检索是针对查新项目科学技术内容的新颖性进行检索,具有较高的文献查全率的要求。检索全面性受查新要点分析、检索标志、检索范围、检索时限、检索方法、检索途径、检索结果的检验与调整等因素的影响。

(1) 查新点分析:是检索的前提,是查新项目对比分析和论述的依据,也是查新检索质量控制的关键。查新人员根据委托人提供的查新项目科学技术要点,特别是新颖性(创新性)的表述,将需要创新的内容进行分解,条理清晰地列出查新要点,一般可列出数条查新要点。依据查新要点确定检索词、制订检索策略、选择检索范围等。

(2) 检索标志:是指通过对查新项目的主题分析,将自然语言转换成规范化语言,即确定检索入径的关键。包括分类号标志和主题词标志。要求确定的检索标志全面难确,逻辑组配合理。如果说查新点分析是概念分析和整理的过程,那么检索标志就是概念的转换。

(3) 检索范围:是指根据创新项目涉及的学科专业选定检索工具,如数据库、网站、期刊、资料等各类型文献资源。确定检索范围的原则是宁可适当放宽,也不要过于狭窄。检索范围过小会影响文献的查全率。

(4) 检索时限:是指根据查新项目所属学科发展动向和研究起止年限,确定检索数据库的时间范围。有些传统学科的项目如中医药学,要求的检索时限较长,而一些新兴学科项目则可缩短检索时限。

(5) 检索方法:是指查找文献信息的具体方法,分为计算机检索和手工检索两种。以计算机检索为主,手工检索为辅。只有在特殊学科(如传统中医药学)或者某些公开信息尚未提供计算机检索方式时,方考虑以手工检索作为弥补,以保证文献的查全率。

(6) 检索途径:主要是指手工检索和计算机检索时所采用的检索入口,最常用的是主题与分类途径,其中主题途径检索具有专指性,而分类途径则具有系统性,两者交替配合使用可以提高检索的全面性。其他检索途径还有关键词、著者等途径,需根据检索工具的特点配合使用。

2. 检索准确性 是指针对查新项目的检索结果与实际情况的"偏差"的属性。为了提高查准率,需要针对检索出的文献逐一进行相关性分析,并且根据查新项目的查新点与文献的符合程度,对相关文献进行分析。

如果除去查新项目的学科属性、科学技术要点和新颖性的准确定位等影响因素,那么文献检索的查准率主要取决于查新人员的检索技能,如数据库运用的熟练程度、检索语言的转换能力、检索结果相关性判读水平以及相关的专业知识等主观因素。因此,控制查新检索的准确性就要提高查新人员信息资源利用能力和专业技术水平。

(二) 信息分析质量控制

信息分析是指查新人员根据查新项目中的查新点与检索出的文献结果,将两者用情报分析方法进行对比分析和综合判断,得出并撰写查新结论。因此,信息分析质量控制主要包括对比分析质量、查新结论质量及文字表述质量。

1. 对比分析质量 控制对比分析质量就是核对查新报告是否针对查新项目的查新点(查新项目的新颖性)进行分析,从而判断与检出文献的可比性、相关性以及分析的准确度等。如果发现查新项目与检索出的文献密切相关,还要进一步检查时间、地理等方面是否进行了对比,如是否比较了两者在文献发表、专利公布、成果公开、药品批准上市等方面的时间排序、地理位置差异等。控制对比分析质量就是多方位地审视查新点与检出文献两者之间的相关度。

2. 查新结论质量 控制主要包括客观性、公正性、准确性 3 个指标。所谓客观是指查新结论按照检出文献的原始面目列出,不夹杂查新人员的个人偏见;公证是指查新结论以客观文献为事实依据的分析和判断,不包含查新人员的个人偏私;准确是指查新结论的论点与论据表述准确、明晰、无歧义。

3. 文字表达质量 查新报告的文字表述应当符合《国家科技查新规范》的要求,即采用描述性写法,使用规范化术语,文字、符号、计量单位应当符合国家现行标准和规范要求;不得使用含意不清、模棱两可的语句；应当包含足够的信息，使得查新报告的使用者能够正确理解。

（三）报告格式规范控制

报告格式规范是指按照统一的格式要求填写查新报告的每一个项目。国家科技部规范了国家查新项目报告书格式。因此，国家科技部及相关部门确认的查新机构应当采用规定的查新报告书格式。

按照查新报告书的填写要求，逐项检查是否有漏项、填写错误的情况；是否严格遵守签名手写、公章加盖、打印纸张的规格等规范。如果发生有悖于国家查新报告书的错误，应及时予以纠正。

七、医药科技查新特点

（一）科研立项查新特点

1. 科研立项查新的重要性　科研立项查新是重要的查新类别之一。科研立项是科学研究的基础，只有把握好立项研究，在科研立项层面对研究项目的先进性、新颖性、实用性等特征进行评估，才能优化国家的科研资源，保障国家科学技术战略的实施。

申请科研立项的目的是为了取得政府的支持，并获得科研经费。科研管理部门对申报的项目一般要组织专家进行评审。专家们虽然具有较强的学科专业知识，但在目前学科细分、交叉的情况下，很难把握每一个科研课题的立项内容；他们不可能掌握全面的情况，更不可能对近 10～15 年来公开的研究报告、专利文献等进行全面的阅览。因此，立项查新为主管科研立题的专家、领导提供了一种客观评价指标，比较客观地反映了这些项目的国内外情况，避免了科研项目低水平的重复，避免了人力资源和物力资源的浪费，从而将有限的科研经费用到急需研究的项目上。与此同时，也为科研人员在开题之前提供了比较全面的研究信息，达到了优化科研项目的总体设计、缩短科研周期、少走弯路以及快出成果的目的。

2. 科研立项查新的特点

（1）背景材料不够充分：科研立项查新往往是对较新颖的研究内容进行探索，科研人员虽然对研究领域的情况有一定的了解，但往往是不全面的。他们只是通过有限的文献检索与自身了解的一些情况来设计课题立项，因此对于课题的背景材料的掌握不够充分，提供的关键词与科学技术内容也屡有变化。在查新人员检索过程中，科研人员提出修改项目名称、项目内容、技术路线等与科研项目相关内容的情况并不少见。此时，要求查新人员具有较好的专业素养，最好由比较有经验的查新人员与项目委托人进行沟通，根据文献检索情况，帮助委托人确定研究内容，顺利完成查新项目。

（2）研究目标不够明确：不少项目设计的预期目标比较多，试图在多方面取得科研成果，以至于造成创新点分散，对于查新检索和查新结论撰写非常不利。这种现象往往出现在科研单位申请较为重大的科研基金项目上。此时，需要查新人员与委托人共同分析研究的主要创新点与次要的创新点，帮助委托人抓住主要目标。

（3）研究内容不够具体：科研立项是一种尚未完成的科研工作，它不像科研成果有特定的结果，或者具有特定的技术指标，既阐述了技术关键，又有详细的技术路线。这种研究内容相对模糊的实际情况也给查新人员理解查新项目带来了一定的困难。

3. 科研立项查新应该注意的问题

(1) 应该熟悉国家及各省市相关基金和立项工作的特征:随着我国对科技工作的日益重视,科研经费和资助项目与日俱增。不同的科研经费用途不同,对查新项目的要求侧重点也有所不同。掌握立项申报情况不仅可以同委托人更好地进行沟通,而且可以根据不同基金申报时段合理安排好查新业务。以下为几个主要基金项目的情况。

1) 国家重点基础研究发展计划(亦称"973"计划):制定和实施"973"计划是党中央、国务院为实施科教兴国和可持续发展战略、加强基础研究和科技工作做出的重要决策,是实现 2010 年乃至 21 世纪中叶我国经济、科技和社会发展的宏伟目标,也是提高科技持续创新能力,迎接新世纪挑战的重要举措。其战略目标为加强原始性创新,在更深的层面和更广泛的领域解决国家经济与社会发展中的重大科学问题,以提高我国自主创新能力和解决重大问题的能力,为国家未来发展提供科学支撑。

2) 中国高技术发展计划(亦称"863"计划):从世界高技术发展趋势和中国的需要与实际可能出发,坚持有限目标、突出重点的方针,选择生物技术、航天技术、信息技术、激光技术、自动化技术、能源技术和新材料等 8 个领域、20 个主题的高新技术领域的科研工作进行投资。

3) 国家自然科学基金:面向全国,是国家创新体系的重要组成部分。主要资助自然科学基础研究和部分应用研究,重点支持具有良好研究条件、研究实力的高等院校和科研机构的研究人员,由国家自然科学基金委员会(简称自然科学基金委)负责实施与管理。基金项目是指国家自然科学基金资助的各类项目,包括面上项目、重点项目、重大项目、国家杰出青年科学基金项目、专项项目和国际合作与交流项目等。

各类基金项目的相关网址为:

中华人民共和国科技部 http://www.most.gov.cn/

中国星火网 http://www.cnsp.org.cn/

国家高技术研究发展计划 http://www.863.gov.cn/

中国科学技术部火炬高技术产业研发中心 http://www.chinatorch.gov.cn/

中华人民共和国卫生部 http://wsb.moh.gov.cn/

国家自然科学基金委员会 http://www.nsfc.gov.cn/

国家科学技术奖励办公室 http://www.nosta.gov.cn/

(2) 按照学科分类指定专人负责:现代自然科学分类越来越细,将查新人员按照其所学专业与个人业务专长进行分组,按照专业对口原则进行查新接待与检索工作,既有利于保证查新质量,也有利于查新人员积累相关经验。

(3) 与委托人建立沟通机制:在初步预检索后,往往会发现部分立项项目已有他人从某个侧面进行了某种程度的相关研究,或取得了科研成果。这时有必要将这样的信息反馈给用户,以便用户采取措施,如变更研究内容等。此外,与用户的适时交流也有利于对项目内容的把握,从而保证查新结果的有效性。

(4) 适当放宽检索时限:在科技发展史上,某项技术从发现、成熟到应用几经沉浮的现象非常多见。尤其对于我国,科技领域绝大多数还处于发展跟踪阶段,甚至在某些领域国外 20 世纪六、七十年代的科学技术文献仍具有价值,这时就需要适当放宽检索时限,才能获得较好的检索结果。

（5）检索已立项的科研基金项目库：国家自然科学基金、"863"计划等均已建立历年申报的科研项目库，通过检索，可获知是否存在同委托人项目相似的立项情况，为委托人和科研决策机关把好关。可以参考各类基金项目相关网址进行检索。

（6）正确评价查新在科研立项决策中的作用：科研立项决策包括立题、查新委托、专家评审、管理部门决定等环节，受到多种因素的影响。掌握申报课题的国内外研究情况、对申报课题在该领域的地位做出评判，是正确决策的基础。

委托人申请查新时，需要说明研究项目的内容要点、技术关键、主要指标，特别是创新点，简要地阐明国内外该领域的研究现状，并提供一些密切相关的文献。如查新人员应尽量提供客观、全面的文献信息，通过对比分析进行新颖性评价；评审专家根据基金申报书材料、安新报告、个人知识等多项内容进行综合评判。因此，查新工作在科研立项决策中虽然只是一项基础的文献调研工作，但其作用不可低估。

（二）科技成果查新特点

1. 科技成果查新的重要性与特点　成果鉴定查新是指在申请成果鉴定之前，需要查证科技成果的创新性，为评审专家提供该成果相关的特性的事实依据。目的在于帮助专家公正、客观地评价研究成果，减少评审失误，保证成果的质量，增强科学的严肃性，实事求是地反映科研水平。

成果奖励查新是申报科技成果的必备条件，是成果鉴定和评审的重要依据和基础。成果查新需对成果进行全面系统的检索，证实其具有"新颖性"。检索的文献范围广，文献类型多，要求查找出与申报成果最密切相关的对比文献，并以此证明所申报的成果名副其实。

一般申请科技成果查新时，由于其研究工作已经完成，因此较科研立项查新具有研究背景材料翔实、研究目标确定、研究内容确切等特点，查新委托人能够全面提供检索词和关键创新点。但也有查新委托人因惧怕查新人员查出与该项目重复的成果，丧失其新颖性，而有意不提供或改换主要项目关键词的情况。

2. 科技成果查新应该注意的问题

（1）应该熟悉国家及各省（部）委相关奖励工作的特征：由于我国每年颁布奖励成果较多，因此应该熟悉国家、各省（部）委、军队等每年鉴定成果的时间和特征。

（2）检索数据库的特点

1）重视检索相应范围的成果数据库：在检索文献数据库同时，成果数据库的检索也不容忽视。检索成果数据库，可以避免成果重复申报，保证科技成果的客观公正性、科学性和严肃性。国家不同成果鉴定部门目前大多已建立成果数据库或者出版相应成果文摘索引，在查新过程中，要注意检索或查阅，或从网络上检索国家科技成果网。

2）对于技术类查新要注意查询相关专利与产品数据库：对于产品、应用技术类成果查新，要注意查询相关专利与产品数据库。这是由于很多应用类成果或研究项目很少会发表科技论文，此时，如果仅凭文献数据库就对该类项目做出评判，会有失偏颇。

此外，该类查新由于涉及到商业机密，信息分布极为不均。所以相关产品信息的追踪对于成果评价也非常重要。

3. 查新与科技成果转化评估　科技成果转化为生产力是我国科技兴国战略的重要组成部分。因此，查新机构作为科技评估的中介机构，应该担负起促进我国科技成果转化的重任。但查新并不等同于科技成果转化评估。查新可以利用其自身情报研究的优势，对项目的国内外研究现状、技术先进性等方面进行文献评估。但由于查新所利用的都是公开文献，在信息不平衡的状态下，某些灰色文献和市场状况的调研并不能为查新所替代。因此，查新可以作为科技成果转化评估的基础性工作。同时，查新机构也可以结合各方面资源，利用自身优势，在科技成果转化中做出自己的贡献。

（三）专利与新药申报查新特点

1. 专利申报查新的特点

（1）专利申报查新与成果查新的差异：我国专利的新颖性是混合性的，要求国内外未公知，国内未公用，检索时间限制是申请月或优先权日之前15～20年；而成果查新可以有国外新颖性、国内新颖性、地区或行业内新颖性等特征。时间限制也因课题、学科差异而没有硬性规定，一般在10年左右。专利的新颖性是指申请月前没有与申请专利的发明创造完全相同的发明创造公知公用，所谓同样的发明创造是指权利要求中所说的技术特征完全相同，所谓公知公用是指在国内外出版物上公开过、国内使用过；成果的新颖性至今未见比较权威、准确的表述，这是因为成果不存在受法律保护的专利权，也就没有技术特征描述式的权利要求书。

按照世界专利合作条约组织的规定，专利查新最低文献量均为英、美、法、德、日、俄、意及PCT、EPT等7国2组织专利说明书和169种核心期刊。而科技成果查新涉及检索的文献范围、文献类型似乎是无所不包，如图书、期刊、研究报告、专利、产品样本、会议、标本等。

（2）三种专利类型申请所强调内容不同：专利分为发明专利、实用新型专利和外观设计专利三种，其侧重点是不同的。发明是指对产品、方法或者其改进所提出的新的技术方案。实用新型是指对产品的形状、构造或者其结合所提出的适于实用的新的技术方案。外观设计是指对产品的形状、图案或者其结合以及色彩与形状、图案的结合所做出的富有美感并适于工业应用的新设计。因此，在进行专利查新检索时，应根据委托人申请专利类型，进行相关内容、相应范围的检索。

2. 新药申报查新的特点　新药申报查新是为新药审批服务的，因此，查新报告的重点要放在国内外是否有相应的新药已经上市或者报批，同时对国内外此种药物先进性、药物的研究状况、药物的安全性等内容进行评价。在检索时，不仅要检索医药文献数据库，还要检索各国药监局已经批准的药品数据库，以及专利数据库。

（1）新药审批阶段、分类与查新。药品研究的多项阶段均需向国家药监局提交申请，获得审批。根据研究阶段可分为药物的临床前研究、药物的临床研究、药物产业化阶段、新药的申报与审批等阶段。临床研究包括临床和生物等效性试验，分为Ⅰ、Ⅱ、Ⅲ、Ⅳ期。

在不同研究阶段，其查新目的有所不同。在研究阶段，查新多为检索国内外是否有同类研究进行，是否会触犯同类药物或化学分子的专利。由于药品申报具有同种唯一性，因此若有同类研究可能会影响到药品的申报。药品产业化研究阶段，出于要突破实验室小量生产，向工业化大量生产转化，会涉及一些工业技术领域的问题，此时要注意检索一些生产技术领域的文献与专利。

此外，药品注册分类不同，其查新的特点与结论也不同。国家对于化学药物、中药天然药物、生物制品等的注册分类均有不同。查新时应根据查新委托人申报药品的类别选择相关数据库，如生物制品类药物不能缺少生物技术类数据库的检索。

（2）重视药监局和专利数据库的检索。随着目前信息化程度的提高，各国药监部门均有相应药品数据库供检索使用。药品是特殊的产品,由于商业原因,有些药品在研究过程中并不发表研究文献,因此有时此类查新仅凭文献数据库很难获得全面信息。但所有的药品均需经药监局注册才能上市,因此药监局数据库不失为药物资新的重要数据源。

专利数据库是另外一个不能忽视的数据源,随着国家创新药物战略的推进和生物制药领域的进步,我国也越来越重视药物的专利申报,专利数据库也成为药物查新的必检数据库。

第二节 文献信息检索概述

一、文献信息概述

(一)基本概念

1. 信息(Information)

(1)信息的定义。信息又称资讯,普遍存在于自然界和人类社会活动中。关于其定义,不同专家、学者站在不同角度有不同的理解。信息论创始人申农认为:信息是用来消除不确定性的东西。控制论创始人维纳从区别与物质、能量的质的角度将信息界定为:信息是我们在适应外部世界所感知的过程中,同外部世界进行交流的内容的名称。信息和计算机专家从信息与数据、知识的关系角度认为:信息是数据处理的最终产品,是经过收集、记录、处理,并以可以检索的形式储存的事实和数据。

国家标准《情报与文献工作词汇基本术语》(GB4894-85)中将信息定义为:"信息是物质存在的一种方式、形态或运动状态,是事物的一种普遍属性,一般指数据、消息中包含的意义,可以使消息中所描述事件的不定性减少"。其实,信息就是物质和能量及其自身属性的标志、表现。

从本质上说,信息就是自然界和人类社会不同事物的特征以一定物质形式表现出来的信号与消息,是现实世界的运动、发展和变化状态及规律的表现。

(2)信息的特征。信息的特征体现了信息的属性,主要表现在5个方面。

1)客观性:信息的客观性是指信息是客观存在的,它广泛存在于自然界、人类社会各种事物之中,其存在是不以人的意志为条件而改变的。

2)动态性:客观事物本身在不停地运动变化,信息也将不断扩充更新,人们对事物的认识也将不断深入;事物运动状态及方式的效用是会随时间的推移而改变的,因此信息也是动态变化的。

3)依存性:信息本身必须依附于一定的物质形式(如纸张、磁性材料、化学材料、实物等)之上,不可能脱离物质单独存在。信息没有语言、文字、图像、符号等记录手段便不能表述,没有物质载体便不能存储和传播。

4)可传递性:信息是现实客观世界中各种事物运动状态的反映,它可以被人所感知、传递和使用。信息一经信息源发出,经过信息载体的传递,被信息用户接受便可进行处理和使用。

5)共享性:是指同一内容的信息可以在同一时间、或不同时间里被多个信息用户使用。

(3)信息的类型。从本体论和认识论角度分析。

1）从本体论层面分自然信息和社会信息，自然信息又分生物信息、非生物信息。一切非生物的运动状态和方式就是非生物信息，如地形、地貌、天气等的运动状态都属于非生物信息。生物信息是指生命世界的信息。植物之间存在信息交换现象，动物之间有着特定的信息联系方式，遗传信息则是生命进化的重要因素。

社会信息是指社会上人与人之间交流的信息，包括一切人类社会运动变化状态的描述。按照其活动领域，社会信息又可分政治信息、经济信息、文化信息、科技信息等。

2）从认识逻辑层面上看，信息可分为语法信息、语义信息和语用信息。

语法信息是对客观事物存在方式和运动状态的直观描述，表现为一连串的符号和语言，不涉及信息的内容和效用。

语义信息不仅要对客观事物的存在方式及其运动状态进行客观描述，还要揭示其内容的真实涵义，即符号、语言结构欲表达的意义。

语用信息则不仅要反映事物的存在方式和运动、变化状态，还要关注信息从“信源”发出到被“信宿”接受后所起的效果、作用和价值。

（4）信息的构成。信息由三大要素构成，分别是信源、信宿和媒介（语言符号、载体、信道）。

1）信源，是指信息的主体，可以是各种客观存在。不同的信源所具有的信息量、发出信息的能力和对信息的控制能力是不同的。掌握信息首先要了解信源，不了解信源就不可能掌握信息的内涵。

2）信宿，是指信息的接收者。

3）媒介，信息传递要通过一定的媒介，语言、载体、信道都属于信息传递的媒介形式。

语言符号：任何信息都是通过一定的语言符号来表达的。语言符号可分为自然语言和人工语言。自然语言是在客观事物之间的长期交流和发展中形成的，以不同的形式和符号，按照某种客观存在的规则而构成的，包括人类的语言、表情、动植物和其他客观事物之间交流信息的形式等。人工语言是人类为了表达、交流、传递和理解信息的需要而创造出来的一些符号，如文字、各种符号、编码等。

载体：信息必须附着在一定的物质之上，通过这个物质载体进行存储、加工、传递和反馈。

信道：是指信息在收发双方之间传递的通道。

2. 知识（Knowledge）　《韦伯斯特词典》1997 年的定义：知识是通过实践研究、联系或调查获得的关于事物的事实和状态的认识，是对科学艺术或技术的理解，是人类获得关于真理和原理的认识总和。17 世纪英国哲学家洛克给“知识”的定义：所谓知识就是人心对任何观念之间的矛盾、排斥和联系、契合的知觉。我国学者张玲玲认为：知识是指人们通过信息对自然界、人类社会以及思维活动规律的认识与掌握，是人的大脑通过思维重新组合的系统化信息的集合。卢炳惠则认为：广义的知识是指人类认识客观世界及其自然实践经验的总结，它可以通过语言文字、各种媒体长期贮存，供后人学习和借鉴；狭义的知识是指个体通过与客观外界环境相互作用所获取的各种信息及其技能。

无论人们如何去剖析定义知识，不难看出，知识属于认识范畴。人类通过信息感知世界、认识世界，通过大脑思维加工，将获取的信息重新序化、组合形成知识，并逐步积累形成知识体系。知识是信息的一部分，是一种特定的信息。存在于人脑中的知识是主观知识，将其记录在物质载体上，就变成可以传递的客观知识。

其实,知识就是人类对客观世界的正确认识,是社会生产实践和科学研究的概括和总结,是人脑加工、整理序列化的信息。它具有规律性、实践性、渗透性、继承性和信息性等特征。以人类活动的领域为界,可将知识分为自然知识、社会知识、哲学知识。

3. 情报(Intelligence) 是与知识和信息密切相关的概念,关于它的定义至今尚无定论。常用的说法有:“情报就是为了解决某一特定问题而被传递的知识和事实,是被激活了的知识”;“情报是激活了的,能解决问题的知识”;“情报是作为存储、传递和转换的对象的知识”等。总之,构成情报的基本要素一般包括三个:一是知识或信息;二是要经过传递;三是要经过用户使用产生效益。即情报具有知识性、传递性、效用性。

情报按内容可分为科学技术情报、社会科学情报、政治情报、军事情报、经济情报等;按使用目的分为战略情报、战术情报;按传播形式分为口头情报、实物情报、文字情报、音像情报等。目前,情报的概念越来越多地被信息替代。一般理解,情报是一个动态的概念,属于信息范畴,在很大程度上等同信息。

4. 文献(Document)

(1) 概念。中国国家标准颁布的《文献著录总则》定义为“记录有知识的一切载体”。在中国古代,文献是以书籍和文书为主体的一切历史性的文字材料。现在一般认为,凡属于人类的知识,用文字、图形、符号、声频、视频等手段记录保存下来,并用以交流传播的一切物质的载体,都统称为文献。

(2) 要素。文献由三个基本要素构成:一是知识内容,这是文献的实质;二是记录知识内容的手段,即揭示和表达知识内容的标志符号,如文字、符号、声频、视频、代码等;三是载体,即可供记录知识内容的物质材料,如龟甲兽骨、金石泥陶、竹木缣帛、纸张胶片、胶卷磁带、磁盘光盘等。知识是文献的实质内容,载体是文献的外在形式,而记录是联系知识与载体的手段。

5. 信息、知识、情报与文献之间的关系 从以上分析可知,这四个概念既不是同一关系,也不是简单的包含与被包含关系。它们之间既有区别又有联系。如果简单地描述四者间的关系,可以说信息是事物的运动状态和存在方式的反映,是知识的源泉;信息经过加工处理序化后上升为知识,知识是系统化、理论化的信息;情报是活化了的知识信息,是动态的、传递的知识;而文献是信息、知识和情报通过某种手段记录储存在某种物质载体上而形成的外在表现形式,是静态的、记录的知识。它们在一定的条件下是可以相互转化的。

6. 信息资源 是随着信息在社会、科技发展中的作用日趋突显而逐步诞生的。信息资源就其本意来讲,是信息的资源化或资源的信息化,是经过人类加工或处理的、能够传输或传播的可以对社会生活发挥作用的信息,是指以各种记录形式存在的信息载体。其外延大于文献资源。

但由于有用的知识多以文献的形式存在这一客观事实,所以从用户的角度可不必严格区分信息资源与文献资源这两个概念,也可用“文献信息资源”一词涵盖这两个概念。

资源,一般指人类生存与发展所必需的物质,因此,我们可以理解为、文献信息与物质、能量一起成为支撑现代社会文明进程的三大支柱,成为促进知识经济发展最重要的智力资源。

(二) 文献信息的类型

文献信息涵盖的范围很广,可以用不同的标准来划分,以下是几种常用的划分方法。

1. 按载体形式　分为：印刷型(Printed Form)与非印刷型(Non-Printed Form)；非印刷型又包括缩微型(Micro Form)、声像型(Audio-Visual Form)、电子型(Electronic Form)。

(1) 印刷型：以纸张为存储介质，以印刷为记录手段而生产出来的一种传统的文献类型。按印刷方式又分油印、石印、铅印、胶印等形式。

(2) 缩微型：以感光材料为存储介质，以缩微照相为记录手段而生产的一种文献信息，也称缩微复制品，包括缩微平片和缩微胶卷两种类型。

(3) 声像型：以磁性材料和感光材料为存储介质，借助特殊的机械装置，直接记录声音信息或图像信息而生产出来的一种文献信息，它包括唱片、录音带、录像带、电影拷贝、激光声频和视频唱片等。

(4) 电子型：是以磁性或塑性材料为存储介质，以穿孔或电磁、光学字符为记录手段，通过编码和程序设计，将文字语言变成计算机可识别的机器语言，输入计算机；阅读时再由计算机将其内容输出。主要包括磁带、磁盘、光盘和硬盘。

2. 按内容的表现形式

(1) 文献型：信息内容是以语言文字形式存储在各种不同载体上的信息资源。主要包括图书、专利文献、会议文献、期刊论文等。文献信息是目前信息内容最丰富、人们使用频率最高的信息资源。

(2) 数据型：信息内容是以数据形式出现的，并存储在各种不同载体上的信息集合。

(3) 多媒体型：是集文字、声音、图形、图像于一体，多以光盘或 Internet 网上资源形式出现的信息资源。

3. 按出版类型

(1) 图书(Book)是指记录知识或表达思想著述的载体，以单册出版的正式公开出版物。图书根据功能的不同分阅读型和工具型两类。

(2) 期刊(Journal，Periodical)是定期或不定期的连续出版物，有固定名称，用卷、期或年、月顺序编号出版，每期版式基本相同。与图书相比，它具有出版周期短、反映新成果及时、内容新、信息量大且文献类型多样等特点，是科技成果比较快捷的公开形式，因而成为利用率最高的文献信息资源。

(3) 特种文献信息(Special Literature)是指那些不能归入书刊类的特种文献类型。科技类的特种文献主要包括科技报告、会议文献、专利文献、学位论文、标准文献、政府出版物、产品资料等。

4. 按获取的难易程度

(1) 白色文献信息：是指已正式出版并在社会上公开流通的文献信息资源，如图书、报纸、期刊等信息资源。

(2) 灰色文献信息：是指信息内容没有完全公开的信息资源，主要是非公开发行的内部或限制流通的文献信息资源，如内部刊物、内部技术报告和内部会议资料等。

(3) 黑色文献信息：是指信息内容完全不公开的信息资源，主要是处于保密状态的文献信息资源，如政府未解密的文件、内部档案、具有保存价值的个人日记和信件等。

(三) 文献信息的级别

根据文献中信息含量的多少、内容按加工深度的差别，及功能作用的不同，常分为一次文献、二次文献、三次文献、零次文献。

1. 一次文献(Primary Document) 是指作者以其本人的研究成果(如实验、观察、调查研究等)为基本素材写成的原始创作。一般指公开发表的期刊论文、图书、科技报告、学位论文、会议文献等。

一次文献所记录的是作者的最新发现或发明,以及新的见解、新的理论、新的方法等新颖、具体而详尽的知识,因而成为科学研究等工作的最主要信息来源,尤其是期刊论文,已成为科技文献的主体。但因其量大、分散无序,给读者的查找与利用带来极大的不便。

2. 二次文献(Secondary Document) 是将大量无序、分散的一次文献收集、整理、加工,著录其外部或内容特征,如著者、篇名、分类、主题等,并按一定的顺序编排,而形成供读者检索一次文献线索的新的文献形式,包括目录、索引、文摘及相应的数据库。

二次文献是为查找一次文献信息资源提供线索的主要工具。如传统的《中文科技资料目录》、《Index Medicus》及现在网上的 Baidu、Yahoo 及 PubMed 等关于数据库和信息的集合,其功能等同于二次文献,所以称其为网络检索工具。

3. 三次文献(Tertiary Document) 是科技人员围绕某一专题,借助于二次文献,在充分研究与利用大量一次文献的基础上,经过阅读、分析、归纳、概括、撰写而成新的文献。三次文献可分为综述研究类和参考工具类,如综述、述评、进展、百科全书、年鉴、手册等。三次文献信息具有系统性、综合性、知识性和概括性等特点。

4. 零次文献(Zero Document) 是指未经加工、直接记录在载体上的原始信息,如实验数据、观测记录、调查材料等。这些未融入正式交流渠道的信息或未经公开发表于正式刊物的信息,只为个人或某一团体所用,如私人笔记、会议记录、口头讨论等。

(四) 医学文献信息的特点

医学作为自然科学的一个重要分支,具有一般学科的特点,但随着生物医学和信息技术的快速发展,医学文献信息也呈现出许多新特点和发展趋势。

1. 数量庞大、增长迅速 随着生物医学和信息技术的迅速发展,生物医学信息量急剧增长和膨胀。据统计,全世界每年出版的期刊约 12 万种,并以每年 2000 种速度递增,其中生物医学期刊 2 万 ~3 万种,是所有学科中比例最高的,全世界平均每 2 ~3 秒钟就有一篇学术论文发表。网络上的医学资源增长速度更加惊人。

2. 内容交叉、质量参差不齐 随着生物医学高度分化与综合,使得医学学科越分越细,分支越来越多;同时表现为学科间互相渗透,相互交叉,形成许多边缘学科。这种现象导致医学信息内容交叉和相互渗透,使得某一学科的重要文献信息不仅刊载在本学科核心期刊上,还大量刊载在一些综合性期刊和其他相关学科的期刊上。据研究统计,约有 35% 的期刊论文问世后从未被人引用过,有 49% 的文献仅被引用一次。

3. 加工便捷、传播快速 随着计算机和网络技术在社会各个领域的广泛应用,信息的生产加工和传播速度发生了巨大变化。学术论文或著作的撰写、修改、编辑和出版发行周期由于信息技术的运用而大大缩短;网络的出现使得科研人员之间的信息交流和传递更加便捷;对某种疾病新的治疗方法或药物的信息在报刊上一经发表,立刻就会在世界各地传播。

4. 载体丰富、信息类型多样化 科学技术的发展使信息资源的载体也发生了革命性的变化。目前生物医学信息的载体从传统的纸本资源外,还有各种磁性材料为载体的声视频资源,以光盘为载体的多媒体资源,以网络为载体的电子资源。信息类型除传统书刊外,还包括各种电子书刊、多媒体数据库、医学工具书、图谱、循证医学证据、实践指南、病理标本等。

5. 信息容量增大、语种增多　现代信息资源特别是非印刷型信息资源加大了知识信息的存储密度，一张重量不足 20 克的光盘可存 35 万张纸上的文字信息或 10 张图形信息。世界医学信息报道、交流、传递的语种也不断增多，过去世界上科技文献大多数只用英语、德语、法语几种文字出版，而现在各国出版的科技期刊连续出版物所采用的文种就有 70～80 种，仅《IM》美国医学索引收录文献的语种就有 45 种。

6. 更新频繁、老化加快　文献老化是指随着文献年龄的增长，其内容日益陈旧，其价值不断降低，越来越少被人们利用的过程。据统计，18 世纪文献知识老化周期为 80～90 年；19 世纪至 20 世纪初为 30 年；20 世纪下半叶为 10 年。据前苏联《发明问题》杂志统计，各类文献信息的平均寿命：图书为 10～20 年，科技报告 10 年，学位论文 5～7 年，期刊及其他边缘出版物 3～5 年。生物医学学科半衰期为 3 年，我国医学文献信息的半衰期为 7.68 年。

二、文献信息检索概述

（一）文献信息检索的概念

文献信息检索有广义和狭义之分。广义地讲，就是将大量无序的文献信息按照一定的方式组织和存储起来，并能根据用户的需求找出其中相关文献的过程和技术，即把检索提问与存储在信息系统中的信息标引、标志进行比较与匹配，两者一致或信息标引标志包含提问标志，就输出命中信息。因此，信息检索的过程实际涉及信息的存储与检索两个过程，即文献信息检索全称又叫“文献信息存储与检索”（Document Information Storage and Retrieval）。

信息的存储主要指面向来自各种渠道的海量的文献信息而进行的高度组织化的存储，即文献信息的“存”；文献信息的检索，则意味着面向随机出现的各种用户信息需求所进行的高度选择性的查找，即信息的“取”。从“存”与“取”的关系上，两者是相互依存的，存储是检索的前提和基础，检索是存储的目的。

通常，人们讲到“文献信息检索”时，一般只涉及“取”，也就是指采用一定的方法与技术从信息系统中查找出所需文献信息的过程，是存的逆过程，也是对文献信息检索的一种狭义理解。

（二）文献信息检索的类型

文献信息检索的类型，可以根据不同的标准来划分。

1. 按检索手段的不同

（1）手工检索（Manual Retrieval）起源于图书馆的参考咨询与索引工作，主要是利用各种手工信息存取系统（如各类纸本式目录、文摘和索引等）检索文献信息的过程。手工检索简单直观，不需要辅助设备，但速度慢，漏检严重，查全率受信息资源储备数量的限制。

（2）计算机检索（Computer Retrieval）是指利用计算机技术进行信息存储和检索的过程。计算机检索使用的是检索系统，检索系统包括计算机设备、通信网络、数据库和其他辅助设备。与手工检索相比，计算机检索速度快、效率高、查全率高、不受时空限制，检索结果输出的方式多样，但查准率与网络及数据库质量的高低直接相关。计算机检索主要包括光盘检索、联机检索和网络检索。

2. 根据数据格式和信息组织方式的不同

(1) 文本信息检索,是指利用计算机化的数据库(二次文献数据库或全文数据库),以机器可读的字符代码或文献页面扫描图像形式来存储文献的正文内容,以便于用户根据自己的特定需要检出有关的章节、句段和字词等信息或整本图书或整篇文章的检索。

(2) 多媒体检索,是一种以集文字、图像、声音等多媒体信息为一体的检索对象的检索活动。多媒体检索是网络技术、计算机技术与信息技术快速发展的产物,检索主要借助搜索引擎在因特网上搜索;检索结果是以特定的多媒体形式反映特定信息的文字、图像、声频、视频等。如音乐检索、音频检索、交互电视等检索。

(3) 超文本及超媒体检索,是一种按信息之间关系非线性地存储、组织、管理和浏览信息的检索。用户可以沿着交叉链接选择自己感兴趣的部分阅读。超文本早期多为文字信息,现在已经容纳包括文本、图像(形)、视频、声频等各种多媒体信息,则称为超媒体。

(三) 文献信息检索原理

从文献信息检索的广义获悉,信息检索全过程包括信息存储与信息检索两个环节。信息存储是一种信息集合的形成过程,而信息检索就是针对用户的需求集合,将信息用户的每一项信息请求同信息集合中的信息单元进行匹配与选择的过程。这个过程所遵循的检索原理就是利用共同一致的标志特征获取有效信息的原理,并涉及到信息系统原理、数据库原理、检索语言构成原理等。将文献信息检索基本原理加以细化,就可以得到如示意图7-2-1所示的信息存储与检索过程。

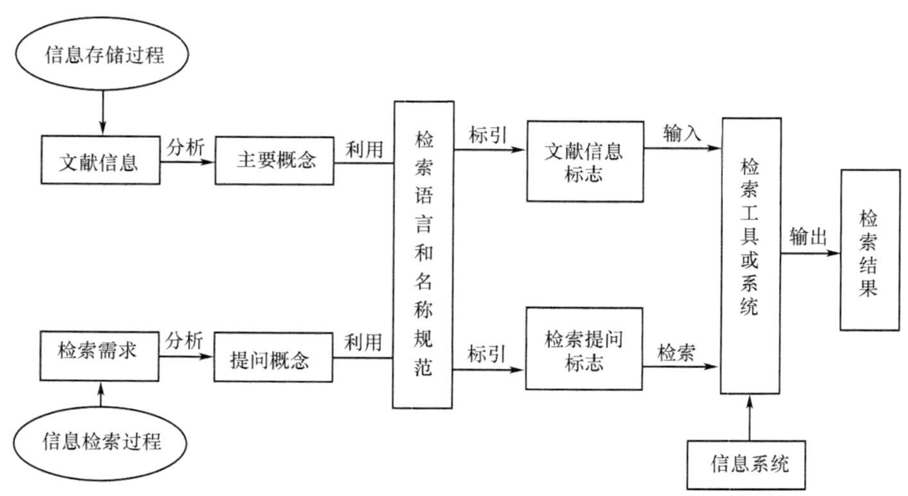

图 7-2-1 信息存储与检索过程示意图

信息存贮时,信息著录和标引人员首先对各种原始信息单元从外表到内容进行分析,将原始信息中的主题内容提取出来,形成若干能代表原始信息主题的概念,并转换成预先约定的检索语言(标引标志,如主题词、分类号等)或名称规范标引出来,然后将这些文献信息标引标志按一定规则、方式存入信息系统,即形成手工检索工具(或检索系统)。

信息检索时,信息用户首先对检索课题进行内容分析,提炼出检索提问信息;然后根据信息存储过程中所采用的同一种检索语言,将检索提问信息转换成检索提问标志(如主题词、分类号等）；将检索提问标志输入信息系统，并与信息系统中已有的文献信息标志进行比较、匹配和选择，最后找出匹配度高的文献信息单元作为检索结果传递给用户，满足用户特定的信息需求。

通过分析得出，信息检索的实质就是将信息检索提问与信息系统中的特征标志进行比较匹配，使信息的存储与检索两过程所采用的特征标志最终达到一致。

同时，从信息检索的基本原理不难看出，检索语言在信息传递的全过程中起到了非常重要的作用，它是信息集合与信息需求匹配与选择的标准，是联系信息存储和检索两个过程的桥梁和纽带；它的正确使用决定信息系统的检索效率和效果。

第三节　检索语言

一、检索语言概述

（一）检索语言的概念

检索语言（Retrieval Language）就是用于描述信息系统中信息的内容特征（分类、主题）及外部特征（题名、著者等）和表达信息用户检索提问的一种专门的标志系统，是协调统一信息标引人员与检索人员检索用语一致性的规范，是沟通信息存储与信息检索过程的桥梁。

检索语言的基本构成单元是检索词（索引词、标引词）。检索词不仅包括名词术语、专业词汇，也包括符号、代码等。检索语言除表达事物的不同概念外，有时还要揭示概念间的逻辑关系。概念间的逻辑关系主要有以下几种。

1. 等同关系　指两个或两个以上的词所表达的概念完全相同或基本相同，它包括同义关系和准同义关系。完全相同是指同义关系，常用同义词表达，如规范词与俗称（火柴与洋火）、全称与简称（美利坚合众国与美国）、新词与旧词（斯里兰卡与锡兰）等；基本相同是指准同义关系，常用近义词表达，它们所表达的概念基本相同或相近，如实验与试验、法律制度与司法制度等。

2. 从属关系　指两个概念中，一个概念完全被包含在另一个概念的外延里，两者间是上下位的关系，如医学-内科学-传染病。

3. 相关关系　指概念间关系密切，且不同于等同关系和从属关系的一种关系，如交叉关系、矛盾关系、对立关系、并列关系等。

（二）检索语言的类型

（1）信息描述与表达功能：存储信息时，对信息内容进行分析，概括出代表信息主要内容的若干主题概念，用检索语言对这些概念标引，再存入信息系统中；检索信息时，对课题进行分析，形成能代表信息需求的若干语词，并根据检索语言转换为提问标志，然后在信息系统中匹配出标志相同的文献信息。

（2）词汇或术语控制功能：对标引、检索用词进行控制和管理，便于将标引用语和检索用语相符性比较，保证标引和检索用词的一致性；使同一主题概念的信息或与主题相关的信息，能集中或得到揭示，表述其同一性或相关性。

(3) 信息组织功能:使同一主题概念的信息或与主题相关的信息有序集中或得到揭示,保证信息存储系统化和组织化。

根据标准的不同可以分为很多类,但目前常用的有规范的人工语言、非规范的自然语言;描述文献信息外表特征与内容特征的语言。

(1) 按检索词的规范化程度分:规范的人工语言和非规范化的自然语言(图 7-3-1)。

规范语言(Controlled Language)又称受控语言、人工语言(Artificial Language),是一种采用经过人为控制和规范化的词语或符号作为检索标志,来专指或网罗相应的概念的一种检索语言;这些规范化的检索标志能较好地对检索用语中的同义词、近义词、同物异名词等进行规范化处理,使意义相近的概念只能用唯一的检索标志标引。

非规范语言(Uncontrolled Language)又称非受控语言、自然语言(Natural language),自然语言与受控语言相反,它是采用未经人工控制的词语或符号作为检索标志的一种检索语言。检索中常用的关键词语言、著者语言等就属此类范畴。一般当某些特定概念无法用规范词准确表达或新出现的词还未来得及被规范时,就需使用非规范词。

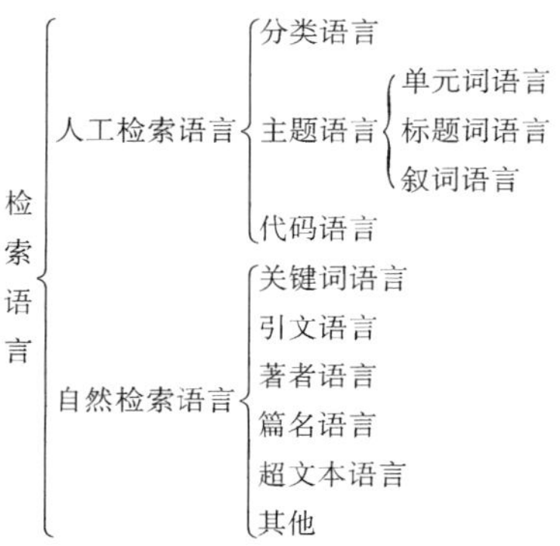

图 7-3-1 检索语言类型

(2) 按描述信息的特征分:描述文献信息外表特征的语言、描述文献内容特征的语言(图 7-3-2)。

描述文献信息外表特征的语言是采用文献信息的外表特征,如题名、责任者、编号、机构名称和引文等作为信息存储和检索的标志的索引语言。

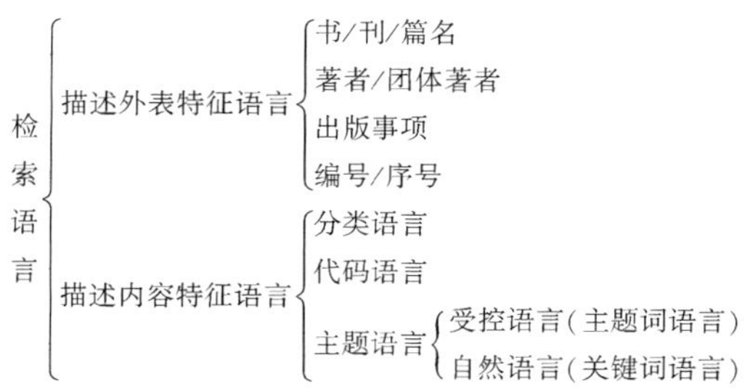

图 7-3-2 检索语言类型

描述文献信息内容特征的语言与外部特征语言相比,在揭示信息特征与信息提问方面更具有深度。按其构成原理又分为分类语言、代码语言和主题语言。

二、分类语言

(一) 分类语言的构成

分类语言属于人工语言,是一种描述文献内容特征的语言,是按学科范畴划分而构成的一种语言体系。它用类目将各种概念按学科性质进行分类和系统排列。分类检索语言可分为等级体系型分类语言(体系分类法)和分析-综合型分类检索语言(组配分类法)。

体系分类法是一种以线性序列组织和揭示文献信息的方式,可直接反映学科的系统性及学科间的相关、从属、派生等关系。它运用逻辑分类原理,按文献信息所属学科性质、专业性质及特征,对文献信息进行系统化组织;采用概念划分与概括的方法,将反映文献信息内容的各种概念进行层层划分、逐级产生许多不同级别的类目,层层隶属,从而形成从总到分、从上到下、从一般到个别、从抽象到具体、从简单到复杂的等级结构体系。

分类语言一般用类目(由"类号"+"类名"构成,如 R3 基础医学)作为标志表达各种概念,构成一个完整的分类类目表。如《中国图书馆分类法》(简称《中图法》)、《国际专利分类表》等都是典型的分类语言。

(二) 分类表

体系分类表是图书分类法的主体,它决定分类号的含义,是分类标引的标准。国内目前广泛使用的分类法是 1999 年出版的《中国图书馆分类法》(第四版)。

《中国图书馆分类法》以各门学科的特点和规律为基础,按知识门类的逻辑次序,将学科划分为 5 个基本部类、22 个基本大类。5 个基本部类为马克思主义、列宁主义、毛泽东思想;哲学;社会科学;自然科学;综合性图书。采用汉语拼音字母与阿拉伯数字相结合的混合制号码,用一个字母标志一个大类,以字母的顺序反映大类序列,在字母后用数字表示大类下类目的划分。基本大类的类号及类目如表 7-3-1 ~ 表 7-3-3。

表 7-3-1 《中国图书馆分类法》基本大类表

A. 马列主义、毛泽东思想、邓小平理论	N. 自然科学总论
B. 哲学、宗教	O. 数理科学和化学
C. 社会科学总论	P. 天文学、地球科学
D. 政治、法律	Q. 生物科学
E. 军事	R. 医药、卫生
F. 经济	S. 农业科学
G. 文化、科学、教育、体育	T. 工业技术
H. 语言、文字	U. 交通运输
I. 文学	V. 航空、航天
J. 艺术	X. 环境科学、安全科学
K. 历史、地理	Z. 综合性图书

表 7-3-2 《中国图书馆分类法》R 医药、卫生类目简表

R1 预防医学、卫生学	R74 神经病学与精神病学
R2 中国医学	R75 皮肤病学与性病学
R3 基础医学	R76 耳鼻咽喉科学
R4 临床医学	R77 眼科学
R5 内科学	R78 口腔科学
R6 外科学	R79 外国民族医学
R71 妇产科学	R8 特种医学
R72 儿科学	R9 药学
R73 肿瘤学	

表 7-3-3 《中国图书馆分类法》R5 内科学类目

R51 传染病	R575 肝及胆疾病
R52 结核病	R575.6 胆囊疾病
R53 寄生虫病	R575.61 胆囊炎
R54 心脏、血管(循环系统)疾病	R575.62 胆石症
R55 血液及淋巴系统疾病	R58 内分泌腺疾病及代谢病
R56 呼吸系统及胸部疾病	R59 全身性疾病
R57 消化系统及腹部疾病	R599 地方病学

体系分类法是目前文献信息检索中使用的一种重要的检索语言。它具有按学科和专业集中系统揭示文献信息内容的功能,能体现学科的系统性,便于按学科、专业角度检索文献信息,族性检索效果好,能获得较高的查全率。但体系分类法也存在着不少缺点,一是分类表的类目缺乏专指性,影响查准率,不利于特性检索;二是分类表不能随时修改、补充,对边缘学科和新兴学科不能及时有效的反映。

三、主题语言

(一) 主题语言的概述

1. 主题语言的定义 主题语言,又称主题法,是以文献信息的主题内容为依据,用语词作为概念标志,将概念标志按字顺排列而形成的一种检索语言。具体地说,就是以规范化或未经规范化的名词术语为基本词汇,以概念间的形式逻辑作为语法和构词法形成的词语为检索标志的一种人工语言。

2. 主题语言的类型 在其发展历程中出现过标题词、关键词、单元词和叙词。目前应用较多的是叙词和关键词。

(1) 关键词(Keyword):一般是指那些出现在文献的标题、摘要或正文中对表达文献主题具有一定实质意义的词和词组,几乎所有有意义的信息单元都可作关键词,而那些无意义的虚词(如冠词、介词、连词、副词、系动词等)均不能作关键词。由于关键词选词非常灵活,对自然语言中大量存在的等同、同义等关系未加规范统一,因而检索时,必须用表达该主题的许多等同关系词多处检索,才能尽可能查全,否则漏检率非常高。

（2）叙词(Thesaurus):国内又称为主题词(Subject Headings),是经过规范化处理的,以基本概念为基础的表达文献信息主题的词和词组。叙词语言是以从自然语言中精选出来的经过规范化处理的语词作为主题标志,通过概念组配方式表达文献信息主题的主题语言,是一种人工控制语言,叙词语言充分具备了概念性、描述性和组配性的特点,尤其是灵活的组配性,为检索提供了多途径、多因素检索,增强了信息系统的适应能力,特别适合计算机检索,已成为目前受控语言的主流。

（二）主题词表

1. 概念与类型　叙词语言是目前国内外信息界广泛采用的一种人工标引和检索的主题语言。叙词语言的主体是叙词表。叙词表,又称主题词表,它是叙词的总汇,是自然语言中优选出来的语义相关、族性相关的科学术语所组成的一种规范化词典。如《汉语主题词表》、《中医药主题词表》、《医学主题词表》(Medical Subject Headings,MeSH)等。

我国对医学信息的主题标引采用中国医学科学院信息研究所翻译的 MeSH 中译本。中医药文献采用中国中医研究院编制的《中国中医药学主题词表》。在生物医学领域,国际上使用最为广泛的主题词表是美国国家医学图书馆(National Library of Medicine,NLM)编制的 MeSH 及一体化医学语言系统(Unified Medical Language System,UMLS)中的超级叙词表。

2. 医学主题词表

（1）MeSH

1）概念。MeSH 是 NLM 对生物医学信息进行主题分析、标引的权威性词表,是目前最具代表性、使用最为广泛的受控医学叙词表,有印刷版与电子版。

2）构成。MeSH 从 1962 年开始出版,每年再版一次。MeSH 选用一定数量的词和词组,通过注释、参照系统和树状结构等反映主题词的族性类别、历史变迁和属分逻辑关系等规律,揭示词与词之间的语义关系。MeSH 主要由主题词变更表、字顺表、范畴表和副主题词表四个部分构成(表 7-3-4、表 7-3-5)。

表 7-3-4　MeSH Alphabetical List

Hemostasis,Endoscopic
E2. 520. 425
92
X　Endoscopic Hemostasis
XR　Gastrointestinal Hemorrhage

表 7-3-5　MeSH Tree Structure

Digestive System [A03]
Biliary Tract　[A03. 159]
Biled Ducts　[A03. 159. 183]
Bile Ducts,Extrahepatic[A03. 159. 183. 079]
Common Bile Duct　[A03. 159. 183. 079. 300]
Ampulla of Vater [A03. 159. 183. 079. 300. 950]
Sphincter of Oddi[A03. 159. 183. 079. 300. 95. 600]

（2）MeSH Browse

MeSH Browserr(医学主题词浏览器)(http://www. nlm. nih. gov/mesh/mbrowser. html)是 MeSH 的网络版,提供了两种查询方式(图 7-3-3):

1）树状结构导航查询(Navigate from tree top):用户可从树状结构体系入手查询主题词信息。

2）输入词语查询(Enter term or the beginning of any root fragments):直接在检索框中输入词语进行查询。

利用 MeSH Browser 可获取完整的 MeSH 记录(包括 MeSH 主题词数据“MeSH Descriptor Data”)和 MeSH 树状结构(MeSH Tree Structures),其中前者主要包括词义范围注释(Scope Note)、编目标引注释(Annotation)、树状结构号(Tree Number)、款目词(Entry Term)、历史注释(History note)、允许组配的副主题词(Allowable Qualifiers)等(表 7-3-6)。

MeSH Browser 不直接和 MEDLINE 或其他数据库链接,因此不能代替 PubMed 检索系统。

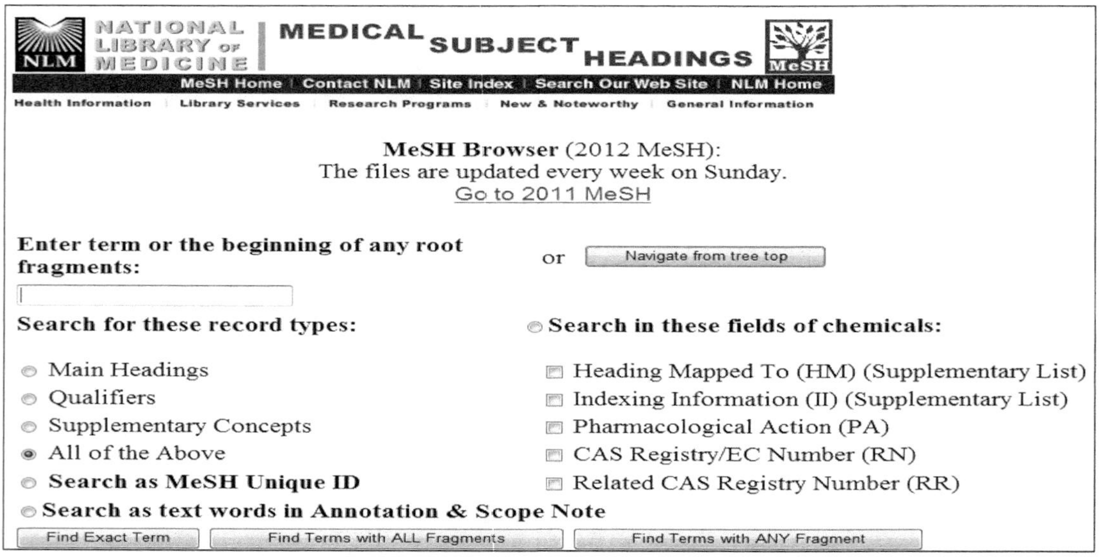

图 7-3-3 MeSH Browser 查询界面

表 7-3-6 MeSH 主题词记录

MeSH Descriptor Data

MeSH Heading	Liver Neoplasms
Tree Number	C04.588.274.623
Tree Number	C06.301.623
Tree Number	C06.552.697
Annotation	coord IM with histol type of neopl (IM), including HEPATOMA (IM); LIVER NEOPLASMS, EXPERIMENTAL is available; be careful confuse "hepatic neopl" with "intrahepatic neopl": "intrahepatic neopl" may refer to BILE DUCT NEOPLASMS with regard to BILE DU INTRAHEPATIC, not LIVER NEOPLASMS
Scope Note	Tumors or cancer of the LIVER.
Entry Term	Cancer of Liver
Entry Term	Cancer of the Liver
Entry Term	Hepatic Cancer
Entry Term	Hepatic Neoplasms
Entry Term	Liver Cancer
Entry Term	Neoplasms, Hepatic
Entry Term	Neoplasms, Liver
Allowable Qualifiers	BL BS CF CH CI CL CN CO DH DI DT EC EH EM EN EP ET GE HI IM ME MI MO NU PA PC PP PS PX RA RH RI RT SC SE SU VE VI
Entry Version	LIVER NEOPL
Date of Entry	19990101
Unique ID	D008113

3. 一体化医学语言系统 该词表是在《中图法》(第三版)和《汉语主题词表》的基础上编制的分类法主题法一体化词表。使用该词表不仅可以使分类标引和主题标引一次完成,

而且能降低主题标引的难度，提高标引的一致性；同时有利于在检索中实现分类号与主题词相互转换，提高检索效率。词表结构分两卷六册，第一卷为“分类号-主题词对应表”（共两册），第二卷为“主题词-分类号对应表”（共四册）。

UMLS 又称为 UMLS 知识源（UMLS Knowledge Sources），是一种生物医学检索语言集成系统和机读信息资源指南系统。它不仅可以克服不同系统检索语言的差异性，还可以实现跨库检索的词汇转换。作为一种检索语言，在检索应用时，系统可以通过自动转换功能将用户输入的检索词转换为数据库所采用的规范语言，以保证查全率和查准率。

UMLS 结构由超级叙词表（Metathesaurus）、语义网络（Semantic Network）、专家词典（Specialist Lexicom）、信息源图谱（Information Sources）组成。UMLS 作为一种一体化语言系统，实现了不同检索语言的综合性兼容。UMLS 的作用已在 PubMed 系统的检索中得到体现。

第四节 检索系统

一、检索系统的概念与种类

（一）检索系统的概念

广义而言，检索系统（Retrieval System）是用于系统搜集、报道、存储和查找文献信息的一种检索工具，具有报道、存储、检索方面的功能。

（二）检索系统的种类

检索系统的类型，可以根据不同的标准来划分。

1. 按著录信息的特征与检索功能

（1）参考型：指提供某方面的经加工集成的浓缩的用于文献信息检索的特定类型的工具。包括字典、词典、百科全书、类书、政书、年鉴、手册、年表、历表、名录、图册等。

（2）指示型：指通过对一次文献信息进行外部特征和内容特征的分析、提取、标引而形成的工具，主要提供获取一次文献的线索。如目录型、题录型、索引型、文摘型手工检索工具及提供题录、摘要的数据库。

（3）全文型：指能直接提供一次文献信息源的工具，它们主要以图书、期刊、学位论文、科技报告等类型的文献原文为报道、存储主体，通过检索可直接获取相应的原文。如维普科技期刊数据库、超星电子图书数据库、博硕论文数据库等。

（4）搜索引擎：是指一种利用网络自动搜索技术采集、索引因特网上的各种信息资源，并为用户提供检索服务的工具。一般提供两种方式供用户检索，一是将信息分类管理的树状结构，用户只需进入不同的目录层次即可查询；二是按关键词查询的全文检索。网上的搜索引擎很多，常用的搜索引擎有：独立搜索引擎、元搜索引擎、目录式搜索引擎、FTP 搜索引擎、全文搜索引擎等。

2. 按照检索手段的不同

（1）手工检索工具：指用于人工检索的印刷型二次文献，由人工完成信息的匹配检索。主要包括指示型检索工具和参考型检索工具（图 7-4-1）。

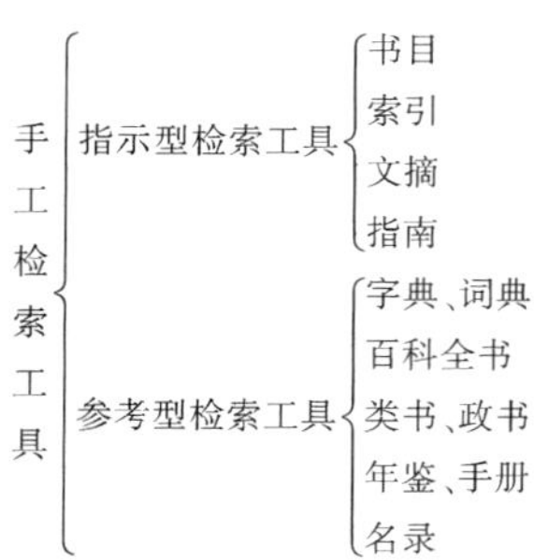

图 7-4-1　手工检索工具的主要类型

（2）计算机检索系统：是指借助计算机技术、通信技术、光盘技术、网络技术等信息技术建立的存储和检索信息的检索工具。

（三）检索系统功能

1. 汇集文献信息　检索系统中的文献信息从文献信息加工的深度而言属于二次文献，因此，收集整理原始文献信息是所有检索工具的基础工作，即将分散无序的各种文献信息收集、汇聚以形成某一学科专业的文献信息集合。

2. 组织文献信息　检索系统将收集到的文献信息，按照一定的规则，如按照文献论及的主题内容或是按照其所属的学科体系，重新加工整理组织成一种井然有序的文献信息集合。

3. 检索文献信息　通过对无序的文献信息整序组织后，赋予每则信息以多维检索标志，从而使检索系统具有检索的功能。

以上三项功能，存在着内在的逻辑关系：收集文献信息是基础、组织文献信息是手段、检索文献信息是目的。

二、计算机检索系统

（一）计算机检索系统的构成

计算机检索系统由硬件和软件组成，硬件主要包括计算机主服务器、检索终端、数据输出设备等；软件主要包括检索程序和数据库等。

检索软件负责管理数据库和处理检索提问，它决定检索系统的能力。

数据库是检索系统的信息源和信息存储仓库，一般由文档、记录、字段三个自上而下的层次构成。

（二）计算机检索系统的类型

1. 光盘检索系统　是指利用计算机、光盘驱动器和光盘数据库及其检索软件建立起来的信息检索系统，由计算机、光盘数据库与检索软件构成。

目前，随着硬盘技术和网络化信息共享技术的不断发展，一般是将光盘数据库的内容镜像或缓存到硬盘中，然后通过本地局域网提供光盘检索服务。

2. 联机检索系统 是指用户利用本地终端设备,通过国际(卫星)通信网络,与远程联机检索中心的计算机检索系统的主机连接进行的文献信息检索。这种检索系统一般设有较多的数据库,而一个数据库可以包括几十万、几百万条文献信息。

联机检索系统主要提供回溯检索、定题检索、联机订购与电子邮件等服务。目前,许多大型的国际联机检索服务系统,如 DIALOG、STN 等不断推出基于 Internet 平台和 Intranet 网络产品,并在新环境下注入了新的功能,增加新的服务项目。

3. 网络检索系统 是指利用 Internet 获取网上文献信息的检索系统。一般由计算机服务器、用户终端、通信网络、网络数据库等组成。其特点是方法简单、灵活、方便、时效性强、费用低。

网络检索系统的主要服务方式有远程登录(Telnet)、文件传输服务(FTP)、电子邮件(E-mail)、电子公告栏(BBS)、新闻组(USNET)、Archie、WAIS、Gopher 查询及 WWW 检索。目前,网络检索的主要方式是搜索引擎。

三、数据库结构

从组成的层次划分,数据库划分为若干个文档;一个文档存储一定数量的记录;每一条记录由若干个字段组成。

(1) 文档(File)是组成数据库的子库,是数据库多层结构中的一级组成部分;一个数据库可按所属学科专业的不同或按年代时间范围的不同,划分为若干个文档。

(2) 记录(Record)每个文档是由许多的记录构成,每一条记录都代表着经过加工处理的一篇文献或一则信息,它揭示了文献的内容特征和形式特征。记录是构成数据库的最基本数据单元。

(3) 字段(Field)每个记录一般由若干个描述性字段所组成。每个字段描述文献信息的某一个内容或形式特征,即数据项,并且有唯一的供计算机识别的字段标志符,如篇名字段(TI)、著者字段(AU)、主题词字段(MH)等。

数据库类型以收录内容及功能的不同可以分为书目型数据库、事实数值型数据库、全文型数据库。

1. 书目型数据库(Bibliographic Database) 主要指二次文献数据库,包括各种供计算机检索的题录型、文摘型数据库;如《图书馆书目数据库》、《中国生物医学文献数据库》(CBM)。它们提供了用户所需文献的各种特征,如文献篇名、著者、摘要、出处等。

2. 事实数值型数据库(Fact-Data Database) 主要为用户提供有关事物、人物、机构等方面的事实性信息和数值型数据。如《CNKI 数据库》中的工具书、《中国科研机构数据库》等。

3. 全文型数据库(Full-Text Database) 是将文献全文的内容转化为计算机可识别、处理的信息单元而形成的数据集合。如《维普科技期刊数据库》、《CNKI 数据库》及《Ovid-LWW 期刊数据库》等。用户可直接检索、阅读与下载文献全文。

第五节 检索方法与途径

一、检索方法

检索方法是为实现检索计划或方案及达到检索目的,结合检索系统功能而采取的具体操作方法或手段的总称。根据检索手段的不同,检索方法有以下几种。

(一) 手工检索工具的方法

1. 常用法 指利用检索工具查找文献的方法。根据检索文献信息的时间顺序又可分为顺查法、倒查法和抽查法,是一种系统的、高效的手工检索方法。

2. 追溯法 又名引文法,是查找某一篇文献被哪些文献所引用,或利用文献后面所附参考文献为线索进行追溯查找原始文献信息的方法。一般是在缺少检索工具或检索工具不齐备的情况下,作为查找文献信息的一种辅助方法使用。

3. 浏览法 是指为了及时获取有关领域的最新信息,经常性地直接浏览该领域相关的主要刊物、报纸获取信息的方法。由于检索工具报道原始文献信息通常存在时差,为了获得有关方面的最新信息,直接浏览尚未采集到检索工具中的期刊信息是十分必要的。

(二) 计算机检索系统的方法

1. 浏览法 指通过跟踪信息节点之间的链路,通过逐层浏览的方式在计算机检索系统中查找与检索概念相关的信息。一般检索系统中的分类导航、期刊导航、Browse、相关链接等就是浏览法的使用。

2. 搜索法 是指通过输入相关检索词,利用查询的方式在计算机检索系统中查找与检索概念相关的信息。一般检索系统中的主题检索、基本检索、高级检索、二次检索、Search 等就是搜索法的运用。

3. 技术法 是指利用计算机检索技术有限制性地在计算机检索系统中查找与检索概念相关的信息。如布尔逻辑检索、截词检索、加权检索、短语检索、位置检索等。

二、检索途径

检索途径,即检索点、检索入口。针对检索系统在信息存储过程中所使用的检索语言(标引语言)的差异,各种检索系统的检索途径也略有不同。但一般来讲,检索途径是由反映文献信息的内容特征与外表特征而形成的,所以检索途径可以从反映文献信息内容特征与外表特征角度主要分为以下几种。

(一) 内容特征途径

主题途径和分类途径是从文献信息内容特征检索文献信息的主要途径。代码途径只是一种辅助途径。

1. 分类途径 是一种按照文献信息所属学科类别,以分类语言的标志(类目)为检索点进行文献信息检索的途径。

2. 主题途径　是按文献信息的内容主题，以主题语言的检索标志（主题词、关键词等）为检索点进行文献信息检索的途径。

3. 代码途径　指通过各种专用符号代码直接或间接查找文献信息的途径。如化学分子式、结构式、化学物质登记号等。

（二）外表特征途径

1. 题名途径　是以文献信息的题名为检索标识来查找文献信息的途径，文献信息的题名包括书刊名、论文名称、专利名称等。手工检索依据检索工具编排的书名索引、论文名称索引、刊名索引等，按一定顺序检索所需文献信息。计算机检索系统通过选择题名检索入口进行检索。

2. 著者途径　是按文献著者或团体名称、译者和编者的姓名查找文献信息的途径。手工检索依据作者索引、团体作者索引、专利权人索引等，按作者的姓名字顺进行查找即可获取所需文献信息，不同国家姓名的表达习惯略有不同，检索时可参考工具书介绍。计算机检索时，一般以作者字段限定的方式实现著者检索。

3. 机构名途径　根据机构名称检索该机构或发表的文献信息情况，以了解和统计该机构的学术和科研成果。手工检索工具中的团体著者索引提供了由机构名称检索文献的途径。计算机检索系统一般提供了责任者所在机构的检索入口。

4. 编号途径　根据文献信息出版或发布时给出的编号来检索文献信息的途径。一般包括图书 ISBN 号、连续出版物 ISSN 号、专利申请号、专利号、标准编号、报告合同号和论文存取号等。手工检索依据编制的相关索引进行文献信息检索，计算机检索选择相关检索入口进行检索。

有些检索工具还具有一些特殊索引，可以通过特殊途径查找所需特殊文献信息。如引文索引、会议索引等。

第六节　检索技术与策略

一、检索技术

信息检索的实质是“匹配运算”，手工检索的匹配过程是人工完成的，计算机检索的匹配运算过程是由检索系统程序软件自动完成的。计算机检索时，检索者须把检索提问变成计算机能识别的检索表达式，由计算机自动对数据库中各文档进行扫描、匹配。检索表达式就是利用各种检索技术与检索表达式构成规则进行检索词组配而形成的。目前常用的基本检索技术有以下几种。

（一）布尔逻辑检索

布尔逻辑检索（Booleanlogic Retrieval）指采用标准的布尔逻辑运算符表达检索词之间的关系而进行特定信息需求检索的技术。布尔逻辑表达式能把一些具有简单概念的检索词组配成一个具有复杂概念的检索式，用以表达信息用户的检索需求。常用的布尔逻辑运算符有逻辑“与”（AND）、逻辑“或”（OR）、逻辑“非”（NOT）。

1. 逻辑“与”　运算符“AND”或“＊”。用于交叉关系或限定关系的组配，实现检索词概念范围的交集,表示它所连接的两个检索词必须同时出现在检索结果中才满足检索条件(图 7-6-1)。使用逻辑“与”,可以缩小检索范围,提高检索的专指度,如乙型肝炎的预防,表达式:乙型肝炎 and 预防或乙型肝炎 * 预防。

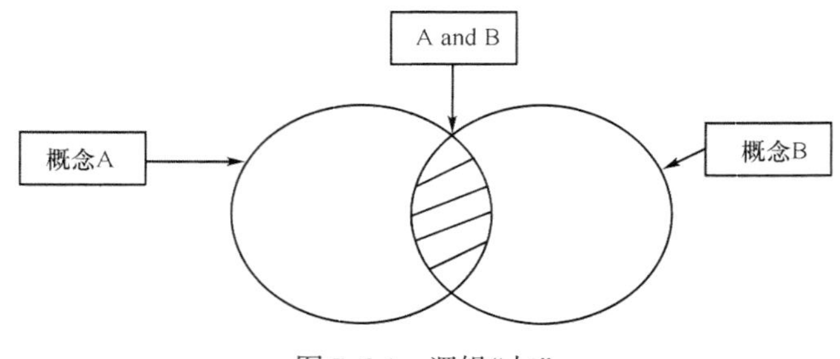

图 7-6-1 逻辑“与”

2. 逻辑“或” 运算符“OR”或“+”。用于并列关系的组配,实现检索词概念范围的并集,表示它所连接的两个检索词中任意一个或同时出现在检索结果中就满足检索条件(图 7-6-2)。使用逻辑“或”,可以扩大检索范围,提高检索的查全率。如脑梗死的病理学研究,表达式:(脑梗死 or 脑梗塞 or 脑血栓)and(病理学 or 病因学)。

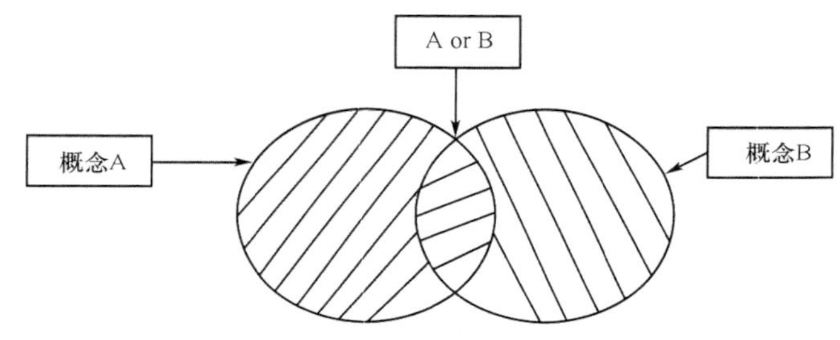

图 7-6-2 逻辑“或”

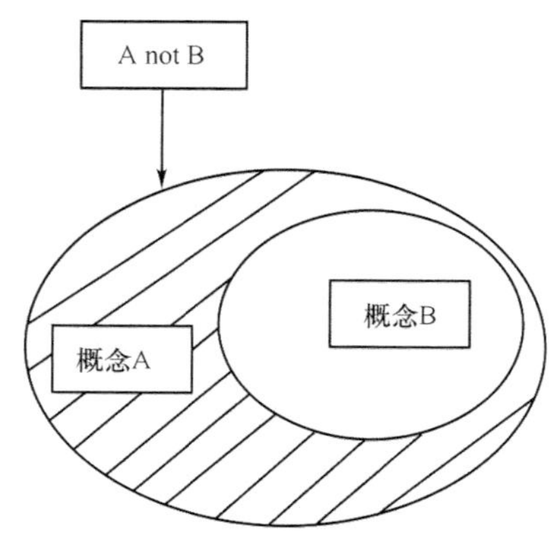

图 7-6-3 逻辑“非”

3. 逻辑“非” 运算符“NOT”或“-”。逻辑“非”是一种排斥关系的组配,指从原来的检索范围中排除不需要的概念,表示它所连接的两个检索词应从第一个概念中排除第二个概念(图 7-6-3)。使用逻辑“非”,可将检索中不希望出现的检索词排除。它和逻辑“与”作用类似,能提高检索的查准率。如检索糖尿病的药物疗法,但不包括中药疗法,表达式:糖尿病 and 药物疗法 not 中药疗法。

4. 需要注意的问题

(1) 不同检索系统所使用的运算符形式不完全一致,如《CBM 数据库》用“AND”表示逻辑“与”,《VIP 数据库》用“+”表示逻辑“与”,PubMed 系统用“空格”或“AND”表示逻辑“与”。

(2) 有的检索系统部分支持布尔逻辑关系,如“Yahoo”尚不支持逻辑“非”。

(3) 三种运算符在检索时,如果同时用上,计算机会按优先顺序自动完成算符运算,其中 NOT 优先级最高,AND 次之,OR 最低。如果要改变优先级可在检索式中添加优先算符括号“( )”。

(二) 限制检索

在检索系统中,使用缩小和限定检索范围的技术方法称为限制检索(Limit Retrieval)。常用的限制检索有字段限定与使用限制符限定。

1. 字段限定 是限定检索词在数据库记录中的一个或几个字段范围内查找的一种检索技术。如《CBM 数据库》中的字段限定,可以通过选择检索字段方式限定,也可直接在检索框内输入表达式限定检索,如 TI = 糖尿病,表示数据库记录中标题字段标引有“糖尿病”字符串的信息均为命中信息。

2. 使用限制符 使用特定限制符限定检索词在数据库记录中出现的范围及词间关系而进行文献信息检索的技术方法;常用的限制符有前缀限制符“=”,后缀限制符“in”,时间范围限制符“=、>=、<=、—、>、<”,短语词组限定符“ ”等。如“LA = chinese” 限定特定语种,“张明 in au”非精确限定作者,“PY>2000”限定检索年限,“kidney allograft” 短语限定。

(三) 截词检索

截词检索(Truncation/Wildcats Retrieval)是使用特定截断符对检索词进行截断后,对检索词的局部进行检索的一种技术,即凡满足这个词截断部分中的所有字符(串)的信息,都为命中信息。常用的截词方式有多种,按截断的位置分前截断、中截断、后截断三种。

1. 前截断 又称后方一致检索,是将截断符放在一个字符串的左方,截去字符串前面部分,使词的后方保持一致的检索技术。检索时,只要数据库中具有与截词符后面部分字符串相同的信息,即为命中信息。如? electronic,可以检索出 interelectronic、isoelectronic、microelectronic 等

2. 中截断 也称两边一致检索,是将截断符放在一个检索词的中间,使词的两边保持一致的检索技术,又称“内嵌字符截断”。中截断只允许有限截断。如 wom? n 表示含有词 woman 或 women 的信息都为命中信息,offen? e 表示含有检索词 offence 或 offense 的信息都为命中信息。

3. 后截断 也称为前方一致检索,是将截断符放在检索词词尾,使词的前方保持一致的检索技术。检索时,数据库中只有截词符前面部分字符串相同的信息,即为命中信息。后截断又分有限截断与无限截断。如 sing? (无限截断),可检索出 singe、singer、singh、single、singing 等;computer? (有限截断),可检出:computer、computers 等。

4. 需要注意的问题

(1) 表示截断一个词所用的截断符号,各检索系统有不同的规定,没有统一标准。如 PubMed 系统用“ * ”、DIALOG 系统用“?”、《CBM 数据库》用“?”,“?”为单一字配符;“ * ”为任意字配符;Orbit 系统使用“#”,而 BRS 系统使用“ $ ”。

(2) 截词必须适可而止,截去部分过多会大大增加误检率。

(3) 按截断的字符数量可分:有限截断和无限截断。

(4) 使用截词检索时,要注意截断的词干不能太短,词干一般应在 3 个字符以上。

(四) 位置检索

位置检索(Proximity Retrieval),又称临近检索,是指利用位置算符表达各个检索词之间

的顺序与相对位置关系而进行文献信息检索的技术。使用布尔逻辑检索时,配合位置检索,可减少检索误差。常用的有(W)与(nW)、(N)与(nN),主要用于外文数据库。

1. (W)算符与(nW)算符

(W)-With:表示由该算符连接的检索词之间除允许有空格或标点符号外,不得有其他任何的字或词,而且顺序不能颠倒。如 acute kidney(w)injury,可以用来检索有关 acute kidney injury 的文献信息。

(nW)-nWord :是从(W)算符引申出来的,它与(W)的唯一区别是,允许在连接的两个词之间最多插入 n(n=1 2 3……)个词。

2. (N)算符与(nN)算符

(N)-Near:表示由该算符连接的检索词必须相连,不得插入其他词,但词序可以颠倒。如 Information(n)Retrieval,表示可检出含有 Information Retrieval 或 Retrieval Information 的文献信息。

(nN)-nNear:表示算符连接的检索词间最多可插入 n(n=1 2 3……)个词,且顺序可以颠倒。如 prediabetes(2)diagnosis,表示可检出"prediabetes diagnosis"和"diagnosis of the prediabetes"。

(五) 加权检索

加权检索是某些检索系统中提供的一种定量检索技术。加权检索的侧重点不在于判定检索词或字符串是不是在数据库中存在、与别的检索词或字符串是什么关系,而是在于判定检索词或字符串在满足检索逻辑后对文献命中与否的影响程度。

加权检索的基本方法:在每个检索词后面赋一个值表示其重要程度,这个值称为权。检索时,先查找这些检索词在数据库记录中是否存在,然后计算存在的检索词的权值总和。权值之和达到或超过预定的阈值,该记录即为命中记录。运用加权检索可以命中核心概念的文献信息,因此它是一种缩小检索范围提高查准率的有效技术方法。但并不是所有系统都能提供加权检索这种检索技术,而能提供加权检索的系统,对权的定义、加权方式、权值计算和检索结果的判定等方面,又有不同的技术规范。

除上述主要检索技术外,个别检索系统还有"精确与模糊检索"、"二次检索"及"反馈检索"等。

二、检索程序与策略

(一) 检索程序

检索程序就是利用手工检索工具或计算机检索系统进行文献信息检索的步骤,一般来说,有以下基本程序。

1. 分析检索需求　信息需求是人们索取文献信息的出发点,也是检索时选择手工检索工具(或计算机检索系统)、数据库、确定检索策略及评价检索效果的依据。在分析检索需求时,必须明确四个基本问题:一是用户信息检索的目的;二是检索课题的主要内容及学科范围;三是所需文献信息的类型、语种、年代及文献信息量;四是对文献信息新颖性、查准率和查全率的指标要求。

2. 选择检索工具或数据库　根据用户信息需求,在充分了解各个手工检索工具与计算机检索系统功能的前提下，选择相应的手工检索工具或数据库进行文献信息检索。

3. 确定检索方法或途径　结合信息需求与手工检索工具或计算机检索系统的特点、功能，选择相应的检索方法或检索途径。

4. 编制提问式　是一个非常重要的步骤，在完成了前面三个步骤后，可根据手工检索工具或计算机检索系统的选定，及检索途径的选定，拟定检索标志，再根据需求编制提问式。

检索提问式就是要求计算机检索系统执行的检索命令，所以，只有选择计算机检索系统才考虑编制检索提问式。提问式就是检索表达式，即根据检索需求，利用各种检索技术，科学地将检索标志构建成提问式。

5. 获取文献线索与原文

（1）计算机检索：将编制好的提问式输入计算机检索系统，系统自动将符合检索提问式的文献信息作为命中信息输出，如果计算机系统中存储文献信息的数据库是全文型数据库，将直接获取原文，否则，只能首先获取文献信息线索，再根据线索提供的文献信息出处获取原文。

（2）手工检索：根据拟定的检索标志，通过手工检索工具提供的检索途径，人工完成信息标志的匹配，人工完成信息的筛选，获取文献信息线索，再根据线索提供的文献出处获取原文。

如果对检出的文献信息满意，则整个检索程序结束；如果对检出的文献信息不满意，则根据情况调整检索策略，再次检索，直至满意为止。

（二）检索策略

1. 制订检索策略　检索策略（Information Retrieval Strategy）是指为实现检索目标而制订的全盘计划与方案，即在分析课题的基础上，确定手工检索工具或计算机检索系统、数据库、检索途径和检索词，并科学安排各检索词间位置关系和逻辑关系及检索步骤。

制订检索策略是检索成功与否的关键所在，尤其在计算机检索时，对提高查准率、查全率及检索效率将产生积极作用。

为了尽可能不失真地把用户信息需求转换成计算机检索系统允许接受的形式，首先必须了解用户的检索目的和要求，对用户提出的检索课题进行全面的分析研究，为确定检索数据库、检索词、编写提问式做好准备；然后根据检索需求选择合适的手工检索工具或计算机检索系统。检索时，根据检索的具体情况实时调整检索策略，直至检索结果符合用户的信息需求。

2. 调整检索策略　在信息检索时，常常出现文献信息过多，或过少甚至为零的情况。为了使检索结果达到令人满意的效果，检索过程中，检索人员应根据检索结果随时调整策略。调整检索策略的措施可以概括为两类。

（1）扩大检索：执行检索策略后，如检出的信息量过少或为零时，需要扩大检索，具体做法如下：

1）用关键词检索时，增加同义词与相关词，并用逻辑“或”将它们连接起来，增加网罗度；

2）用主题词检索时，使用扩展检索，选用所有副主题词或扩展下位副主题词；

3）增加相关主题词或下位词；

4）采用截词检索技术；

5）去除某些限制；

6）减少逻辑“与”的算符，去掉一些次要的或专指度高的概念词；

7）调整位置算符，由严变松。

（2）缩小检索：执行检索策略后，如检出的信息量过多时，需要考虑缩小检索范围，具体如下：

1）采用主题词检索，不用或少用关键词检索；

2）采用下位词或更专指的词组配检索；

3）减少同义词与同族相关词；

4）增加限制检索技术，如用“”进行短语限定检索；

5）使用逻辑“非”，排除无关概念；

6）增加 and 连接概念组面；

7）调整位置算符，由松变严。

三、检索效果评价

（一）评价标准

检索效果是衡量检索系统提供信息检索的有效程度，它反映了计算机检索系统或手工检索工具的能力。评价检索效果的指标有数量指标、质量指标、时间指标和经济指标等，但主要是检出文献信息的数量、质量指标，即查全率和查准率。

1. 查全率（Recall Ratio）　是指用户利用检索系统进行某课题检索时，检出的相关信息量与该信息系统中存储的相关信息总量的比率，即

$$\text{查全率} = \frac{\text{检出的相关信息量}}{\text{数据库内相关的信息总量}} \times 100\%$$

2. 查准率（Precision Ratio）　是指用户利用检索系统进行某课题检索时，检出的相关信息量与检出信息总量的比率，即

$$\text{查准率} = \frac{\text{检出的相关信息量}}{\text{检出的信息总量}} \times 100\%$$

以上两个指标查准率是容易计算的，查全率的计算比较困难。查全率和查准率之间存在着互逆相关性。如果追求过高的查全率，就可能降低查准率，反之也是如此。

（二）影响检索效果的因素

对用户来说，最关心的是检索效果，衡量检索效果的主要指标是查全率与查准率，因而，影响检索效果的因素也是从影响查全率与查准率的角度分析的。查准率和查全率与文献信息存储及文献信息检索两方面是直接相关的，即与检索系统的范围与功能、索引语言、标引工作和检索工作质量等关系密切。

1. 影响查全率与查准率的因素

（1）从索引语言的角度看，影响查全率与查准率的主要因素有信息标引的广泛性和用户检索标志的专指性。标引的广泛性是指标引时揭示文献信息主题概念的广度而言，是支

配查全率的重要因素;检索标志的专指性是指检索标志表达检索需求主题概念的专指度而言,是支配查准率的重要因素。

(2) 从检索系统角度来讲,系统内文献信息存储不全、检索系统收录文献信息遗漏严重;索引词缺乏控制和专指性、词表结构不完善、词间关系模糊或不正确、标引缺乏详尽性与一致性、标引人员遗漏了原文的重要概念或用词不当、检索系统功能不完善、检索时不能全面地描述检索需求等,这些都是影响查全率与查准率的客观因素。

(3) 从信息检索的主观角度而言,影响查全率和查准率的因素有检索需求不明确、检索策略过于简单、检索工具选择不恰当、检索词和检索技术选用不当、检索途径和方法太少、检索人员业务能力欠缺等。

2. 提高检索效果的措施　要提高检索效果,可以结合影响查全率与查准率的因素,从以下几方面加以思考。

(1) 增强检索系统功能。提高检索系统信息存储质量,使它的收录范围更全面、更符合相应学科或专业的需要、文献信息品质高、著录内容详细准确、标引规范一致、用词恰当、组配合理。

(2) 提高索引语言的专指性和词表质量。加强对索引词汇、词表的控制,使索引语言具有一定的专指度和泛指度;完善词表的结构及参照关系,正确控制同义词和多义词,及时反映新学科、新技术的术语等。

(3) 提高检索人员的技能。检索人员必须具备较高的信息检索技能,熟练掌握检索技术的运用,恰当制定与调整检索策略,正确灵活地使用检索语言与检索方法;才能更好地与检索系统协调、配合,从而大大提高检索效率。

总之,在信息检索过程中,要根据不同的检索需求与检索结果,适时调整检索策略,合理调节查全率与查准率,做到动态分析与调节,才能达到最佳的检索效果。

第七节　常用数据库及网络资源

一、中文数据库

(一) 中国生物医学文献系统

中国生物医学文献系统(SinoMed)是由中国医学科学院医学信息研究所/图书馆开发研制,其涵盖资源丰富,能全面、快速地反映国内外生物医学领域研究的新进展,功能强大,是集检索、统计分析、免费获取、全文传递服务于一体的生物医学中外文整合文献服务系统。

SinoMed 系统的网址为 http://www. sinomed. ac. cn。

(二) 中国知网

国家知识基础设施(National Knowledge Infrastructure, CNKI)的概念,由世界银行于1998 年提出。CNKI 工程是以实现全社会知识资源传播共享与增值利用为目标的信息化建设项目,由清华大学、清华同方发起,始建于 1999 年 6 月,又称为中国知网。

CNKI 文献总库包括中国学术期刊网络出版总库(CAJD)、中国博士学位论文全文数据库(CDFD)、中国优秀硕士论文全文数据库(CMFD)、中国专利全文数据库、中国年鉴网络出版总库、中国图书全文数据库、中国引文数据库等。

CNKI 的网址为 http://www. cnki. net。

（三）中文科技期刊数据库

中文科技期刊数据库是由重庆维普资讯有限公司（VIP）开发的综合性文献数据库，该数据库收录了中国境内历年出版的中文期刊 12 000 余种，全文 3 000 余万篇，引文 4 000 余万条，分三个版本（全文版、文摘版、引文版）和 8 个专辑（社会科学、自然科学、工程技术、农业科学、医药卫生、经济管理、教育科学、图书情报）定期出版发行，目前拥有高等院校、中等学校、职业学校、公共图书馆、科研机构、政府部门、信息机构、医疗机构、企业等各类用户 6 000 多家，覆盖海内外数千万用户。

用户可通过互联网免费检索、查看文献题录和文摘，如果阅读文献全文需要购买。

中文科技期刊数据库位于维普期刊资源整合服务平台上，网址为 http://www. cqvip. com。

（四）万方学术期刊数据库

万方数据知识服务平台是万方数据股份有限公司研制开发的综合信息服务系统。该系统收集了学术期刊、学位论文、会议论文、科技成果、专利技术、中外标准等各种类型的数据资源。其学术期刊库集纳了自 1998 年以来国内出版的理科、工科、医学、哲学、人文、社会科学、经济管理、教科文艺等学科的近 7 000 种期刊，其中包括中华医学会主办且享有版权的 100 余种医学期刊。

万方数据知识服务平台网址为 http://cd. wanfangdata. com. cn。

（五）超星数字图书馆

超星数字图书馆为目前世界最大的中文在线数字图书馆，提供大量的电子图书资源提供阅读，其中包括文学、经济、计算机等 50 余大类，数百万册电子图书，500 万篇论文，全文总量 13 亿余页，数据总量 1 000 000GB，大量免费电子图书，超过 8 万的学术视频，拥有超过 35 万的授权作者，5 300 位名师，1000 万注册用户，并且每天仍在不断地增加与更新。

超星数字图书馆网址为 http://book. chaoxing. com。

（六）读秀学术搜索

读秀学术搜索由海量全文数据及资料基本信息组成的超大型数据库。其以 430 万种中文图书、10 亿页全文资料为基础，为用户提供深入内容的章节和全文检索、部分文献的原文试读、查找获取各种类型学术文献资料、参考咨询服务等，是一个学术搜索引擎及文献资料服务平台。

读秀学术搜索网址为 http://www. duxiu. com。

二、外文期刊数据库

（一）PubMed

PubMed 是美国国立医学图书馆（NLM）所属的国家生物技术信息中心（NCBI）于 1997

年6月开始在Internet上提供的免费检索数据库,它隶属于NCBI的统一检索平台Entrez系统,并在该平台上的其他数据库建立了无缝链接,可实现跨库检索。

PubMed以MEDLINE数据库为核心内容,具有报道速度快(每天更新)、访问免费、检索功能强大、外部链接丰富等优势。网址为http://www.ncbi.nlm.nih.gov/pubmed。

(二) LWW电子期刊全文数据库

Ovid Technologies公司是世界著名的数据库提供商,通过其检索平台OvidSP,可以检索临床各科专著及教科书、电子期刊(LWW出版的280种生物医学期刊)、循证医学、MEDLINE、EMBASE等。LWW电子期刊全文数据库收录(OvidSP)241种医学期刊,其中154种为核心期刊,约150种期刊被ISI收录,且影响因子较高,回溯期最早至1993年。网址为http://gateway.ovid.com。

(三) EBSCOhost

EBSCOhost是美国EBSCO公司为数据库检索设计的系统,有近60个数据库,其中全文数据库10余个。涵盖了商业、学术、教育、医学等各个学科领域。

网址为http://search.ebscohost.com/,选择"EBSCO学术检索大全"进入数据库基本检索页面。

(四) SpringerLink数据库

SpringerLink是全球最大的在线科学、技术和医学(STM)领域学术资源平台。凭借弹性的订阅模式、可靠的网路基础及便捷的管理系统,SpringerLink已成为各家图书馆最受欢迎的产品。Springer是科学出版界的领导者,一直凭着其卓越表现而享有美誉。Springer已经出版超过150位诺贝尔奖得主的著作。

SpringerLink的服务范围涵盖各个研究领域,提供超过1900种同行评议的学术期刊、不断扩展的电子参考工具书、电子图书、实验室指南、在线回溯数据库以及更多内容。

SpringerLink数据库网址为:http://link.springer.com。

(五) EMBASE数据库

EMBASE数据库全称Excerpta Medica Database,由荷兰爱思唯尔(Elsevier)公司出版,是印刷型检索工具的电子版。它是EMBASE与MEDLINE联合而成的生物医学与药理学信息专业检索引擎,不过该网站需要授权才能使用。

EMBASE数据库网址为http://www.elsevier.com/online-tools/embase。

(六) ScienceDirect全文数据库

Elsevier是荷兰一家全球著名的学术期刊出版商,每年出版大量的学术图书和期刊,大部分期刊被SCI、SSCI、EI收录,是世界上公认的高品位学术期刊。

近几年该公司将其出版的2500多种期刊和11 000图书全部数字化,即ScienceDirect全文数据库,并通过网络提供服务。该数据库涉及众多学科:计算机科学、工程技术、能源科学、环境科学、材料科学、数学、物理、化学、天文学、医学、生命科学、商业及经济管理、社会科学等。国内11所学术图书馆于2000年首批联合订购SDOS数据库中1998年以来的全文期刊。

ScienceDirect 全文数据库网址为 http://www.sciencedirect.com。

三、循证医学数据库

(一) The Cochrane Library

The Cochrane Library 数据库(简称 CL)是国际 Cochrane 协作网的主要产品,是临床疗效研究证据的基本来源,以光盘或网络形式出版,每年四期。用户可以免费浏览网络版系统的摘要,只有注册并付费的用户才能查看和下载全文。CL 由多个数据库组成:Cochrane 系统评价数据库(Cochrane Database of Systematic Review,CDSR)、疗效评价文摘库(Database of Abstracts of Reviews of Effects,DARE)、Cochrane 对照试验注册数据库(Cochrane Central Register of Controlled Trials,CCTR)、Cochrane 方法学文献注册数据库(Cochrane Methodology Register,CMR)、卫生技术评估数据库(Health Technology Assessment Database,HTAD)、英国国家卫生服务部卫生经济评价数据库(NHS Economic Evaluation Database,NHSEED)。

The Cochrane Library 数据库网址为 http://www.thecochranelibrary.com。

(二) Clinical Evidence

Clinical Evidence 由 BMJ 出版,是世界上最具权威性的医学数据库之一,以治疗为主,涉及 200 多种疾病的 2 500 多种治疗方法,每年更新一次并在不断拓展新的题目和领域(疾病诊断)。该数据库针对每种疾病,采用严格的过程评估每种治疗方法的疗效和安全性,告诉读者哪些治疗方法有益、哪些可能无益、哪些利弊相当、哪些不可能有益、哪些可能无益或甚至有害和哪些疗效不确定。

Clinical Evidence 数据库网址为 http://www.Clinicalevidence.com。

(三) PIER

床旁循证决策辅助系统,美国内科医师协会出品,含 6 大主题:疾病(Diseases)、筛查与预防(Screening and Prevention)、补充和代替医学(Complementary/Alternative Medicine)、伦理和法律(Ethical and Legal Issues)、流程/程序(Procedures)、药物资源(Drug Resource),共 490 个临床主题。PIER 提供的推荐意见是基于严格的循证医学方法,包括精心构建问题、全面收集所有干预措施和以病人为中心的结局指标、评估单个研究的质量、采用高质量的分级系统、充分考虑患者的价值观和选择。PIER 主要涉及内科和初级保健方面的治疗问题。

PIER 数据库网址为 http://pier.acponline.org。

(四) EBM Guidelines

超过 1000 份循证指南,包括诊断治疗,覆盖面广;超过 3500 个临床主题,整合 Cochrane 系统评价结论、全文及 Clinical Evidence 结论;有证据强度,但更新不及时。

EBM Guidelines 数据库网址为 http://onlinelibrary.wiley.com。

（五）UpToDate

床旁循证决策辅助系统，覆盖14个专业超过7700个临床主题，包括80 000页正文及图片，并与Medline摘要、260 000条参考文献和一个药物数据库链接，每4个月更新一次。有药物信息、图表及病人教育资料，结构化的临床问题、循证的推荐意见及推荐强度。

UpToDate数据库网址为http://www.uptodate.com。

（六）临床实践指南NGC

NGC是由美国卫生研究与质量管理机构（Agency for Healthcare Research and Quality，AHRQ）、美国医学会（American Medical Association，AMA）和美国卫生规划协会（American Association of Health plans，AAHP）于1998年联合制作的一个提供临床实践指南和相关证据的功能完善的免费数据库，数据每周更新。

NGC数据库网址为http://www.guideline.gov。

（七）Trip Database

Trip Database（Turning Research into Practice）建立于1997年，是一个为医药卫生专业人员临床实践提供高质量临床研究证据的搜索工具。

Trip Database数据库网址为http://www.tripdatabase.com。

四、网络信息资源

1. Medscape　中文名叫医景，它是美国Medscape公司于1994年进行研制，1995年6月开始使用，具有交互式的综合医学网站。Medscape的内容更新快，内容极为丰富，是Web上最大的免费提供临床医学全文文献和继续医学教育资源（CME）的网点，可选择Fulltext、Medline、DrugInfo、AIDSLine、Toxline、W hole、W eb，News，M edical Images，Dictionary、Bookstore等10多种数据库进行检索，同时还可浏览每日医学新闻，免费获取CME各种资源，免费获取“Medpulse”，同时网上查找医学词典和回答用户咨询，提供根据疾病名称、所属学科和内容性质（会议报告、杂志文章的全文或摘要等）的英文首个字母的分类检索（The Medscape Index）。

Medscape网址为http://www.medscape.com。

2. Scirus　是专门用于科技信息检索的世界上最全面的科技搜索引擎。Scirus与其他搜索引擎最大的区别在于其既可以搜索网站（Web），也可以搜索期刊资源，而且专注于科技方面的内容。Scirus可检索免费资源和期刊资源。涵盖超过1.05亿个与科技相关的网站，包括9000万个网页，以及1700万个来自其他信息源的记录，这些信息源包括Science Direct，IDEAL，MEDLINE on BioMedNet，US Patent Office，Chemistry Preprint Server，Mathematics Preprint Server和NASA等。

Scirus网址为http://www.scirus.com。

3. HON　是瑞士日内瓦的非盈利性组织“健康网络基金会”与1996年组织建立的一个免费全文医学搜索引擎，其宗旨为“在全球范围内，促进新技术在远程医疗保健领域有效和可靠的使用”。HON既为普通用户又为医学专业人员提供可靠的有限健康护理信息。

HON 网址为 http://www. hon. com。

4. Oncolink　是由美国宾夕法尼亚大学癌症中心于1994 年开发的一个免费全文癌症检索系统，它是 Internet 上的第一个多媒体肿瘤学信息资源服务器，信息内容涉及肿瘤学研究进展、诊断和治疗、病因、普查和预防等，旨在向肿瘤患者和医护人员提供高质量的原始文献信息资源，提供一个连接 Internet 上的现有癌症信息资源的高质量信息来源通道。

Oncolink 网址为 http://www. oncolink. org。

第八章　医学科研选题和设计

第一节　医学科研选题

科学研究是人类探索未知、创造、发展和应用知识的认识活动过程。医学科研是在专业理论的指导下围绕人类身心健康对尚未研究或尚未深入研究的事物进行探讨,旨在揭示事物矛盾的内部联系与客观规律,为医疗防治工作提供依据,正确地回答和解决所提出的新观点、新技术。医学科研是以课题来具体展开的,而课题是为解决学科专业问题形成的具有具体目标、具体设计和实施方案的科学研究的最基本单元。

科学研究的基本程序包括科研选题、课题设计、实验观察或调查、实验结果及资料的加工整理、总结分析并提出研究结论、撰写研究报告或申请专利与推广应用等。简而言之,就是提出问题、验证假说、得出结论,或者说就是提出问题、解决问题。在这几个环节中,选题是科研过程的战略性步骤和起点,是科学研究的首要环节。

科研选题是根据选题的原则并遵循选题的程序,确定研究的具体科学技术问题的过程,其中包含科学创新探索。科研选题在科研工作中极具重要地位,可以说科研选题成功,科研就成功了一半。巴斯德曾说:"发现一个问题比解决一个问题更为重要。"一般说来,提出课题比解决课题更困难。科学家都特别强调提出问题和选择问题的重要性。

一、选题原则

(一)科学性原则

科学性是指选题要"有理、有据",科学性是医学科研的生命。应根据现代科学基本原理、个人经验体会、前人认识的科学总结来确定选题,必须细致、严密、反复推敲,必须符合客观实际和已证明是正确的科学原则和法则,所提出的新问题、新假设、新思路必须符合客观规律。例如,由于临床试验的对象是人,属于人体实验范畴,新药的临床研究在临床试验前必须具备详细的药理和毒理资料,有可靠的基础医学实验研究的结论,同时,还必须有第一期临床试验的结果,第一期临床试验是选择少量健康志愿者进行试验,以确定新药的临床治疗剂量范围,测定新药的药代动力学及其生物利用度,以制订安全有效的给药方案,并观察人体对药物的耐受性和不良反应后,才能立题。

(二)创新性原则

创新是医学科研的灵魂,是整个工作的"亮点",是科研选题得以成立的基本条件和价值所在。创新性是医学研究的核心,是衡量研究水平高低的主要标准,其重要的标志就是看有无新技术、新理论。主要表现在两个方面:①前人没有研究过的课题,科学研究最忌讳重复前人的工作,仅是样本数量上的加减,一般创新意义不大;②补充前人研究的不足,以往虽有人对某一课题作过研究,但现在提出新问题、新实验依据及新的理论,促使该课题有新的发展、补充或修正,要敢于对前人已总结出来的经验和理论进行修改、补充、丰富、扩广，才能推动医学科学不断向前发展。要选择前人没有解决或没有完全解决的问题，研究的结果应该是前人不曾获得的成就。国外已有人研究，但尚需结合我国实际进行探索属于填补国内此领域的空白。那种将国外已经应用而国内尚未开展的新的实验方法移至国内进行重复，不属于创新。一个课题如果没有创新，是没有任何意义的。因此，应充分查阅有关专业文献，及时掌握国内外发展动态，这对保证选题的创新性是十分重要的。

（三）实用性原则

这一原则包括前人提到的需要性和效益性两方面。需要性是科研工作的目的和意义所在。医学科研选题肩负着"救死扶伤"的重要意义。医学科研选题的方向必须从国家经济建设和社会发展的需要出发，尽量选择在医药卫生保健事业中有重要意义或迫切需要解决的关键问题。首先应当从人们防病治病、保持身体健康的需要出发，重在提高诊断水平和治疗效果、改善预后及通过疾病病因学研究提出疾病的预防措施和新的治疗方案。医学基础研究、延缓衰老、提高生命的质量等科学技术课题都属于长远需要的课题。临床科研重点要解决疾病的发病机制、诊断方法、预防和治疗手段、预后等有关问题，当前迫切需要研究的课题主要是威胁人类健康和生命最大的疾病。要研究常见病、多发病和危害人民健康大的病种，如心脑血管病、恶性肿瘤、呼吸系统疾病及新生儿疾病等都是疾病负担十分突出的疾病。还有环境污染所致的公害病也不容忽视。在日常临床实践中，无时无刻不面临着许多诊断问题、治疗问题、病因问题和如何估计预后等，这些问题中不少是具有研究价值的课题。

所有科研工作都必须产生社会效益和经济效益，科研投入与预期成果的综合效应是否相当，其衡量标准是有无医学指导意义、临床使用价值、社会效应和经济效应。具体地说，对于基础课题要求具有理论意义与（或）潜在应用价值，对于应用课题要求具有经济效益和社会效益。

（四）可行性原则

科研选题无论是理论探讨还是技术应用，只有在现实可能条件下才能进行研究和解决，如果课题根本没有实现的可能，选题工作就失去了意义。要求选题从实际出发，充分考虑是否具备完成所选课题的主观和客观条件，包括课题必需的仪器设备、实验条件、必要的人员配备、足够的经费资助、样本来源、合理的时间周期等。如果是开展临床试验，还需符合医德的有关规定。

二、科研选题方法

选题的基本方法大致如下。

（一）从项目指南中选题

国家基金委员会与各级科研管理部门定期公布的《项目指南》，在指南中都会明确提出鼓励研究的领域和重点资助范围，详细提出一系列可供选择的研究项目和课题，从中选择课题是一种事半功倍的方法。研究者可根据自己已有的工作基础，尤其是个人专长、科室与单位优势、实践经验与设备条件，自由申请具有竞争力的课题。

(二)从实践积累中选题

日常工作中,务必要注意观察并记录自己经手的基础实验过程数据和临床资料,当积累到一定程度时,就可以进行整理、归纳,很容易提出新问题。在临床实践中,人们会发现各种各样的问题,遇到问题,要大胆提出设想,特别是多次遇到某种现象,而现有知识又不能圆满解释,就意味着有未知的规律、原理值得探究。对工作中原有方法或理论不满意,也可设计加以改进、创新。医学科学研究最终服务的个体是人。科学问题的提出必须且只有来自于人体、来自于临床实践,方能真正体现科学研究的价值,临床是科研选题取之不尽的宝库。随着循证医学在临床中的普及,不少诊断方法和治疗措施有待于科学评价。

(三)通过文献启发选题

研究者可根据自己的特长与已掌握专业的发展趋势,进一步查阅近20~30年本专业国内外文献,在阅读文献时注意培养自己科学的、具有独立个性的思考能力,并要常以逆反的、发散的思维去捕捉瞬间灵感,获得启发,寻找空白点,经过积累、筛选就会有良好的选题。现代科学技术的发展,特别是计算机网络技术、通讯技术的发展使得信息检索工作在广度、深度、速度上都是前所未有,使得我们有可能准确、快速地找到学科空白点或近乎空白的领域,从文献的空白点选题。

(四)从学术交流与争鸣中选题

参加各种学术会议、讲座和疑难病例讨论等,是选题的极好机会。研究人员可根据学术交流中提出的问题或争鸣中谈及的某些事实与理由,抓住问题,发现问题,并从中选定自己的科研题目。

(五)从学科的边缘交叉区选题

学科交叉点,是扩大专业技术领域、探索奥秘的藏宝之地,因为学科的边缘区、交叉区有着大量需要解决的问题,而且多是创新性的问题。

(六)运用借鉴移植方法选题

借鉴与移植是科学研究的重要方法,该方法主要是借鉴应用于某疾病、某学科、某专业、甚至某领域的先进技术方法等移植过来,应用于另一疾病、学科、专业或领域,为己所用。不同学科专业之间,新的成果、新的思路与方法、新的技术的移植应用,已成为科研选题的重要方面。

(七)从已有课题延伸中选题

延伸性选题可根据已完成课题的范围和层次,从其广度和深度中挖掘出新颖题目。

以上介绍的选题方法,是人们一般常用的几种,这些方法可单独应用,也可综合应用。科研选题体现了选题者的科学才能、智慧、经验和技巧。选题前一定要做好知识积累和信息查询工作,充分了解课题的国内外研究现状和发展趋势,选择适当的切入点,避免重复研究,以提高中标率。根据我国国情,我国科研课题来源有指令性课题(政府指定某单位完成的计划生育课题)、招标性课题(国家科技攻关项目、高技术研究发展计划项目、国家自然科学基金项目等)、委托课题及自选课题。

第二节 医学科研设计

一、科研设计定义

科研设计(research design)是研究者对研究课题的预期目标、研究内容、技术路线、研究方法的基本构想和计划安排。科研设计是医学科研过程的重要步骤之一,严密的设计是取得有价值结果的先决条件。科研设计包括专业设计(disciplinary design)和统计设计(statistical design)两方面的内容。专业设计指的是运用专业理论知识和科学思维来选择研究课题,形成假说,构思调查或实验内容以验证假说,选定技术路线和研究方法,提出拟解决的关键问题,藉以保证研究工作的目的性和先进性。统计设计指的是运用统计学知识,对研究资料的收集、整理和分析进行科学设计,以保证研究结果的可重复性和经济合理性。对于任何一项科学研究,研究设计的好坏直接关系到研究成果的质量,正确的统计设计不仅能帮助研究者节约实践和经费,也是保证统计分析结论令人信服的基本前提。此处主讲统计设计。

根据研究者是否主动施加干预措施,医学研究一般分为观察性研究和实验性研究两大类。观察性研究(observational study),又叫调查研究,是指在自然状态下客观地观察和记录研究对象的现状及其特征,并对结果进行描述和对比分析的研究,影响观察对象的因素是客观存在的,研究者只是"被动"地观察和如实记录。实验研究(experimental study)是指研究者根据研究目的人为地对受试对象(包括人或动物)施加某种干预措施,控制非干预措施的影响,总结干预因素的效果。由于医学研究类型的不同,相应的研究设计也就叫做实验性研究设计和观察性研究设计。

二、实验性研究设计

一个周密的科研设计的意义在于通过合理的、系统的安排,以消耗最少的人力、物力和时间,达到控制系统误差、获得可靠结论的目的。实验性研究设计是关于实验性研究的计划、方案的制订。良好的设计是使实验性研究获得预期结果的重要保证。实验性研究的目的是要阐明所要研究的处理因素作用于受试对象后所产生的实验效应,因此,设计中需要考虑处理因素、受试对象、实验效应这三个基本要素,需要遵循随机、对照、重复、均衡四个基本原则。对于临床试验,往往还需盲法的应用。

(一) 实验性研究的基本要素

实验性研究的基本要素包括处理因素、受试对象和实验效应三部分。如用两种降压药治疗高血压患者,观察比较两组患者血压值的下降情况,这里所用的降压药为处理因素,高血压患者为受试对象,血压值为实验效应。这三个部分内容构成了完整的实验基本要素,缺一不可。因此任何一项实验研究在进行设计时,首先应明确这三个要素,再根据它们来制订详细的研究计划。

1. 处理因素(study factor, treatment) 处理因素是根据研究目的而施加于受试对象的特定实验措施。处理因素可以是主动施加的某种初步干预(或措施),如某种药物等。也可以是客观存在的,如观察培养基在空气中的污染程度与季节的关系,“不同季节”就是该实验的处理因素。确定处理因素时应注意以下两点。

(1) 围绕研究目的,分清处理因素和非处理因素。一项研究中可以有一个处理因素,也可以有多个,每个处理因素还可以分成多个水平或等级。实验中的处理因素取决于研究者,是由研究者在以往研究基础上提出的某些假设决定的。一次实验涉及的处理因素不宜太多,否则使分组增多,受试对象的例数增多,在实际工作中难以控制。但处理因素过少,又难以提高实验的广度和深度。因此,须根据研究目的确定几个主要的、带有关键性的因素。

非处理因素虽然不是我们的研究因素,但其中有些可能会影响实验结果,产生混杂效应,所以这些非处理因素又称混杂因素。例如,上面提到的两种降压药治疗高血压患者的实验,非处理因素可能有年龄、性别等,不同的年龄、性别降压效果可能不一样。若两种降压药组的年龄,性别构成不同,则可能影响降压药疗效的比较。设计时明确了这些非处理因素,才能设法消除它们的干扰作用。

(2) 处理因素应当标准化:处理因素在整个实验过程中应做到标准化,即始终保持不变,否则会影响实验结果的评价。因此,在设计时应具体规定处理因素的性质、强度、实施方法和实施条件等,研究过程中不得随意更改。如实验的处理因素是药物,那么药物的质量(成分、生产厂家、出厂批号等)应保持不变。

2. 受试对象(subject) 受试对象是根据研究目的而确定的实验受试者。医学研究的受试对象一般分为人和动物两类。选择受试对象应注意以下几点。

(1) 对受试对象应有明确的规定:应有明确的纳入标准(inclusion criteria)和排除标准(exclusion criteria)。例如,研究氟罗沙星治疗细菌性感染的效果,纳入标准是经过临床及实验确诊的急性细菌性感染,年龄在 18 ~ 65 岁的患者,在观察期间的住院者或门诊可随访者。排除标准是有严重的脏器功能不全者;感染严重者、怀孕和哺乳妇女、对喹诺酮类有过敏史者。

(2) 要选择对处理因素敏感性强的受试对象:如观察某新药对高血压的疗效,一般情况是Ⅲ期高血压患者对药物不够敏感,而Ⅰ期高血压患者本身血压波动较大,因此宜选择Ⅱ期高血压患者为受试对象。

(3) 要考虑受试对象的可得性:从经济上和时间上考虑是否能得到足够数量的受试对象。

(4) 要选择依从性好的患者作研究对象:选择那些能够服从试验安排并坚持合作的患者。若不依从的数量较大,就会影响研究结果的准确性,导致研究结果出现偏倚。

(5) 注意医德问题:研究者只能以患者的利益为最高准则,而不应只顾科研研究的需要,而忽视患者的安危。当科研与治疗相冲突时,要服从医疗上的需要,这样才符合人道主义。

3. 试验效应(experimental effect) 试验效应是处理因素作用于受试对象后,受试对象所做出的某种反应。这种反应是通过观察指标表达。如果指标选择不当,未能准确地反映处理因素的作用,那么获得的研究结果就缺乏科学性,因此选择好的观察指标是关系研究成败的重要环节。在确定实验效应指标时,要考虑 4 个方面。

(1) 选用的指标与研究目的应有本质联系:所选指标要能确切地反映出处理因素的效

应。要做到这点并不容易，需查阅文献，以专业知识为基础，必要时进行预实验来验证所选指标与研究目的的关联性。不同的研究目的，体现关联性的指标也不一样。例如，青篙素对恶性疟疾的疗效评价的研究，其研究目的在于疗效评价，而反映与恶性疟疾疗效评价的最有关联的指标应是病死率。而如果是研究青篙素治疗恶性疟疾的机制，这时研究目的在于机制，其关联性最强的指标就应是能反映青篙素对恶性疟原虫在体内生活史的干扰或改变恶性疟原虫裂殖过程中对机体损害等的有关指标，而不是病死率。

(2) 选用的指标应尽量客观：观察指标有主观指标和客观指标之分，主观指标是由患者回答或医师定性判断来描述观察结果，易受两者心理状态、启发暗示和感官差异的影响，应尽量少用。而客观指标则是借助仪器等手段进行测量来反映观察结果，比主观指标更为可靠。一般地，客观指标比主观指标好，定量指标比定性指标好。

(3) 要考虑指标的灵敏性和特异性：灵敏性高的指标能如实地反映研究对象体内出现的微量效应变化（指剂量效应梯度），它可以直接揭示研究问题的本质，同时又不容易受其他因素的干扰。特异指标的意义是多个非特异性指标也代替不了，如有机磷药物中毒的主要机制是抑制胆碱酯酶的活性，全血胆碱酯酶活性降低，因此胆碱酯酶活性检测在有机磷毒理学研究上是其他方法不能代替的。

(4) 选择指标的数目要适当：要根据研究目的而确定指标数目的多少，所选择的指标要能反映效应本质，指标不是越多越好，但也不能太少。太多肯定要多花成本、人力等；太少如实验中出现差错，同时指标又较少，这时会降低工作的效益，甚至可使整个研究工作半途而废。

（二）实验性研究的基本原则

在实验性研究中，由于存在各种非实验因素（非处理因素）的干扰，使实验结果产生某种误差。实验性研究设计的主要作用就是减少误差，使处理因素相对应的试验效应能单独而准确地显示出来，提高实验效率。因此为了控制或减少误差，必须遵循四个基本原则：对照原则、随机化原则、重复原则、均衡原则。

1. 对照原则（principle of control）　对照是比较的基础，要确定处理因素与实验效应的关系，如果没有恰当的对照，就无法确定所观察到的结果是由实验因素引起的，还是由其他没有控制的因素引起的。如对可自然痊愈的疾病（感冒、腰背扭伤等）进行防治效果的研究，没有对照就难以说明疾病痊愈是防治的效果还是自然痊愈。设立对照可以控制乃至消除非实验因素的影响，显露出真正的实验效应。只有正确设立对照，才能较好地控制非处理因素对实验结果的影响，从而将处理因素的效应充分显现出来。除处理因素不同外，对照组和实验组在非处理因素方面应基本相同。对照的形式有多种，应根据研究目的和研究条件选用，常用的有如下形式。

(1) 空白对照（blank control）：不给予对照组的受试对象任何处理因素，但其他的实验条件与实验组相同。空白对照简单易行，但在临床试验中，容易引起试验组和对照组心理上的差异，从而影响实验效应的测定。而且在评价某药的疗效时，实施空白对照会存在医德方面的争议。

(2) 安慰剂对照（placebo control）：安慰剂（placebo）通常用乳糖、淀粉、生理盐水等成分制成，不加任何有效成分，不是药，但外形、气味、包装与受试药物一样。某些研究对象，由于依赖医药而表现的一种正向心理效应（称为安慰剂效应），使用安慰剂的目的是消除心理作用的影响。使用安慰剂要特别注意医德问题,安慰剂只有在所研究的疾病尚无有效的防治药物或使用安慰剂后对研究对象的病情无影响时才使用。安慰剂常与双盲法配合使用,它是清除心理作用的一种有效方法。

(3) 实验对照(experimental control):对照组不施加任何处理因素,但施加与处理因素有关的实验措施(非处理因素)。当处理因素的施加须伴随其他因素时,若这些因素有可能影响实验结果,应设立实验对照。如研究中草药烟熏灭蚊的效果,对照组也要用烟熏,只是不加灭蚊的药物。

(4) 标准对照(standard control):对照组的干预采用现有的标准方法或常规方法。如临床试验中为评价一种新方案的疗效,对照组患者采用常规治疗方案,实验组患者采用新的治疗方案。有时,人们把公认的某种标准或正常值作为对照也叫标准对照。

(5) 自身对照(self control):同一受试对象既作对照者,又作试验者接受处理因素。如研究某药的降压效果,记录患者服药前后的血压值,服用前的血压值作为对照。自身对照简单易行,使用广泛。但若实验前后某些环境或自身因素发生改变,并且会影响实验结果,就难以说明问题。

(6) 相互对照(mutual control):指各实验组之间互为对照。如三种方案治疗贫血,三个方案组可互为对照,以比较疗效的好坏。

对照也是临床科研设计的重要原则之一,一个理想的对照组应该除研究因素外,其他方面均与研究组相同。常见对照组设立的问题:①组间基础状况缺乏可比性;②对照组例数太少;③对照不全或多余对照;④配对设计,但两组例数不一致;⑤缺少对照组,最常见的是以医院内的回顾性病例总结为基础,根据计算的治愈率、有效率得出某种治疗方法有效、疗效较好、无效等肯定性结论,甚至据此认为某种疗法值得推广等。

2. 随机化原则(principle of random)　随机化是指采用随机的方法,使每个受试对象均有同等的机会被抽取或分配到实验组和对照组。随机化的作用就是使样本具有较好的代表性,使各组受试对象在重要的非实验因素方面均衡可比。随机主要体现在以下三方面。

(1) 随机抽样:从符合条件的研究对象中随机抽取一定数量的个体作为受试对象,即每个符合条件的研究对象被抽取的机会相等。随机抽样保证所得样本具有代表性,使实验结论具有普遍性。但在实验研究中,由于抽样框一般不明确,随机抽样很难实现。

(2) 随机分组:随机分组是用随机方法使每个受试对象有同等机构被分到试验组和对照组。随机分组的目的是尽量使各组间的各种非处理因素的分布一致,以提高组间的均衡性。随机分组是提高组间均衡性的一种重要手段,也是资料统计分析时进行统计推断的前提。随机不是"随意"、"随便",常用的随机分组方法有抽签法和随机数字表法或由计算机或计算器产生随机数字,此处不作介绍。

(3) 实验顺序随机:每个受试对象先后接受处理的机会相等,使实验顺序对各对比组的影响也达到均衡。

随机也是临床科研设计的重要原则之一,是避免偏倚和混杂因素的最有效的方法。常见随机方面的问题:①未注明分组是否随机,或未采用随机分组方法;②未说明随机的方法,只是笼统地说"将病例随机分为两组",如某已发表论文对分组的描述:"35 例均为住院患者,随机分为两组,治疗组 21 例,对照组 15 例"。从两组样本数相差悬殊即可断定分组并非随机;③随机方法错误,如按奇偶数、单双日、就诊顺序等,如按就诊的先后顺序分组,因患者就诊的先后顺序往往暗示其病情不同,尤其是当患者的病情轻重难以判断时若将先来就诊者分在一组,后来就诊者分在另一组,就不可避免的引入顺序误差(一组患者的病情较另一组患者的病情重),从而得出错误结论。

3. 重复原则(principle of replication) 重复表现为样本量的大小(样本含量)和重复次数的多少。用多个受试对象进行实验,避免把个别情况误认为普遍情况,把偶然性或巧合的现象当作必然的规律性现象,以至实验结果错误地推广到群体。通过设计足够的样本含量,对一定数量的受试对象进行观测,从而保证结论可信。样本含量究竟需要多大,可参阅有关书籍。除样本含量外,对同一受试对象的重复观测保证了结果的可靠性。例如,血压一般都重复测 3 次,以 3 次的均数作为观察结果。

4. 均衡原则(principle of balance) 试验设计要求各处理组非实验因素的条件基本一致,以消除其影响,称为均衡。若试验组与对照组除处理因素外,非处理因素基本一致(相似或相同)称为有可比性。实验中的非实验因素较多,一般应考虑:如做动物实验,动物的种属、品系、窝别、体重、月龄、性别应保持一致;如为临床试验,除考虑年龄、性别、职业外,还应考虑受试对象的病情、病程以及以前治疗情况。要尽可能使非处理因素在实验组和对照组保持一致。

各实验组之间实验条件和实验环境应保持一致。如同一实验,各组的实验处理尽量由同一个人在同一时间完成,或同一地点进行,尽量减少误差。

临床试验中,要尽量用盲法(blind)与安慰剂(placebo)。在临床试验中,盲法对主观指标的测量更为重要,它能避免受试者与研究者的心理或精神因素对药物疗效的影响。除某些不宜设盲的实验如外科手术、引起生活方式改变等干预实验外,一般均应采用盲法。根据盲的程度,盲法可分三种。

(1) 单盲(single blind):受试对象不知道自己所在的分组和所接受的处理措施,但研究者知道。其优点是研究者可以更好地观察了解受试对象,可以及时恰当地处理受试对象可能发生的意外问题。

(2) 双盲(double blind):研究者及受试对象双方都不知道受试对象的分组情况和所接受的具体措施。如比较利福喷丁和利福平对肺结核病人的疗效,患者和医师都知道所用的处理药物是哪两种药物,只是不知道具体分组情况,即不知道所用的药物具体是哪种,只知道是利福喷丁、利福平两种中的一种。其优点是可以避免来自受试对象和研究者的主观因素所带来的影响,使疗效的评价保持客观性;缺点是方法复杂,较难实行,且一旦出现意外,较难及时处理。因此,在实验设计阶段应慎重考虑该方法是否可行。

(3) 三盲(triple blind):不但研究者和受试对象不知道受试对象的分组和处理情况,而且资料整理分析者也不知道,从而较好地避免了偏倚。其优缺点基本上同双盲,从理论上讲该法更合理,但实际实施起来更困难。

有时有的病人在中途发生病情变化,急需了解所给予的药物种类,以便及时采取对策。故还须准备有中途揭盲的措施。一个实验揭盲不宜太多。

与盲法相对应的是非盲法,又称开放试验(open trial),即受试对象和研究者均知道试验组和对照组的分组情况,这多适用于有客观观察指标的实验,例如,改变生活习惯(如饮食、锻炼、吸烟等)的干预效果的观察。其优点是易于设计和实施,研究者了解分组情况,便于对受试对象及时做出处理,主要缺点是容易产生偏倚。

（三）实验性研究设计的基本内容

实验性研究设计按受试对象和领域的不同有多种分类，但是它们都具有共性，其设计的基本内容大体相近。此以临床试验设计为主线进行介绍。

1. 建立研究假设　建立研究假设实际上是选题和立题的过程，即研究者根据专业知识、临床经验以及文献中得到的启示，对本领域某问题提出理论假设。一般来说，研究假设应表达为问题的形式，并且应当分清研究的主要问题和次要问题。主要问题即实验的目的；次要问题用于补充说明及完善本次研究的假设。例如，在利福喷丁治疗初治肺结核患者的临床试验中，该药治疗初治肺结核患者是否有效及安全为该研究的主要问题；该药对不同年龄段患者的疗效是否相同、受试者的依从性如何为次要问题。主要问题十分重要，临床试验结果应对此做出确切回答。

2. 明确受试对象的范围和数量　根据研究目的建立研究假设后，应当抓住实验中的处理因素、实验效应和受试对象这三个基本要素。基本要素确定的正确与否，直接影响到实验的结果。首先，选择受试对象应有明确的纳入标准和排除标准。例如，研究某药对高血压患者的疗效，应当说，每一个高血压患者都应当是实验对象，实际上，在实验中选择的受试对象往往有特定的限制条件，如规定排除伴有心脏、肾脏、脑血管等脏器损害的高血压患者。

明确受试对象的数量就是估计样本含量。样本含量过小，统计推断效能低。样本含量太大，会增加研究成本和实际工作的困难，且影响数据的质量。样本含量一般根据主要效应指标来估算，其具体估算方法见有关书籍。

3. 确定处理因素　实验中的处理因素是根据研究目的而施加于受试对象的特定实验措施，在确定处理因素时应当注意两点：一是分清处理因素和非处理因素；二是处理因素应当标准化。这在前面讲“实验研究的基本内容”时已经阐述。

4. 明确观察指标　实验中的实验效应主要指处理因素作用于实验对象的效应，这种效应将通过实验中的观察指标显示出来，因而指标的选择也是实验设计时应当认真对待的问题，观察指标应精选，应选用客观性较强、灵敏度较高、特异性强的指标。这也在前面讲“实验研究的基本内容”时已经阐述。

5. 确定实验设计的类型　当前实验研究设计方案有多种，常用的设计类型有完全随机设计、配对设计、随机区组设计、交叉设计和析因设计等。研究者需根据研究目的、现有资源和时间要求等选择合理的设计类型。具体内容可参见有关书籍。

6. 控制误差与偏倚　任何实验研究的结果均可能受到以下两方面因素的影响：①处理因素的作用；②各种误差与偏倚（偏性）的干扰。实验设计的重要任务之一就是采取各种有效措施控制误差和偏倚对实验效应的影响，使处理因素的效果能够真正体现出来。

三、观察性研究设计

（一）观察性研究概况

观察性研究分为描述性研究（descriptive study）和分析性研究（analytical study）两种类型。描述性研究主要是描述疾病或某种特征在人群中的分布特征、发生和发展规律，对病因提出线索或假设。当对疾病的情况了解不多的时候，往往从描述性研究着手，通过对疾病和健康状况在人群中分布的研究(按时间、地点、人群特征),取得该病或健康状态的基本分布特征,将病例分布与某些因素的分布进行对比,根据其特点与差异,有可能得到启发,对该病病因提出假设,为进一步研究的提供线索。描述性研究包括横断面研究(现况研究)、生态学研究等。分析性研究实质上是一种纵向的研究方法,一般是选择一个特定人群,对由描述性研究提出的病因或流行因素进行进一步验证,主要包括病例-对照研究(case-control study)和队伍研究(cohort study)。病例-对照研究是先选定患有某病和未患某病的两种人群,分别调查其既往暴露于某个(或某些)因素的情况与程度,分析暴露因素与疾病的联系。这是一种"由果推因"的方法,属回顾性研究。队列研究是选定暴露及未暴露于某因素的两种人群,追踪其各自的发病结局,比较两者发病结局的差异,从而判断暴露因素与疾病发生之间的因果联系。这是一种"由因到果"的研究方法,属前瞻性研究。

(二)调查设计的基本内容

调查设计是对观察性研究所做的周密计划,它包括观察性研究资料的现场收集、整理和分析全过程的统计设想和合理安排。

1. 明确调查目的和指标　虽然各项调查的具体目的不同,但从解决问题的统计学角度来说,调查主要有两个目的:一是了解参数,用以说明总体特征,如调查14岁男生的身高、体重,可以得到14岁男生身高、体重的均数和标准差;二是研究事物或现象间的联系用以探索病因或相关因素,如研究某病发病与特殊生活习惯的关系、环境污染与健康的关系。这些研究目的都需要通过具体指标来说明,调查者应该在设计中把调查目的转化成具体指标或调查项目。每次调查都应当有明确的目的,调查目的是选定调查指标的依据,而调查指标又是调查目的的具体体现。

2. 确定调查对象和调查范围　调查对象(subject of survey)即根据调查目的确定的观察对象。而观察单位(observation unit)指组成调查对象的各个单位或个体,如一个人、一个家庭、一个集体等。如在研究成年人血压值时,每个成年人为基本的观察单位;在研究医院的服务质量时,每个医院是基本的观察单位。在调查对象和观察单位确定后,还要明确是什么地区的调查对象,是在什么时间存在的调查对象,要调查多少例等,即确定调查范围。样本含量(sample size)的估计是一个十分重要的问题。抽样误差大小与样本含量直接相关,因此确定一个恰当的样本含量可将抽样误差控制在一定范围内。样本含量过大或过小都是不恰当的。样本过大不仅浪费人力、物力,而且工作量过大,容易因调查不够细致而造成偏倚;样本含量过小,所得指标不够稳定,有可能把个别情况误认为普遍情况。样本含量有专门估计公式,可查阅相关统计书籍。

3. 确定调查方法　根据研究对象的范围,调查可分为普查(overall survey)和抽样调查(sampling survey)。

(1)普查,即对所确定总体中的全部观察单位加以调查。如我国2010年开展的第六次人口普查。一般的普查都是用于了解总体某一特定"时点"的情况,如某时点的患病率,所以调查应尽可能在短时间内完成,防止人口流动影响资料的准确性,大规模的普查最长不应超过2~3个月,一般为1~2天或1~2周。普查的工作量大,耗费人力、物力,成本很高,一般科研较少采用。

(2)抽样调查,即从总体中抽取一定数量的观察单位组成样本,对样本进行调查。抽样调查不仅节省人力、物力和时间,还可获得较为细致和准确的资料,值得提倡和推广,实际工作中也比普查应用普遍。况且,许多医疗卫生问题只能作抽样调查,如大气或水污染的调查、食品卫生质量的检查等。抽样调查有概率抽样和非概率抽样之分。概率抽样是指在总体中,每个观察单位都有被抽中的可能,观察单位被抽中的概率是已知的或可计算的。常用的概率抽样方法有单纯随机抽样、系统抽样、分层抽样及整群抽样。概率抽样的样本对总体的代表性好,可以对总体进行统计推断。非概率抽样是指总体中每个观察单位被抽中的概率是未知或无法计算的。常用的非概率抽样方法有方便抽样、判断抽样、定额抽样及雪球抽样。非概率抽样的样本对总体的代表性差,不能对总体进行统计推断。

4. 确定调查项目与调查表　进行一次调查就意味着对调查对象的某些指标进行测量。为了记录测量值以及指导测量过程,需要设计一份调查表(survey table)和详细的填表说明。调查表又称问卷(questionnaire),是调查研究工作者收集资料的主要手段,其设计的好坏直接关系到调查的质量与水平,故需精心设计。调查表设计的目的与原则是保证所获得的信息的准确性与可靠性。准确性是指用调查表从研究对象所获取的信息资料的真实程度;可靠性是指在相同条件下,同一调查表重复用于同一研究对象,获取相同结果的程度。

调查表包含了所有的调查项目,包括分析项目和备查项目。分析项目是直接用于整理和计算调查指标所必须的内容,如食道癌调查,必须调查食道癌死者的诊断结果、性别、死时实足年龄和县名等项目,这里的年龄和性别项目还可用于计算各县食管癌调查死亡率。备查项目是为了保证分析项目填写得完整、正确,便于核查、补填和更正而设置的,通常不直接用于分析,例如,被调查者的姓名、住址、联系电话,调查人姓名、调查日期等。

调查项目要紧紧围绕调查目的来确立,要精选调查项目。项目的定义要明确,提法要通俗易懂,使调查者和被调查者都能正确理解,不易误解,尽量做到不用说明或少加说明也能标准统一。如疾病的诊断,化验指标的正常与异常等的界限都应该明确规定,不可模棱两可。调查项目的答案有两种设计。

(1) 封闭式选择答案,即针对某一项目提供可能答案,供被调查者选答或选填。如设置"你的文化程度":①初中以下;②初中毕业;③高中毕业;④大专及大学;⑤硕士及以上。对封闭式选择答案,其优点是答案标准化,容易回答,节约时间,一般拒答率低,记录整理方便,宜多用;缺点是被调查者容易随便选答,调查者易圈错答案。

(2) 开放式答案即不预先给出固定答案,让调查对象尽情应答(自由地说出自己的情况和想法)。如"对《循证医学》课程的开设,您有何建议?"。对开放式答案,其优点是可用于设计者不了解答案有哪些,或答案难于一一列举的情况,适用于较复杂的情况;缺点是容易离题,调查时间花费较多,标准化程度低,整理分析困难。

调查表设计中应注意调查问题的多少、顺序、用语、设计和调查持续时间这五个方面。设计的问题过少,可能不足以得到所需信息,而设计问题过多,可能会导致研究对象反感,导致在最初几个问题之后,出现漏答和不准确答案。调查表中项目的排列顺序要符合逻辑,使被调查易于接受,问答有条不紊和防止遗漏。许多调查表往往以比较轻松的问题开始询问,可能的话,以研究对象感兴趣的问题开头;敏感的问题一般跟在相关的但不太敏感的问题之后,这样一方面可以通过比较轻松的问题在调查员与调查对象之间建立一种互信关系,另一方面避免因问题敏感而使调查对象不能很好合作。而且,调查用语问题也很重要,应使用调查对象熟悉和容易理解的词语,在一些特殊人群中对某些现象常有特定的惯用语。调查表所用的问题应尽量明确且简洁明了,如果一个问题过于复杂,将很难得到满意的应答。此外,在设计可供选择的答案时,应避免区间划分上的重叠。每份调查所需的时间与调查表设计的问题是密切相关的,调查持续时间太长,研究对象难以坚持到访问结束,且随着访问时间的延长,调查员和调查对象的注意力难以集中,应答的质量会有明显下降。

调查表的填写应力求简单清楚,多用选择、填空以及简单的符号或数字,少用文字回答。为了便于计算机处理资料,在调查表设计时,考虑用编码,即在调查表上把所有要整理分析的项目的各种可能结果给以适当代码。如"性别"一项,男性代码为1,女性代码为2,即1=男性,2=女性。为了保证所有调查人均能做到对调查项目及填写方法正确理解,统一认识,必要时还应编制详细的填表说明,供培训调查员使用和调查时查阅。

另外,设计问卷时,要有一个简短的引导语,供调查对象和调查员了解本次调查的目的、意义、要求及一些伦理道德的要求。最后需提及的是,一份理想的调查表往往在经过预调查或在正式调查使用过程中反复予以修改而得到的。

5. 确定调查方式　调查方式主要有直接观察法、直接采访法和间接采访法,有时可结合使用。

(1) 直接观察法是由调查人员到现场对被调查对象进行直接观察、检查、测量或记数取得资料。如生长发育调查中,调查员对儿童进行身高、体重等的测量。本法取得的资料比较真实可靠,但所需人力、财力较多。

(2) 直接采访法是调查员对调查对象进行面对面采访(face to face to interview),根据调查对象的回答来收集资料,通常简称为面访。该种方式可获得较高的应答率,但较信访与电话访问费时、费力。对一些涉及个人隐私的敏感问题,如有关个人吸毒或性行为的问题,面对面的访问难以获得真实的答案。

(3) 间接采访法是通过电话、信件或网络等方式对调查对象进行间接调查,这种调查方式应答率较低。电话访问是采用电话询问调查表内容获得研究所需信息的一种方法。当调查员与调查对象间存在着交通上和预约时间上的不便时,采用电话访问较为理想。电话访问的可减少调查者与调查对象面面相对,这一点在城市调查尤为重要。信访的调查表是通过邮局邮寄或直接送达研究对象,由研究对象自行填写,因此信访调查表内容应简单明了,便于调查对象理解和应答。信访调查的优点是简便易行,节约经费和时间;缺点是易存在被误解或被忽略不答的问题。采用信访调查,许多人往往不返回调查表,应答率很低,易导致偏倚。

6. 制订资料整理分析计划　调查收集到的原始资料还必须经过整理、分析、去粗取精、去伪存真,才能揭示出事物的本质和规律性。整理、分析也要有科学的计划,以便有条不紊地进行。计划的内容一般包括以下问题。

(1) 数据的计算机录入和清理。调查数据的计算机录入是资料整理分析中极其重要的一个环节,也是进一步分析调查资料的前提。须知,如果数据录入时发生错误,则任何复杂和高深的统计方法都不能得出正确的结论。因此,应采取有效措施提高录入质量,保证资料的完整、准确和可靠。可采取以下措施:①数据录入前,即在建立录入数据库时,可设置某些变量的取值范围及某些变量间的跳过功能;②数据录入时,可用两个录入员分别录入同一资料,并对两人录入结果进行比较,对于不一致的结果,核对原始调查表进行纠正;③数据录入后,可根据调查项目间的逻辑关系进行逻辑查错,也可对某些变量做简单的统计描述如编制频数发现异常,或做两相关变量的散点图发现异常点。

(2) 资料的分组。资料分组(classification)是资料整理分析时另一个重要问题,其目的是将性质相同的观察单位合在一起，将性质不同的观察单位分开，把组内的共性，组间的差异性或相似性显示出来。分组有两种：①类型分组，按分组因素的类别来分组，如将观察单位按性别、职业、疾病分类、某项检查结果的阳性或阴性等分组；②数据分组，即按分组因素的数值大小来分组，如将观察单位按年龄、体重、血压等分组。两种分组方法也可结合使用。分组数的多少取决于研究目的、资料的性质和观察单位数的多少。分组过少可能掩盖不同特征人群的本质差异，分组过多则可能看不清事物的规律性。在还不太清楚所研究事物和现象的变化规律时，分组宁可先分细一些，分析时再根据实际情况再做必要的合并。分组进行还应注意数据分组的界限必须清楚，既不要互相包含，也不要留有空隙。此外，为了便于资料间的相互比较，还应注意习惯上或国际上惯用的分组方法，如研究年龄组死亡率时，年龄(岁)分组习惯分为 0 ~ 、1 ~ 、5 ~ 、10 ~ 、…，每 5 岁或 10 岁一组；研究人口年龄构成时，目前国际上通用 0 ~ 14 岁、15 ~ 64 岁、65 岁及以上。

7. 制订调查的组织计划　调查的组织计划包括组织领导、宣传动员群众、时间进度、调查员培训、任务分工与联系、经费预算、调查表格和宣传资料的准备，以及调查资料的检查制度等内容。在正式调查前，应先做小范围的试调查，以便及时发现问题，并作必要的修改。在进行现场调查时，尤其应注意原始资料的完整性和准确性，发现问题及时补查或修正。

第九章　研究生医学学术论文写作

第一节　医学学术论文写作概论

一、医学学术论文写作的相关概念

（一）医学写作的概念与分类

医学写作就是医学科技工作者在从事医学科学技术研究和实践活动中，将自己从中获得的成果和经验教训及有用的信息、数据等用文字记录下来，使其达到储存、传播和交流的目的。医学写作的结果是形成医学科技文献，这是医学科技信息最重要的物质载体。

医学写作从文体上可以分为：①医学科技论文；②医学科技报告（流行病调查报告，科研、实验报告，临床病例报告，个案报告，科技工作报告等）；③医学科技应用文（科技项目申报书，科技协议与合同，科技成果鉴定书，专利说明书，产品说明书等）；④医学科技情报；⑤医学教材、专著、参考书、工具书等；⑥医学科技新闻。其中医学科技论文是医学写作中最富于创造性的一种，是其他医学写作文体最基本的信息来源。

（二）医学论文的定义

根据《现代汉语词典》中给论文下的定义，论文必须要有讨论的主题和研究的目的，要有论点和论据，要有准确而详实的结果和明确的结论。那么，讨论和研究医学学术、技术和理论问题的论文就叫做医学论文，也就是说，凡是直接阐述医学卫生领域中客观事物的道理，反映医学客观事物的本质、规律及其特殊现象，以表明作者的新见解和学术观点的文章，都称为医学论文。它主要阐述医学卫生领域中重要的理论和技术问题，探讨人类疾病的发生、发展规律，寻找预防和控制疾病的方法。其内容主要包括医学科学新理论、新技术、新方法的研究和应用；医学研究的新进展、临床经验的总结、对某一问题的研究成果、祖国医药学的探讨、医药卫生工作经验、体会、评论、文摘、辩论和讨论；医学卫生类的综述、讲座、简报和短篇报道等。

（三）医学论文写作

医学论文在写作上有其独特的规律和要求。《美国医学会杂志》总编辑 George D · Lundberg 医学博士指出“医学论文必须依据有价值的原始资料，内容必须重要且具普遍意义，结论必须以数据为凭，文字简明并有时间意义”。因此，医学论文写作就是医学科技工作者以严谨的科学态度，用恰当的表达方式、准确规范的语言将医学科学研究和实践中的新理论、新技术、新经验和新成果等写成专业性论述文章用以储存、交流和传播的过程。医学论文写作既是医学科学研究的重要组成部分，又是研究和实践过程的最后阶段，因为按照公认惯例，科研成果的首创权，必须以学术论文的形式发表在学术期刊或公开出版物上，才能得到公众的承认，仅仅由新闻媒介传播是得不到承认的，任何科研成果也必须经过广泛传播才能发挥其社会功能。由此可见,医学论文写作是非常重要的,不仅可以交流传播科研成果、总结交流实践经验、贮存交流医学信息,同时也能启迪医学科技工作者的学术思想,提高业务水平和能力,推动医学科学技术的发展和进步。

(四) 医学论文的分类

医学论文的分类方法很多,一般来说,按照论文的写作目的、资料来源、医学学科和课题性质、研究及资料内容、论文体裁和文献标志码来进行分类,大概有以下几种类型。

1. 按照论文的写作目的分类　分为学位论文和学术论文。学位论文是为了获得某专业的毕业文凭、申请授予相应的学位而撰写的用于评审、答辩的论文。学位论文主要反映作者具有的相应学位的科研能力和学术水平,其主要作用是作为考核、评审和授予相应学位的依据。学术论文是论述创新研究成果、理论性的突破、科学实验或技术开发中取得新成果的文字总结,其主要特点是具有创新性、科学性、实用性、规范性和可读性。本章讨论的主要就是这类医学学术论文。

2. 按照论文的资料来源分类　分为原著论文和编著论文。前者是作者经过选题而进行的基础研究、调查研究、实验研究、临床研究的结果及临床工作经验的总结,是作者利用自己研究所得的第一手资料(原始资料)写成的学术论文。后者的主要内容是以间接资料为主,即作者结合自己的研究经历和部分研究资料及经验,把自己发表的、多渠道的资料,包括分散的、无系统的、重复的甚至矛盾的资料,按照自己个人的观点和体系编辑起来,使读者在短时间内即能了解某一学科领域的国际研究历史、研究现状、发展水平、最新进展及发展趋势。

3. 按照医学学科的门类分类　分为基础医学论文、预防医学论文、临床医学论文、康复医学论文等。随着医学科学的发展,医学模式正在发生新的变化,交叉学科、边缘学科越来越多,因此,综合性医学论文不断出现。

除了以上常见分类,还可以按照论文的研究内容和资料内容分类,分为实验研究论文、调查研究论文、实验观察论文、资料分析、经验总结体会等;按照论文的体裁分为论著、经验交流论文、病例报告(个案报告)、病例分析、临床病例(病理)讨论、文献综述等;按照论文的文献标志码分为 A、B、C、D、E 五类;按论文的专业性质分为基础医学研究论文和应用医学研究论文;按论文的研究手段分为调查性研究、观察性研究、试验性研究、总结经验性研究和整理资料性研究论文等。

二、医学论文写作的意义

医学论文是医学科技工作者对医学基础研究和临床医学研究新成果、新技术的书面报告,是记录人类同疾病作斗争和医学发展进步过程的文献,是进行经验教训总结、交流和提高医疗技术水平的重要工具。因此,医学论文写作对推动医学事业的发展和促进医疗技术的提高有着非常重要的意义和作用。具体体现在以下几方面。

(一) 医学论文写作是医学科研工作的重要环节

关于撰写论文在科研工作中的重要性,Robrt A · Day 在《如何撰写和发表科学论文》一书中写道:“只有研究结果发表了,科研工作才算完成。科学论文是研究过程的必要组成部分，撰写出缜密而又易懂的论文，和科研本身具有同等的重要性。因此，要像在实验室里细心使用试剂一样在论文中斟字酌句”。由此可见，科学论文是科学研究过程的必要组成部分。同样，医学论文写作也是医学科研过程的必要组成部分，撰写医学论文是医学科研工作的重要环节，只有将医学研究的成果撰写成医学论文在医学期刊或公开出版物上发表了，医学科研工作才算完成。

（二）医学论文写作是衡量单位学术氛围的尺度

由于缺乏既能从定性角度，又能从定量角度进行科技工作评价的标准，近年来，在评价一个单位特别是科研院所、高等院校的工作时，常常以科研项目和科研成果的多少、发表论文的数量和质量这一尺度来衡量。如高校申请硕士、博士学位授予权时，科研项目和科研成果、发表论文的数量和质量就是一个核心指标；医院在晋升级别时，发表论文的数量和质量也是重要的考核指标之一。当然，学术氛围浓的单位或部门，搞科研、写论文的人就多，科研项目、科研成果和发表论文就多，反之亦然。因此，医学论文写作与发表确实也可以成为衡量单位学术氛围状况的尺度之一。

（三）医学论文写作是传播科研成果和贮存科研信息的基础

物理学家约翰·雷德·普拉特曾指出：“科学家的才气不仅应表现出有创造性，还应表现出有传播科学知识的本领。科学家要提出本时代要研究的问题，经过研究形成思想，然后把它变成语言，写成文章，从而向外界传播，以求互相影响”。医学科技工作者在医学科学研究、实验观察和临床实践中的新发现、新成果、新观点，如果不通过学术交流和广泛传播，就无法得到同行的认可和社会推广。学术交流的形式多种多样，但最常用的也是最重要的形式是将其研究的新发现、新成果、新观点撰写成医学论文，在医学期刊上发表，这样不但起到了交流传播的作用，而且还能贮存医学科研信息，推动医学科学事业的发展。

（四）医学论文写作是提高医学科技工作者水平的重要途径

撰写医学论文不是将研究资料、实验数据或临床资料简单的罗列出来，而是作者充分运用自己的医学理论知识、实践经验和各方面的知识才能，对自己的研究资料、实验资料和数据或临床资料进行统计、归纳、总结和分析，得到有价值的新发现，提出自己的新理论、新成果、新观点，这是一种创造性的劳动。因此，从论文的选题、资料收集、构思，到论文的写作、修改、完成，这个过程本身是一个创造性劳动的过程，在这个过程中，作者的视野不断开阔，思维更加活跃，学术思想不断创新，分析问题和解决问题的能力和水平不断提高，创新性思维能力和文字表达能力不断提升，从而促进作者研究水平和业务能力的提高。

（五）医学论文写作是业务考核和晋升职务职称的重要依据

几乎所有医疗相关单位在年度考核时，都把发表论文情况作为重要的考核指标之一。由此，在职务、职称晋升时，发表论文情况就成了一项不可缺少的硬指标，特别是在职称晋升时，任何单位都会把在公开出版发行的医学期刊或出版物上发表论文的情况，作为考核拟晋升者学术水平的一个重要依据。

三、医学学术论文的特点

医学学术论文与其他科技论文相比有许多共同的特点，如创新性、科学性和可读性等，但医学论文在写作内容和形式上又有独自的特点。

（一）医学学术论文内容的特点

1. 创新性 一般来说，创新可以是前人从未做过的开创性工作，也可以是在前人工作取得成就的基础上有新发现、新认识，从而提出自己的新见解、新观点。医学学术论文的创新性体现在5个方面：①在某一学科领域采用了新的理论和方法并获得了有意义的结果；②利用其他学科的理论或方法解决了医学领域中研究和探讨的有意义的问题；③利用已有的理论或方法研究某个医学课题得出了新的结果，解决了实际问题；④经过实验研究、调查研究和分析，发现了新的现象和新的问题；⑤采用一般的方法解决了前人未解决的某个问题。

医学论文是否有创新性是由选题和科研工作的深度和广度决定的。基础性的实验研究最忌讳低水平的重复，如果论文报告的受试对象、处理因素、观测指标和实验效应等都与前人雷同而无新的发现和见解，这样的论文就毫无新意和学术价值。临床研究是以患者为对象，如同一种病在不同时期、不同病例的表现也往往存在差别，医务人员只要深入细致地观察，认真积累资料，就能从中发现一些新问题，写作论文时对详实可信的资料进行深入中肯的分析，总结出有价值的东西来，这就是论文的新意，发表出来后就具有临床指导意义和价值。所以，衡量一篇论文是否有新意，是看读者读了这篇文章能否获得一点新东西，如果有就说明这篇文章有新意和价值，反之亦然。因此，创新性是评价医学论文质量高低的基本标准之一，是医学论文的核心和灵魂。

2. 科学性 如果说创新性是医学论文的核心和灵魂，那么科学性则是医学论文的生命，也是衡量和评价医学论文学术质量高低的重要标准之一。科学性主要体现在作者的科学态度和科学方法两方面，即医学论文作者必须坚持科学的态度，运用科学的原理和方法，透过客观事实的表象，实事求是反映客观事物的本来面目。具体地说，医学论文的科学性主要表现在真实性、全面性及逻辑性三个方面。

（1）真实性：就是实事求是，尊重客观事实。要求选择的实验材料可靠，实验设计合理，方法先进、正确，经得起时间的考验和别人的复验。实验所得的数据及计算必须真实准确，不能根据自己的需要任意取舍数据（编造数据）和摒弃偶然现象。研究所得的结果必须忠实于事实和原始资料，不能把未经证实的假设当作结论，也不能把未经证实或非公知公认的某种观点和见解当成事实依据来做结论。说理分析和讨论时应以事实为依据，客观准确地评价别人和自己的工作，即使对某个问题持有不同观点和见解，也不能贬低别人，抬高自己。论文的真实性还要求语言表达准确、简洁、朴实，准确使用医学专业术语和各种量和单位。

（2）全面性：指不能以偏概全，以个别事例代替总体情况，以次要结果掩盖主要结果，否则就会得出虚假的结论。因此，在论文中既要介绍研究成果，又要分析相关背景；既要总结成功的经验，也要总结失败的教训；既要阐明有利的一面，也要阐明不足的、局限的一面，从而使论文客观、真实。

（3）逻辑性：指用科学的论据和逻辑推理来论证和阐述问题及观点，做到论文中概念简洁明确，论点鲜明突出，论据客观充分，论证有说服力，结论正确可信，结构规范严谨，重点突出，层次分明。

3. 实用性　是指医学论文的实用价值，即实践性。主要体现：①人们从发表的医学论文中能了解和学到相关的医学信息和医学知识；②医学论文报道的新理论、新方法对国家医疗卫生事业具有一定的指导作用，在社会和医疗实践中有应有推广价值；③医学论文报道的新理论、新方法能解决疾病预防和治疗中的实际问题。也就是说，通过基础或临床医学的研究和实践活动而写出的医学论文，能够解决医学实践中存在的实际问题，能产生较大的社会效益和经济效益。

4. 规范性　是指论文具有统一的格式和规范要求，这是医学论文区别于其他科技论文的独特的重要特点。随着科技文献信息的存储、检索和传播的计算机网络化，科技论文标准化的问题越来越受到国内外学术界的普遍重视。而医学论文写作已经逐渐形成了相对固定的格式，并趋于国际化、标准化、规范化。这个特殊的统一编写格式就是《生物医学期刊对投稿的统一要求》，即著名的"温哥华格式"。1978 年 1 月，19 家英文临床医学期刊的编辑，在加拿大的温哥华集会，确定了医学期刊投稿的统一要求，并于 1979 年初由美国国立医学图书馆以"国际医学期刊编辑指导委员会"的名义，首次公布了《生物医学期刊投稿统一要求》，通称"温哥华格式"，由此成为了世界范围内的生物医学论文统一的撰写格式和编排出版格式，目前已是第五版，通过网络大家可以很方便地查阅到。近年来，我国也制定了科技期刊的各种规范标准，即国家标准，如①GB 3179-92 科学技术期刊编排格式；②GB 7713-87 科学技术报告、学位论文和学术论文的编写格式；③GB 6447-86 文摘编写规则；④GB 31000-86 国际单位制及其应用；⑤GB 3101-86 有关量、单位和符号使用的一般原则；⑥GB 3860-83 文献主题词标引规则；⑦GB 7714-87 文后参考文献著录规则等。这些国家标准也是作者撰稿和编辑编稿时应该遵循的。

医学论文格式的规范性有其独特的优越性：一是符合人们的认识规律，医学论文从提出问题入手，通过一定的材料和方法，然后摆事实（结果部分），讲道理（讨论部分），最后得出结论，这种内在的逻辑顺序符合人们认识事物的客观规律；二是简洁明快，论文采用规范化的格式可以用较少的篇幅容纳较多的信息，使论文结构严谨，脉络清晰，内容精练简洁，同时作者也不必为编排结构和启承衔接去煞费苦心；三是方便读者快速阅读，以最短的时间获取更多的信息。

5. 可读性　可读性也是医学论文的重要特点，主要包含两层意思：一是作者发表的论文能让读者愿意看，因此切忌干瘪乏味；二是能让读者看得懂，切忌模糊晦涩。为此，医学论文写作时应做到章法结构合理严谨，遣词造句准确精练，图表绘制规范美观，医学专业术语、量和单位的使用准确规范，参考文献著录齐全规范，语句通顺，标点符号正确等。一句话，论文的可读性就要做到严谨、准确、朴实、简洁、典雅。

（二）医学学术论文形式的特点

1. 图表多　医学是一门实践性很强的学科，它既包括了许多功能学科，也涉及到许多形态学科。因此，以揭示人类疾病的发生、发展规律，反映医学研究和实践新成就、新成果为主要特征的医学论文，不可避免地要用到许多图和表格，用以揭示疾病的发生、发展过程中复杂的形态改变和数量关系。医学论文所用的规范图片，应该有图序（图的顺序，如图 1、

图2)、图题(图的标题),这两项应放在图的下方;图片内容和图内标志;图注(图内标识的注释,放在图的下方)。医学论文中的表格通常采用三线表,其构成有表序(表的顺序,如表1、表2)、表题(表的标题),这两项应放在表的上方;表内项目及内容、数据、统计学标志;表注(表的有关内容的注释特别是统计标志符号的注释,放在表的下方)。

2. 数字多　这是科技论文的共同特点。医学论文中的患者和实验动物的数量、药品和试剂的剂量、人体各种生化物质的含量及各种计量单位等,都是用数字来表示的,并且医学论文中的数字一般采用阿拉伯数字,包括文内各级标题的序号、参考文献标注的序号等,但医学专业术语中的数字如十二指肠、三叉神经等除外。

3. 篇幅短　相对于其他科技论文,医学学术论文的篇幅比较短小精悍,这是医学学术论文的显著特点。国内部分医学期刊都对论文篇幅或字数有明确的要求,如研究性论著一般不超过8 000字;综述类论文不超过10 000字;一般论著不超过5 000字;短篇报道、病例报告在1000～1500字;个案报道在500～1000字。

四、医学学术论文写作的步骤

医学学术论文的写作与发表,是作者研究工作最后的重要环节,要将其研究结果撰写成一篇高质量的医学论文需要经历一个艰苦的过程,E · J Huth(《Annals of Internal Medicine》美国《内科学纪事》编辑)在其编写的《如何写作和发表医学论文》一书中将写作和发表归纳为20步。

(1) 所写论文能否用一个简单句子说明信息,即初步的主题。

(2) 是否值得写? 以前有无类似的报道,这样一方面可避免重复,另一方面又可从以往作者的报道中有所借鉴,如表格的设计等。

(3) 论文的重要性。作者在论文中能否提出某些新论点或实践经验,供争论或参考。

(4) 根据所投杂志,写作时宜限定读者对象。

(5) 仔细浏览拟投稿杂志内容,了解该杂志性质,是否国外发行。

(6) 检索文献,通常从近5年开始,如资料不足,可再往前找5年,直到满意为止。

(7) 考虑参与本论文写作的作者名单。

(8) 分头收集、整理原始资料。

(9) 仔细阅读稿约,这是动手写作前的重要步骤,务必符合其规则,所谓投其所好。

(10) 论文基本结构,是属论著、病历报告抑或综述。

(11) 列出原始草稿提纲。

(12) 写出草稿原文。

(13) 推敲、修改稿件至满意为止。

(14) 用准确、简练和流畅的文体书写。

(15) 应符合科学性要求。

(16) 选用适当的图表。

(17) 重修底稿以达到刊出要求。

(18) 复印留底,论文附介绍信寄编辑部。

(19) 答复编辑部来函的有关问题,修正后迅速寄出。

(20) 对将刊出的稿样细心、认真、逐字校对后(所谓校红)寄回编辑部,静候佳音。

我们将其细化，一般包括以下几个写作步骤。

（一）收集和处理资料，提炼论点和结论

医学科技工作者撰写医学论文不是将研究课题的实验数据与观察结果和现象简单的罗列出来，而是对其总结、归纳和分析，用书面语言将自己的研究过程和结果、结论表达出来，反映和表达自己的观点和见解。由此，在撰写论文之前，应将各种实验资料、数据收集起来并进行整理分析，以提炼出新观点、新结论。一般来说，可以通过列表、绘图、笔记等方法对收集的资料进行处理。

1. 列表和绘图法　科技人员在实验完成后，将所得的结果和所做的计算重新反复多次地检查和核对。对于需要做统计分析的数据，应选用恰当的方法进行统计处理并注意数字的有效位数，然后把计算结果列成表格，将观察和叙述性的记录进行分类并按逻辑次序排列。对于某些因素变化的趋势，可用图的形式来表达体现其变化规律。而把实验结果用绘图的形式表达出来，有助于对实验结果进行直观的比较、分析，提出合理的解释和讨论。因此，无论你是否打算将图表放在论文中去，运用列表和绘图法分析处理资料都是很有必要的。

2. 记录分析处理资料的整个过程　作者应对有关系的图、表和分类叙述性观察的记录进行仔细分析，找出各项因素之间的内在联系并进行合理解释。如果对某一事实可能有几种不同的解释，就不要只做一种解释，应将各种解释和可能性的结论记录下来，再仔细检查什么地方可能发生错误，错误的影响如何，由此估计结论的正确性。再反复核对记录的数据和计算结果以及叙述性记录，思考初步得出的结论是否恰当，在什么情况下的结论才是最恰当的，必要时修改结论。如有必要并且时间允许，可以重作或补作一些实验，再收集数据和资料，再看这些实验数据、结果与结论是否相符合；同时再将记录的数据或计算结果与结论比较，看是否有例外、不符、差异或反常的现象，如果有，就应对这些数据或结果做进一步的仔细核对。实际上从异常的结果中往往能得到启发，甚至会有新的发现。对于例外或异常的现象应做适当的解释，并根据这些例外或异常现象。把结论做适当的修改。在进行上述反复检查与核对工作的过程中，每有发现或见解，即做笔记并进行分类，加以整理，写作时便可作为一段或一节的内容。用这种方法做笔记并整理分类编排，也便于论文写作时增减内容或变更顺序。

（二）认真构思，拟订写作提纲

1. 构思　就是作者对论文的设想、设计和谋篇布局，也就是对论文的论点、论据、论证和结构、层次等进行仔细琢磨，反复斟酌，在头脑中勾画出写作的一个轮廓，这个思维过程就是大家通常说的”打腹稿”，这是论文写作必不可少的步骤。根据医学论文的特点和格式的规范要求，构思应遵循四条原则：①观点明确，重点突出，在认真总结分析研究资料和结果的基础上，提炼出明确的论点，在写作时突出重点；②主次分明，详略得当，为了突出论点和主题，材料安排应合理，主次分明，对支撑论点和对论点有说服力的主要材料要详细介绍，次要材料可简略说明，对可有可无但已经收集了的材料，要忍痛割爱，各个部分的内容也应主次分明，详略得当，一般来说，论文的讨论部分是重点，应详写；③结构严谨，层次清楚，论文在内容上要条理清晰，层次有序，整体上要体现全面、完整、和谐、统一，在结构上要严谨，应反映事物内在的联系和规律，符合人们研究和认识事物的逻辑思维；④内容和形式

的统一，论文形式是内容的体现和表达，表达形式应根据论文的内容而定，由内容决定论文的形式，如研究性论著与综述或个案报告的表达形式和结构就有区别，但必须做到内容和形式的和谐统一。

2. 拟订写作提纲　论文的构思和拟订提纲常常是同时进行的。作者把论文写作的构思（腹稿）用文字记录下来，便成了写作提纲，然后认真反复地推敲、斟酌并不断修改和补充，成为比较固定的论文写作提纲。拟写提纲的过程是作者进一步完善论文构思的过程。

（1）拟订写作提纲的要求：写作提纲是否科学和完善，直接关系到论文的结构和主题及内容的表达。因此，拟写提纲应做到以下几点。①提纲应紧扣主题，根据论文主题需要，勾勒出论文的大致脉络，即实验或观察材料的组织安排、结果的表达方式、表格及插图的使用、讨论的要点和深度、论证的逻辑顺序和论据、结论的内容等，都要在提纲中按照逻辑顺序写出来。②项目应齐全，拟写的提纲要项目齐全，通过提纲能看到文章的轮廓或雏形，所以提纲应尽量写得详细些。研究性医学论文的提纲项目一般应包括文章标题、前言、材料（资料、对象）与方法、结果、讨论、结论、参考文献几部分。医学论文的内容应包括提出问题，叙述事实；采用正确的方法解决问题，得出结果；对结果进行分析和讨论；最后得出结论。③拟写提纲时，要充分考虑各部分之间的联系和在文中起什么作用，占多大篇幅，详略得当。一般来说，作者对思考比较成熟的部分在提纲中写得较详细，而对尚未成熟的思路则较简略，这样就能发现薄弱环节，不断对提纲进行补充和修改。因此，拟写提纲常常是由略到详，经过反复思考逐步修改完成的。

（2）拟订写作提纲的方法：拟订写作提纲的意义在于启发作者写作的主动性和创造性，写作时既要遵循提纲，又不能过分受提纲的束缚，随着思路的不断开阔，可边写边修改提纲。拟订写作提纲的方法常用的有标题式和提要式两种。①标题式提纲：就是以简要的词句构成各级标题的一种提纲形式。这种方法简明扼要，便于记忆，按照标题提示即能写出相应内容，这是应用最普遍的一种。②提要式提纲：这种方法是把各级标题或提纲中每一部分内容的要点写出来，对论文全部内容做粗线条的描述，概括地写出各个层次的基本内容，其写法具体、明确，实际上就是论文的雏形或缩写。除此以外，作者还可根据自己的写作习惯采取其他方法拟订写作提纲，如图示法。

（3）拟订写作提纲的作用：①通过提纲把自己初步酝酿形成的思路、观点、想法用文字固定下来，作为不断深入思考的基础，一旦有新的发现和想法，即可对原来的设想（提纲）进行修改、补充，甚至扬弃；②拟订提纲可以帮助自己写作时把握全篇论文的基本骨架，明确重点与层次，简明具体，一目了然；③按照提纲撰写论文，可以把握全局，目标明确，资料安排心中有数，避免松散零乱、脱节游离等现象。同时可深入分析材料，分清主次和从属的关系，以严密的科学论证，有层次、有步骤、有说服力地解答问题；④对于工作繁忙经常中断写作者来说，写作提纲能为其巩固记忆，提供帮助，避免重复、偏离主题、遗漏和重点不突出等现象发生；⑤写作提纲对合作撰稿者可提供帮助，合作者可以根据提纲看到自己所写部分在全文中的地位以及与前后章节的联系，以便统一观点和材料，避免重复或遗漏，便于统稿与修改；⑥写作提纲有助于编写论文的摘要或提要。

（三）初稿的撰写

1. 撰写初稿的重要性　撰写初稿是任何写作的必由之路。医学论文初稿的撰写是将已构思好的论文按照写作提纲变成正式论文的过程，这是论文写作最艰苦的工作阶段。因为这既是作者对论文从内容到形式精雕细琢的过程，又是作者对客观事物认识不断深化的过程。写好初稿是非常重要的，它是修改稿和定稿的基础，只有在初稿的基础上不断修改、补充、加工和完善，最后才能使初稿成为一篇自己满意的稿件。一般来说，初稿完成后，作者通过阅读就可以知道所用的材料是否恰当，内容、层次是否清楚，数据是否准确可靠，论述是否还有漏洞，文句是否通顺，写作中还有什么遗漏或还存在什么问题等，从而对其进行修改或补充。

2. 撰写初稿的方法　一般来说，初稿的撰写应按照论文的写作提纲来进行。撰写初稿常采用以下三种方法。

(1) 一气呵成法：因为作者写作前已拟订了论文写作提纲，并对论文的内容、材料、结构和形式已深思熟虑，成竹在胸，所以可以根据自己的思路，按照写作提纲，一气呵成完成初稿。这种方法完成的初稿一般论点明确、层次清楚，但是论述不一定深刻有力，需要反复修改或补充。

(2) 顺序法：作者按照自己的论文写作提纲的结构，按顺序把材料、方法、结果分别介绍清楚，然后在讨论中对结果进行分析，得出结论，并在文章中参考别人相关的文献报道，或与之比较，详细阐述自己的看法和观点。

(3) 分段写作法：适合于工作忙的作者和合作撰写论文者。有的作者因工作较忙，一篇论文往往不能一次写完，可以按照写作提纲分部分或层次多次完成。合作撰写论文时，可由几个人承担相关部分的内容，最后由一个人审阅统稿，以便前后贯通，风格和格式统一。但应注意，每个参写者必须对写作提纲和所有的资料非常熟悉和了解，否则，就难以完成撰写任务。

(四) 修改定稿

1. 修改论文的目的和意义　修改论文的目的是为了使论文能够更准确、更鲜明、更生动地表达作者的研究成果。修改论文是对论文初稿所写内容不断加深认识，对表达形式不断优化的过程。从初稿到定稿是一个反复修改的过程，一篇论文常常需要作者修改多次才能定稿，投稿给期刊编辑部后，经过期刊编辑人员和审稿专家的审阅，很可能还要再做修改后才能发表。医学论文的修改不仅要注意其表达形式、语言文字的问题，更重要的是应对论文的论点、论据及论证等内容反复锤炼和推敲，才能使论述的问题更加深刻，论据更加充分，表达更加准确，语言更加精练，使论文更趋完美。作为论文的作者，应把修改文稿看成是自己论文写作的重要环节和工作，是提高自己写作能力和水平的重要方法，绝不可把修改文稿看成是编辑人员或导师及审稿专家的责任，自己应尽可能把论文写好、修改好。

2. 论文修改的内容和范围　医学论文贵在结构严谨、短小精悍，然而越短小精悍的论文就越难写好，因此，反复修改是很必要的。那么应怎样修改论文呢？总的说来是发现什么问题就修改什么问题，具体说有以下几方面。

(1) 修改论点：论点是体现论文的价值和水平，也是修改初稿时首先应注意的问题。如果论点存在问题，就必须修改，否则，论文就毫无意义和价值。修改论文论点有两方面情况。①对论点的修正，作者在对初稿进行修改时，要反复斟酌和推敲全文的论点以及由它说明的若干问题是否带有片面性，是否有表达不准确的地方，围绕论点所进行的实验设计是否严密和科学、结果是否可靠、结论是否符合逻辑，是否有缺乏逻辑联系或逻辑矛盾的地方等。如发现问题，应重新查阅资料，核对实验方法和数据，视其具体情况进行增补或删改；如果发现有理论错误或理论站不住脚而又无法改补时，则要重新提炼论点，绝不能勉强凑合。②对论点进行深化，修改论文时应反复思考比较自己论文中的论点是否与别人的雷同或缺乏深度，是否缺乏新意，如发现论文的论点是别人论述过的，而自己又无创新和突破或缺乏深度，那就必须寻找新的角度或方法来立论或对论点进行深化。

（2）修改结构：结构是论文的骨骼，内容是论文的血肉。结构是表达论文主题的关键因素之一，如果文章结构混乱，层次不清，条理不明，编辑和读者对论文所表达的内容不知所云，即使论文内容有新意，也无法清楚地表达，当然也不能发表了。因此，修改初稿时要看文章结构是否符合医学学术论文的规范要求，论点、论据、论证三要素是否具备而且得当，脉络是否清晰、层次是否分明，结构的各部分、各层次安排是否恰当，从全文着眼，以能准确、鲜明、生动地表达论文主要论点为目的对结构进行调整和修改。

（3）修改材料：由于写作论文初稿时是将相关材料尽量多的放在论文中，但有的并不是最恰当、最能说明论点的，因此，在修改初稿时，必须对材料进行仔细认真地选择，增、删或改换，以更有力地支撑论点，增强论证效果，达到观点明确、论点与材料的和谐统一。①增加材料，如果材料单薄，不能很好地支持和说明论点，使得立论不稳，那就应增加内容，选择材料，弥补缺陷；如果是实验研究性论文，就要增加实验数据材料，如需要补做实验才能获得，作者就应毫不犹豫的重新补做实验，不能偷懒怕麻烦。②删除材料，即净化和精炼材料，以突出重点。对那些相似或重复的材料，应合并归类，保留精华，删除累赘。从全文出发，做到材料增一嫌多，减一嫌少，达到精炼、可靠、适度、丰满。③改换材料，改就是改变材料在论文中的位置，使各部分材料运用恰当，能强有力地支持论点，增强论证的说服力；换就是更换材料，删除不典型、与主题无关或关系不大、新颖性和说服力不强的材料，增加新颖的有说服力的材料，使文章论点突出、论证有力、内容精练、有血有肉。

（4）修改语言文字：对语言文字修改的目的是为了更准确更鲜明地表达论文的论点。医学论文写作要求语言文字准确、恰当、得体、典雅。具体来说，一是医学专业术语的应用准确规范；二是对自己的研究成果和结论，不应做过多的自我评价，切忌夸大其词，要尽量避免使用“国内首创”、“国际领先”、“填补了空白”之类的词汇；三是医学论文写作一般采用第三人称，少用或不用第一、第二人称；四是讨论时如与别人的观点不同时要摆事实，讲道理，以理服人，决不能抬高自己，贬低别人；五是作为医学论文特殊语言的图表要符合规范要求；六是注意正确使用标点符号，避免语法错误和错别字。同时对初稿中重复、啰嗦、生涩、“中西”混杂的语句，也应进行删除或修改加工。

（5）修改篇幅：修改篇幅就是压缩字数。论文质量与水平的高低不取决于篇幅的长短，一篇优秀的论文不一定很长。而且医学论文的一个重要特点就是篇幅短小，加上期刊因版面限制，常常对发表的论文字数有一定的限制和规定。因此，为了使论文更进一步精炼以突出重点并符合发表要求，修改初稿时对篇幅长的论文要进行压缩。压缩字数可从以下几方面进行。①压缩引言，论文常常通过交代研究历史背景、动态、目的和手段等来引导论文入题或对论点起支撑作用，这是必要的，但有的作者将上述内容详详细细地进行交代，而后面的讨论则寥寥数语收尾，这就给人喧宾夺主、头重脚轻的感觉了。因此，必须对引言进行压缩修改，要求言简意赅、简明扼要，真正起到引言的作用。②压缩图表，图表是医学论文写作中应用频率极高的一种特殊语言，运用得好，可以起到形象直观、节省篇幅、真实可信的独特作用。一般来说，图表不宜过大，应按照期刊的规定要求制作图表。做到项目清楚，数据准确，结构合理，形象直观。要求一般文字能叙述清楚的就不用图表，如有图表应删去;表格中已经表达清楚了的内容,只用简短的文字叙述一下就行了,如再用文字来详细叙述一番就重复了,因此,要么删除表格,要么删除文字。有的论文图片太多,可删除效果不好或多余的图片以压缩篇幅。③压缩论证过程,讨论部分是医学论文写作的重点。作者通过自己的资料和方法以及得出的结果,再参考别人的相关文献报道进行分析讨论,提出自己的新观点、新见解、新看法,文中的论点是通过事实和数据等论据来论证的,只要能阐明问题即可。但有的作者将大小论据不分主次,不看是否需要全都罗列出来;还有的作者唯恐读者看不懂,常常将基础知识或教科书上的公知公认的知识大段大段地写在讨论中,却偏偏没有自己的观点和见解,这不仅降低了论文的学术价值和水平,而且使论文显得冗长拖沓。因此,修改时应尽量压缩可有可无、似是而非的论证过程,删除尽人皆知的基础知识和内容,同时精练语句,使论证更加简洁有力,讨论重点更加突出。④压缩参考文献,参考文献是医学论文写作中的重要组成部分,有着非常重要的地位和作用,但引用参考文献必须符合相关的原则和规范要求,同时引用的参考文献应是对论文论点、论据等有参考作用的,必须是公开发表的作者亲自阅读过的新颖的文献,一般是引用近 5 年的文献为宜。因此,在修改初稿时,应删去那些参考价值不大的、陈旧的参考文献,以压缩篇幅,提高论文质量。

(6) 修改标题:①修改论文标题,论文写作提纲的标题对于论文写作有重要的指导作用,但是待把论文初稿写完,再来重新仔细阅读时,有可能会发现标题与论文的内容不太符合或字词安排欠妥或不能概括文章主题等情况,这就应对标题进行反复修改,使标题的意义更加明确,措辞更加准确,更好地引起读者的阅读兴趣。因为一个好的标题能准确概括论文的内容,使读者一见标题就有阅读全文的欲望。修改标题的要求是:新颖醒目,能突出论文的创新性、先进性,能吸引读者;简洁精练,高度概括,使读者一目了然,过目不忘,字数一般不超过 20 个字;具体确切,起到见题如见文章内容的效果;准确得体,文题相符,文要切题,题要得体,避免歧义。修改标题时应注意:不用疑问句、主谓宾结构的完全句、宣传鼓动的状语;一般不加副标题、不用标点符号;不用非公知公认的缩略语;数字一般不得放在标题之首,固有名词(十二指肠、三叉神经等)除外。②修改节段标题,在写论文初稿的过程中,为了便于查阅,节段标题的层次和数目可多一些,文字可详一些。但在修改初稿时,节段标题的层次和数目要根据内容而定,文字应简洁。修改节段标题时应注意以下几个方面:一是在一个主标题之下如果有分标题,至少要有两个以上,只列一个分标题是没有意义的;二是列于同一层次的标题,要删则全删,要留则全留,被删去了标题的那一节、段,归属于前一个或上一层的标题之下,这时应注意内容是否恰当;三是列于同一层次标题的语法和内容繁简应基本一致,就是说,同一层次的标题,如果用名词,则都用名词;如果用短语,则都用短语。

3. 修改方法 根据医学论文的特点,一般有以下几种修改方法。

(1) 通篇考虑,着眼整体:修改时,先反复阅读初稿,先不要在枝节问题上花太多时间,注意从全文大的方面去发现问题,即论文的基本观点、论据是否成立,论点是否明确,结论是否自然、恰当、必然,全文结构布局是否合理,逻辑是否严密,是否形成了一个有机整体。

(2) 精雕细琢,逐步推敲:在全文大的方面修改的基础上,逐段逐句逐字的推敲,如发现问题,及时修改,但一定要围绕全文要表达的主题进行。

(3) 放置几天后再修改:作者完成初稿就像完成了一项主要任务后感到兴奋和高兴,这时马上进行修改,往往不容易发现问题。因此,先把稿件放置几天,让自己放松一下心情后再去修改，就会发现问题。最好修改一次放置几天后又去修改，这样稿件就会越改越好。

(4) 请教同行帮助修改：一般来说，作者论文写成并修改后，头脑中基本上形成了一个框框，对自己的文章十分偏爱，修改时往往难以忍痛割爱。为了使论文质量更高，如自己认为没有需要修改的地方了，不妨将论文送给同行专家或导师审阅，请他们提修改意见，然后认真分析他们的意见和建议，还可以与他们共同交流探讨，然后再做修改，这样可以避免较大的失误，稿件也容易发表。

总之，文章不厌百遍改，一遍更比一遍好。有人在写作实践中总结出了修改文章的经验，值得我们医学论文写作者借鉴和参考。

第二节 医学学术论文的格式与写法

任何科研成果都需要传播才能发挥其社会功能。按照国际惯例，科研成果的首创权必须以学术论文的形式刊载在公开出版的学术期刊、书籍或出版物上，才能得到承认，如果仅靠新闻媒介传播，是得不到承认的。医学研究的成果传播依赖医学论文，所以，医学论文是将医学科学中的新理论、技术、经验和成果，用严谨的科学态度、准确的语言、特定的格式加以介绍和表达的文章，包括学术论文、学位论文、调查报告、综述等，本节主要简要介绍医学学术论文、综述的格式与写法。

医学学术论文的总体结构与布局，现在通行的国际标准是"温哥华格式(Vancouver Style)"第五版，即《生物医学期刊对投稿的统一要求》(Uniform Requirements for Manuscripts Submitted to Biomedical Journals)。该格式又被称为"IMRAD"格式，是由国际医学期刊编辑委员会制定的，即引言(Introduction)、材料和方法(Materials and Methods)、结果(Results)和讨论(Discussion)四部分构成。I 指"What and Why?"(研究什么问题和为什么研究这个问题)；M 指"How?"(如何研究的)；R 指"What?"(发现了什么?)；D 指"What?"(发现意味着什么)。此格式并非一成不变，可根据具体情况灵活运用，如临床研究时可将"材料和方法"改为"临床资料与方法"。总的来说，作者打算将学术论文向某个期刊投稿，写作前应认真阅读该期刊的稿约，了解这个期刊的格式要求，特别是了解是否有特殊的格式要求。

医学学术论文(Medical Scientific Paper)是运用基本的理论，在观察和分析具有价值的研究现象基础上，剖析客观的因果关系，阐述科学的观点，以指导医学实践的论证文章。根据国际通用惯例及我国的国家标准，医学学术论文的格式一般分为三个部分：前置部分、正文部分和后置部分。其中，前置部分包括文题、署名、中英文摘要、关键词四部分；正文包括引言、材料和方法(也可根据需要命名为临床资料或者对象)、方法、结果、讨论四个部分；后置部分包括参考文献、致谢、脚注和附录三部分。对于一篇医学学术论文，并不是说需要把这三个部分的每一项内容都写进去，有的内容可能本身就没有，如致谢、脚注和附录。作者应该根据所写内容和拟投递期刊的要求作适当的调整，省去个别项目，如摘要或关键词；某些时候也可以合并内容，如将结果与讨论合并。

一、医学学术论文前置部分的格式与写法

(一) 文题

1. 概念 文题(Title，Heading)又叫标题、篇名，它是论文的总纲，需要用准确和精简的

语言反映论文最重要的特定内容,是一篇论文的精髓。读者在决定是否阅读此文时,首先要看文题。因此文题应该具有吸引力,能准确概括论文内容,提纲要领,点明主题,做到文题与内容相符。一般来讲,文题需要包含三个方面的信息:研究对象、所解决的问题、贡献。

2. 写作要求　总的要求是简明、醒目、有吸引力、紧扣文章内容。具体而言,包括三个方面。①具体确切:具体就是不抽象、不笼统;确切就是不含糊、不夸张,确切地表达论文的内容,恰当地反映研究的范围和达到的深度。要避免题目空洞和笼统,如"……的分析和研究"的标题就太大,令人摸不着边际。②精练:要求文字高度概括,在保证准确反映特定内容的前提下,文题一般不宜超过20个汉字,如果标题实在太长而又不能省略,可通过副标题方式处理。但标题简短也要适度,太短而令人费解同样是不可取。③醒目有新意:突出文章的创新性内容,使论文具有吸引力。文题尽可能不加冗长的套语,如"初步探讨"一类的词完全可以省略,虽然这在其他学科的论文标题中很常见。

3. 注意事项　①文题只是文章的标题,并非具体内容,只要能正确表达论著中心内容即可,因而一般不必用完整的句子,不包含主语、谓语、宾语、状语等句子成分。文题多用名词、词组或动名词表达,如《泮托拉唑与法莫替丁治疗上消化道出血疗效比较》,最好也不要用疑问句。②文题中避免使用非标准化缩略语,缩写词、符号使用应以公知公用为原则,避免使用不常用的缩写词、首字母缩写词、字符、代号和公式等。③文题中应尽量不用标点符号,数字宜用阿拉伯数字,但作为名词和形容词的数字需应用汉字,如二氧化碳、十二指肠等。④副标题的使用:一是在文题过长需要删减,但删减后又不能完全表达论文的特定内容时采用;二是在一个总体的大研究题目下,不同的阶段成果有其特定内容时使用。因其文字冗长,又不利于检索,故能够不用时尽量不用。副标题一般用破折号、冒号与主标题分开以示区别。

(二) 署名

医学学术论文的作者署名(Signature of Author)是作者拥有著作权的凭据,可作为考核、晋职晋级、申奖的凭据,也是作者向社会负责的标志,同时还可以满足文献检索的需要。根据国际医学期刊编辑委员会制定的作者署名条件,必须是满足"课题的构思和设计,资料的分析和解释;文稿的写作或对其重要科学学术内容作重大修改;最后定稿而达到出版标准"这三个条件的全部,方可成为作者,其核心就是作者能够对论文内容负责。

署名的原则:①署名应按贡献大小及担负具体工作的多少排序,而不是按照职位、知名度高低排序;②集体署名的文章必须明确负责的关键人物,包括负责人、执笔者/整理者,最好在脚注中标明;③对于完成了一部分工作但又不完全具备署名条件的,可采取将其列入文末的致谢部分;④人名后一般不注明头衔职称,作者单位书写格式通常为单位、省份、城市、邮编,如(川北医学院附属医院心内科,四川 南充 637000);⑤作者分属多个单位,应在作者署名后加上标,工作单位则按照先后顺序依次注明,连排时以分号隔开;⑥针对越来越多的挂名现象,通讯作者要能对全文负责,行政领导不是通讯作者,反对馈赠和索取,研究生导师通常署名为通讯作者。

(三) 摘要

1. 概念　摘要(Abstract),又可称为提要、文摘,是对论著内容精确和扼要的表达,不加注释和评论。论文摘要是论文的缩影,是全文的高度概括和浓缩,使读者和编辑审稿人一目了然，从而大大节省他们的阅读时间，能在最短时间内让读者决定是否值得进一步详读全文；对审稿人来说，这是取舍该稿、是否录用的第一步；同时，摘要还为二次文献编制、查阅和计算机联机检索提供方便。

2. 写作要求　摘要分陈述式和结构式两种，前者又称指示性摘要，指明文献主题范围，着眼于"目的"要素，摘要应概括论文的主要论点、分析过程和结论，常见的社会科学论文和医学综述等常采取陈述式摘要。结构式摘要目前为大多数国内外生物医学期刊所采用的摘要格式，首先由美国《内科学纪事》杂志 1987 年倡导使用，至"温哥华格式"第四版已明确提出。我国目前采用的结构式摘要是第四军医大学潘伯荣教授建议的四项式摘要，包括目的、方法、结果和结论四个部分。目的：简要说明研究的目的，说明提出问题的缘由，表明研究的范围及重要性。方法：简要说明研究课题的基本设计、使用了什么材料和方法、如何分组对照、研究范围及精确程度，数据是如何取得的，经过何种统计学方法处理。结果：简要列出研究的主要结果和数据，有什么新发现，说明其价值及局限；叙述要具体、准确，并需给出统计学显著性检验的确切值。结论：简要说明、论证取得的正确观点及其理论价值或应用价值，是否可推荐或推广等。

3. 注意事项

（1）摘要必须提纲挈领，言简意赅，字数在 250 个汉字左右，不可加入解释和评论。

（2）摘要应在论著写完后再写，以实现论著的浓缩、提炼。

（3）摘要不分段落，采用第三人称写法，避免使用非通用的缩略语，不用疑问句和感叹句。

（4）不用图、表、非公知公用的符号和术语，不引用参考文献，如采用非标准的术语、缩写词、略称和符号等，均应在第一次出现时注以全称。

（5）摘要一般前置于题名和作者之后、正文之前，也可按照期刊的要求排列。

（四）关键词

1. 概念　关键词（Key Words）是从文章中提炼出来最能反映文章主要内容的名词、词组或短语，主要目的是为了满足文献索引工作需求，所以必须是能够确切反映全文中心内容的具有专指性、代表性的单词或术语。关键词的作用是便于了解论著的主要内容；便于多元检索；便于标引人员选择主题词。

2. 写作要求　关键词必须能够正确反映论著的主要内容。因此，判断拟选关键词应以文题为基础，从摘要中提炼出若干最足以代表论文内容、对象、方法、结果的词；若从文题、摘要中仍不能选出足够的检索信息，可进一步从前言和正文中选择。有人做过专门的统计，关键词在文题中出现率在 85% 以上，在摘要中的出现率在 90% 。关键词有两类：主题词和自由词。主题词是专门为文献的标引或检索挑选出来的规范单词或术语，可作为关键词的首选。主题词应采用最近一年的《医学文献索引》第一期的医学主题词表中的词，中文译名参照中国医学科学院编辑的《医学主题词注释字顺表》。如果没有所需单词或术语，可使用自由词。

3. 注意事项

（1）不能用冠词、介词、连词、代词、情态动词及其某些无收录和检索意义的副词、形容词和名词等作关键词。

（2）已经普遍被公认的缩略词可作为关键词，未被公认的不能作为关键词。

(3) 关键词应另起一行排在摘要的下方,两词之间用分号隔开,最后一词不加标点,数量一般为 3 ~ 8 个。

(五) 英文文题、作者、单位、摘要和关键词

1. 文英文题 具备信息功能(提供文章的主要内容)、祈使功能(吸引读者阅读和购买)、美感功能(简单明了、新颖、醒目)和检索功能(方便读者和科技工作者检索、查阅及引用)。主要有以下的几点要求:①简明扼要(short and concise),尽量控制在一行,但不是一个句子,不超过 25 个单词或 120 ~ 140 个字母,除 DNA、RNA、CT 等公知的缩写外,不用缩写;②信息丰富(informative);③便于索引(indexing);④较长标题可采用副标题。副标题与正标题可用不同字体、字号隔开以示区别,也可冒号或破折号分隔,如 Abdominal Pain in the Emergency Room:A Study of 176 Consecutive Cases(急诊腹痛——176 例连续病例研究)。英文文题的大小写分 3 种情况:①文题第一个词(包括虚词)的第一个字母及其后所有实词的第一个字母均大写,其他字母及虚词(冠词、介词和连词)均小写;②所有字母都大写;③文题首字母大写,其余字母均小写(专有名词和缩写词除外)。

英文标题写作中常用的词组和表达方式:①用…(方法/手段)对…进行研究/分析/观察/评价,Study(analysis/observation/evaluation/assessment) of(on)…(by) using 方法/with 工具);②A 对 B 的作用,Effort of A on B,Protective effect of omeprazole on endothelin-induced gastric mucosal injury;③A 与 B 的关系,Correlation(relation/relationship) between A and B,Correlation of A with B and C,常用修饰词为 positively/negatively/significantly/insignificantly;④用…治疗…,Use of …in the treatment of …(病) in …(生物),Use of omeprazole in the treatment of gastric ulcer in the elderly。

2. 作者 依据国家标准及《中国学术期刊(光盘版)》制定的规范要求,中国作者姓名的汉语拼音采用如下写法:姓前名后,中间为空格。姓氏的全部字母均大写,复姓应连写。名字的首字母大写,双名之间加连字符;名字不缩写。如 ZHANG Hao(张浩),LI Yu-he(李玉和),MURONG Fu(慕容复)。国外英文期刊的作者署名格式参考拟投杂志的要求。

3. 单位 作者工作单位写在署名之下另起一行,并加圆括号。我国医学期刊英文摘要一般都将小单位放在前,大单位放在后。工作单位中除虚词小写外,其他词首字母均大写,大小单位之间用逗号隔开。应列出所在城市及邮政编码。如(Department of Emergency of Nanchong Central Hospital,Sichuan,Nanchong. 637000,China)

4. 文摘(Abstract) 在英文摘要中,也分为两大类:通报性或指示性摘要(indicative abstract)和报道性或资料性摘要(informative abstract)。指示性摘要:只通报论文主题,不介绍研究的材料、方法和结果,一般用现在时表述。许多专业杂志在其目录页的标题下都有一个指示性摘要,特别是编者认为较重要的一些文章标题后。资料性摘要:告诉读者研究的总体情况,使他们了解研究的目的、材料、方法、结果、结论以及存在的问题。资料性摘要分为传统型或非结构式(non-structured)和结构式(structured)两大类型,无论何种形式的摘要,都应包含以下几个基本要素:主题(Main topic as in title)、目的(Purpose of research)、方法(Methodology)、材料(Materials)、结果(Results)、结论(Conclusions)。由于非结构式摘要段落不明,给编辑、审稿、阅读及计算机处理带来诸多不便,我们一般采用结构式英文摘要。

结构式英文摘要又包括全结构式(full-structured)摘要和半结构式(semi-structured)摘要。全结构式摘要包含 8 个要素:目的(Objective),说明论文要解决的问题;设计(Design),

说明研究的基本设计,包括的研究性质;地点(Setting),说明进行研究的地点和研究机构的等级;对象(Patients,participants or subjects),说明参加并完成研究的病人或受试者的性质、数量及挑选方法;处理(Interventions),说明确切的治疗或处理方法;主要测定项目(Main outcome measures),说明为评定研究结果而进行的主要测定项目;结果(Results),说明主要客观结果;结论(Conclusion),说明主要结论,包括直接临床应用意义。

与非结构式摘要相比,全结构式摘要观点更明确(more explicitness),信息量更大(more information),差错更少(fewer errors),但烦琐、重复、篇幅过长,而且不是所有研究都能按以上 8 个要素分类的。于是更多的英文医学期刊采用半结构式(semi-structured)摘要,也称为四要素摘要,包括①目的(Objective),简要说明研究的目的,表明研究的范围、内容和重要性,常常涵盖文章的标题内容;②方法(Methods),简要说明研究课题的设计思路,使用何种材料和方法,如何对照分组,如何处理数据等;③结果(Results),简要介绍研究的主要结果和数据,有何新发现,说明其价值及局限,此外还要给出结果的置信值,统计学显著性检验的确切值;④结论(Conclusion),简要对以上的研究结果进行分析或讨论,并进行总结,给出符合科学规律的结论。这和目前我们常见的中文摘要的结构也就对应起来了。采用何种摘要形式要根据各期刊的要求而定。

英文摘要主要要求:内容与中文一致,时态要正确且全文一致;不宜过长,一般医学期刊要求不超过 250 个词;可以排在中文摘要下方、正文之前,也可排于每篇论文末尾,以前者多见;符合语法规则,采用平实的风格写作,且需注意避免拼写错误。在英文摘要的写作中,要注意时态的应用。目的部分:背景介绍,一般现在时或现在完成时,目的说明,一般现在时/现在完成时或一般过去时;材料、方法和结果部分:除指示性说明外,一律用一般过去时,过去完成时只用于说明研究前的情况或研究中某一点时间之前发生的情况;结论部分:凡陈述研究的材料、方法和结果时,一律用过去时;分析结果或发现的原因时,或者提出结论性意见时,如果作者认为具有普遍意义,可用现在时;如果作者认为自己的分析或结论只限于本研究范围或者仅是一种可能性,则用一般过去时为宜。

常用英文摘要的句型有:

①表达研究目的

The purpose of this study was to…

This investigation was designed to…

This study was undertaken(conducted)to…

②表达研究的结果

It was found / It was demonstrated / The results showed that…

③分析和讨论结果

The above findings suggested that…

These results indicated that…

④提出看法、建议或结论

The authors believed / concluded that…

It is believed/concluded that…

二、医学学术论文正文部分的格式与写法

（一）引言

1. 概念　引言（Introduction）又可称为前言、导言、序言，是论文正文前面的开场白，主要介绍研究工作的来龙去脉，包括该研究国内外的现状（主要理论、最新进展），已解决的问题和尚待解决的问题，本研究的动机、目的、范围、方法、预期结果和意义，起到介绍本文有别于其他论文之处，吸引读者阅读全文的作用。

2. 写作要求

（1）开门见山，不兜圈子，直接表达作者观点。引言的重点是研究目的，要明确地向读者说明所要解决的问题，篇幅不宜过长，有层次但不分段。

（2）回顾历史应选择主要的，切忌引文写成小综述，介绍资料要有出处（列出切题的参考文献）。

（3）严谨求实，实事求是，既不随便用“首次发现”、“填补空白”来哗众取宠，也不必用“抛砖引玉”、“肤浅见解”等不必要的客套。

（4）对众所周知的内容不必详述，也不要涉及本研究的数据和方法，不与正文重复。

（5）引言只起引导作用，不要与摘要雷同。引言和摘要的区别见表9-2-1。

表9-2-1　引言与摘要的区别

	前言	摘要
格式	灵活，不分段	严格的四段格式
主要内容	简介研究的缘由，论文主旨、说明题名	目的、方法、结果、结论
目的	使读者了解文章梗概引起读者兴趣	使读者了解主要结果，为数据库提供检索语言
人称	可用第一人称	用第三人称

（二）材料与方法

1. 概念　材料与方法（Materials and Methods）是医学科学研究的基本条件和手段，论文中的科学性、先进性、创造性、准确性、客观性等均在此反映出来，关系到是否可信和有意义、是否被录用。因此，写作上应按照研究设计的先后次序依次说明，以便读者评价研究结果的可信程度，并照此重复实验得到相同的结果，或者采用类似的方法解决相同的临床问题。这部分的字数占论文的30％左右。

2. 主要内容

（1）材料包括实验对象、药品试剂和实验仪器三类。动物实验主要介绍动物选择的标准；植物或微生物实验需要详述种系、族、菌别、株别、血清型、培养等；实验对象在临床研究为治疗对象或病例选择，临床资料包括一般资料、病例来源及选择标准、疗效评定标准等。药品试剂包括生产厂家、规格等。实验仪器包括各种测试、记录仪器及其附件。

（2）方法应着重介绍研究对象与数据获得的步骤，写作时应注意可重复性、保密性和科学性。方法主要由四个部分构成：实验分组（重点介绍分组原则、标准和方法、组例数、实验条件、是否设立对照组）、实验环境和条件的控制、实验步骤或流程、统计学方法（阐明采

用的具体统计学分析方法,包括统计学评价的强度)。

3. 注意事项 在材料与方法部分的写作中,最需要重视样本的选择。

(1) 样本大小,任何临床观察都必须有足够的病例,病例越少可靠性就越差,样本量越大所得结论越接近真实情况。但样本量大所费的人力、物力和时间也多,研究对象其他条件不易控制,观察往往也不够细致,易出现误差。样本量的大小受以下因素决定:要求精确度越高,样本量则大;药品疗效观察可根据预备试验、别人观察结果来决定,有效率越高,样本数可少些,反之则多;流行病学调查和预防效果观察,样本量要加大。有人通过数学公式推算和查表法来推算过样本量:在动物实验中,犬、猴等大动物 5 ~ 10 只,兔、豚鼠 10 ~ 20 只,大鼠小鼠 10 ~ 30 只;在临床研究中,癌症等公认难治的疾病 5 ~ 10 例,休克、心力衰竭等危重病 30 ~ 50 例,一般性疾病需 100 例以上。

(2) 样本的真实性,确诊要有诊断标准,若无国际或全国性诊断标准时,需列出诊断条件,要有明确的客观指标,要列出入选标准和排除标准;动物实验模型的制作方法必须交待清楚,模型成功需有客观指标。在预防方面,如做某疫苗的效果观察,对象必须是易感者,未作过自动或被动免疫,同时还有接触该传染病的机会;如做一些正常值的调查,则对象必须是健康者,要排除一些可能影响调查数据的因素。

(3) 样本的代表性,每一种疾病临床表现有各种类型,病情严重程度不一,病程有早晚,年龄、性别、个体有差异。

(4) 对照,临床上许多疾病可以自愈,而对照是比较的基础,没有对照就没有鉴别,就谈不上科学性。目前在临床试验中,无对照或对照有缺陷的事例大量存在。

(三) 结果

1. 概念 结果(Results)是论文的核心部分,主要描述实验所得到的数据与事实。它是论文赖以产生的依据,判断推理由此导出。

2. 写作要求

(1) 结果的表达有图、表、文字三种方式,统计图表能更直观、更形象地表达结果的内容,减少繁琐的文字,甚至可以表达难以用文字叙述所表达的资料;如果设计绘制适宜,不必再用文字详细复述。

(2) 基本要求:一是准确无误,要认真核对实验记录,并对原始数据进行统计学处理;二是实事求是,不能主观随意,对符合实验设计的实验结果要详细叙述,对预料之外、不成功的、与实验假设相反的结果不能随意摒弃,应如实报道,使结果更为客观;三是鲜明有序,要分清主次、条理清晰。

3. 注意事项

(1) 资料真实,计算准确,层次清楚,逻辑严谨,决不能造假,注意遵循原定有效数字位数进行取舍。

(2) 重点突出,引人注目,突出重要的研究成果,对于其他的要勇于割爱。

(3) 就事论事,避免发挥推论,不议论、不引文,即不要对研究结果进行说明、解释,与前言、方法和讨论部分不要重复。

(4) 文字、图、表要避免重复,如果已经用表、图说明的内容,无须再用文字详述,只需强调或概括其主要发现。

（四）讨论

1. 概念　讨论（Discussion）是论文的中心内容，是作者对“资料与方法”、“结果”两部分内容进行的综合思考、理论分析和科学推论，是作者学术思想展开的部分。讨论需要阐明事物间的内部联系和发展规律，解释现象与本质之间的关系，揭示研究结果的理论意义和实用价值。

2. 主要内容　针对研究目的，阐明研究结果及其结论的理论意义、指导作用和实践意义；阐述该文研究的原理与机制、该文材料与方法的特点及其得失；与国内外有关课题的研究结果及其理论解释进行比较，分析异同及其可能原因，提出作者自己的观点和见解，突出本研究的创新与先进之处；坦陈不足，实事求是地对本研究的限度和缺点、疑点，研究中的意外发现及相互矛盾的数据、现象加以分析和解释；提出今后探索的方向。

3. 注意事项　讨论是论文中最难写的部分，也最能够展示作者的水平。写好讨论必须以事实为基础，以理论为依据，准确分析研究结果的真正意义。

（1）必须紧扣自己在该文中的研究结果，突出自己的新发现与新认识。

（2）避免重复，讨论是对结果的解释和说明，因此可进一步简要说明结果，但不可重复叙述结果。

（3）避免面面俱到，讨论不应将一般性知识写入，也不应过多引用他人观点，形成缺乏自己观点的综述，难以反映论著的真正价值。

（4）以事实论据和理论论据，详尽全面地论证作者的观点，使论证具有说服力、可信性。

（5）不可妄下结论，对不能肯定的观点、或因观察例数较少等原因对某些现象不能下最后结论的，措辞要客观、含蓄。

（6）一般应分段，段段紧扣、步步深入，可列小标题，每段应集中围绕一个论点加以论证，一般不用图和表。

三、医学学术论文后置部分的格式与写法

（一）致谢

致谢（Acknowledgements）是作者对研究及论文写作过程中，给予过自己指导和帮助的单位或个人表示谢意的方式，是对他人贡献的肯定。致谢必须征得被致谢者的同意，如果未征得同意即写上未曾阅读过该论文的专家、学者、领导的姓名，难免有“扯大旗作虎皮”之嫌。致谢常置于正文之后，参考文献之前，谢辞要诚恳。致谢的对象包括指导、协助和帮助过论文写作的人；为研究工作提供实验材料、仪器及其他便利条件的组织或个人；为论著数据进行统计学处理及给予转载和引用权的资料、图片、文献、研究思想和设想的所有者；对论著写作提出建议或给予修改者；国家科学基金、资助研究工作的奖学金基金、合同单位资助或支持的企业、组织或个人。

（二）参考文献

1. 概念　参考文献（References）是作者为指明论著中某些论据、数据出处及为读者提供参阅、查找而直接引用的有关文献，它是论著的一个重要组成部分。参考文献有以下作

用:①科学性的体现,体现科学文化的继承性和发展历史;②科学道德的生动体现,尊重和保护他人的著作权;③节省论文篇幅的需要,精练文字,缩短篇幅;④论文、期刊质量评审的重要指标之一,有助于建立科学公正的科技和社科期刊质量评价平台;⑤是科学信息和文献计量学研究的重要依据;⑥便于编辑和审稿人准确评价论著的学术技术水平;⑦与读者达到信息资源共享;⑧通过引文分析,对期刊的学术影响力做出客观的评价。

2. 著录原则　①必须是著录作者亲自阅读过的文献;②必须是著录最新、最必要的文献;③必须是著录已公开发表的文献;④著录必须采用标准化、规范化的格式,标准化、规范化的格式有利于文献的著录、理解、阅读和修改。

3. 参考文献的著录格式　医学论著后参考文献的著录项目和格式以我国制定的国家标准《文后参考文献著录规则》(GB7714—97)为准。参考文献有如下类型标志:普通图书(M),会议录(C),汇编(G),报纸(N),期刊(J),学位论文(D),报告(R),标准(S),专利(P),数据库(DB),计算机程序(CP),电子公告(EB),磁带(MT),磁盘(DK),光盘(CD),联机网络(OL)。会议录包括座谈会、研讨会、学术年会等会议的文集;汇编包括多著者或个人著者的论文集,也可标注为M。几类常见的参考文献著录格式如下。

(1) 图书格式:[序号] 主要责任者. 题名 [文献类型标志]. 版本项(第1版不标注)。出版地:出版者,出版年:引文起止页码

例[1]张秀珍. 当代细菌检验与临床[M]. 北京:人民卫生出版社,1999:30-33

(2) 期刊格式:[序号]主要责任者. 文献题名[文献类型标志]. 刊名,年,卷(期):起止页码

例[1]张旭,张通和,易钟珍,等. 采用磁过滤 MEVVA 源制类金刚石膜的研究[J]. 北京师范大学学报:自然科学版,2002,38(4):478-481

(3) 报纸格式:析出文献主要责任者. 析出文献题名[文献类型标志]. 报纸名:其他题名信息,年-月-日(版次)[引用日期]. 获取和访问路径

例[2]傅刚,赵承,李佳路. 大风沙过后的思考[N/OL]. 北京青年报,2000-04-12(14)[2002-03-06]. http://www.bjyouth.com.cn/Bqb/20000412/GB4216%5ED0412B1401.htm

(4) 专著中的析出文献:[序号] 析出文献主要责任者. 析出文献题名[文献类型标志]. 析出其他责任者//专著主要责任者. 专著题名[文献类型标志]. 出版地:出版者,出版年:析出文献的页码[引用日期]. 获取和访问路径

例[1]白书农. 植物开花研究[A]//李承森. 植物科学进展[M]. 北京:高等教育出版社,1998:146-163

(5) 专利文献格式:[序号] 专利申请者或所有者. 专利题名:专利国别,专利号[文献类型标志]. 公告日期或公开日期

例[1]刘加林. 多功能一次性压舌板:中国,92214985.2[P]. 1993-04-14

(6) 电子文献格式:[序号] 主要责任者. 题名 [文献类型标志]. (出版日期)[引用日期]. 获取和访问路径.

例[1]萧钰. 出版业信息化迈入快车道[EB/OL]. (2001-12-19)[2002-04-15]. http://www.creader.com/news/200112190019.htm

4. 注意事项　①用阿拉伯数字编码的文献序号顺序不要颠倒,文献表中的序号应与正文中标注的一一对应;②序号用"[ ]"括起,同一处无论引用几篇文献,各篇文献的序号应置于一个"[ ]"内,并用","分隔,不加"[ ]"常常会产生歧义,如"……长度为 $5cm^3$"中的"3"

易被误解为 cm 的 3 次幂,应为"5cm[3]";③"[ ]"通常置于责任者的右上标,也可放在引文末尾的上标处,有时也可放在行文中,如"参照文献[3]的方法";④汉字姓名全写出,日本人用汉字也全写,一律姓在前名在后,著者不超过 3 人时全部著录,著者姓名间用逗号隔开,超过 3 人只著录前 3 名,其后加等或相当的文字,如 et al。

四、医学综述的格式与写法

综述(Review),即综合评述,它以某一专题为中心,收集大量的原始医学文献,经过阅读、综合与分析、揭示该专题现状、成就与未来发展动向的概述性、评论性论文。我们常见的国内研究生综述、专家述评,都属于综述。与国外不同,国内的医学期刊很多都开辟了综述这个栏目,国外有专门的综述类医学期刊,但除一小部分为自由来稿外,多为编辑部约请有关专业领域具有国际知名度的专家学者来撰写。综述的篇幅很长,很多都在 10 000 字左右,力求对问题讨论的系统、全面、详尽、透彻。1997 年国外的某综述刊物刊载的一篇综述,正文达 53 页,参考文献又占了 19 页,达 1071 条之多。作为三次文献,综述有利于信息的传播和知识的更新,作者在从事科研工作前往往要翻阅大量文献,通过完成一篇有关的综述,能加深对所研究问题的认识,也有利于促进积极的科学思维,培养分析综合能力。

(一) 综述的特点及要求

1. 综合性　综述不仅要从纵向系统地介绍研究对象的历史、现状及发展趋势,还要从横向全面介绍主要流派、主要专家的主要观点和贡献等。

2. 前瞻性　综述的选题一般都比较新颖,属于发展较快、进展较多的学科领域,引用的参考文献也比较新颖,以近 3 ~ 5 年的为主。综述作者虽然不对原始文献进行直接的评论(部分专家评述也有对原始文献进行评价的),但不等于作者没有自己的立场,需要组织原始材料来表明自己的观点,往往也需要指出研究对象的发展趋势。

3. 精练性　综述涉及的参考文献数量庞大,所以必须是行文精练,避免参考文献的堆砌导致的"阅读疲倦"。同时要注意详略得当,重点突出。

(二) 综述的格式

综述一般由引言、主体、小结和参考文献四部分组成。

1. 引言部分主要说明写作目的、有关概念的定义、本专题的范围,并扼要介绍本课题的历史、现状。

2. 主体部分是综述主要内容的详述,主要通过比较各家学说及其论据,来阐明有关问题的来龙去脉,包括历史背景、现状及其发展方向等。主体部分的书写方法有三种:纵式,按照研究对象发展的历史进程来写;横式,主要用于某一特定时期争论焦点问题的各方观点的写作;纵横交叉式。主体的阐述要层次分明,有理有据。

3. 小结部分要概括全文的主要结论及尚待解决的问题。

4. 参考文献部分通常引述的论点、数据、成果均应注明文献出处,未公开发表的文献一般不宜作为参考文献。

第三节 医学学术论文的发表

一、医学论文的发表形式

作者将自己的研究成果以论文形式表达出来,并在一定时间、一定范围、一定形式下公布出来,以达到传播、交流的目的,这就是论文的发表。论文发表形式主要有以下几种。

(一) 公开发表

公开发表是指医学论文在国内外公开出版发行的医学出版物和医学期刊或电子出版物(网络)上发表;公开发行是指在国内外公开订阅、销售和向国外出口及交换的刊物的发行方式,包括国内发表和国外发表。国内发表是指医学论文在国内公开出版发行的正式出版物,包括正式医学期刊(经过国家新闻出版总署批准获得公开出版的书籍)上发表;国外发表是指医学论文在国外公开出版物,包括医学期刊上发表。

(二) 内部发表

内部发表是指医学论文发表在未公开出版发行的内部期刊上,内部期刊是经国家新闻出版管理部门批准后获得内部交流刊号或学术会议交流论文集但未经出版社出版发行且无书号的刊物或集子。内部刊物可以内部发行,但不能出口,也不能在社会上定价出售、征订,只能在本系统或一定范围内下发交流,同时也不准刊登广告和不准超过规定的内部范围发行。

(三) 内部交流

内部交流是指医学论文在国际性学术会议、全国性学术会议、各省或有关部门组织召开的学术会议上进行宣读和交流。无论是内部发表还是内部交流的论文,一般都不允许作为参考文献引用在公开发表的医学论文上。

二、医学论文发表的程序

一篇医学论文从作者开始写作到向编辑部投稿到正式发表,不但要经过较长的时间,而且还要经过一系列复杂的程序。也就是说论文作者从受约或投稿,必须经过严格的“三审制”、编辑加工、编排设计、定稿发排、校对印刷直到发行等一系列工艺流程,需要作者、审稿者、编辑、出版者的通力合作,共同努力才能完成,因此,作者对医学论文发表的程序应有所了解。

(一) 约稿与投稿

1. 约稿 是指医学编辑、编辑部根据选题计划或某个专题的需要,约请某方面或学科领域学术造诣高、影响大的专家、教授、学者为其刊物撰写稿件,是选拔高质量稿件、掌握编辑出版主动权的一项重要措施。编辑部对约稿人的情况,特别是学术水平和写作能力比较了解,一般要向受约写稿人提出写作的具体要求,如重点内容、文字与图表要求、书写格式与规范、字数与篇幅限制、截稿时间、交稿方式以及超过预约时限编辑部将采取的措施等。作为受约撰稿人，说明其科研能力和水平以及科研成果已被认可，受约稿件一般不会被退稿。但作为受约撰稿人，应恪守信誉，不应则已，一旦应承就应严格按照要求完成写稿任务，准时交稿，并力求达到发表要求。对审稿提出的意见和建议，受约作者应做到谦虚谨慎，尊重编辑和审稿人的劳动，站在客观立场上，耐心听取不同意见，认真检查和修改稿件。

2. 投稿　医学学术论文的最重要特性是可发现性(可找到性)，作者撰写医学论文的目的之一就是希望获得广大读者的关注和认可。论文能否公开发表主要看质量，但投稿这一重要环节也不可忽视。一般来说，投稿需要完成以下步骤。

(1) 收集医学杂志信息：作者投稿前应注意收集自己专业和与之相关专业、可能跨专业的医学杂志信息，包括杂志编辑部地址、邮政编码、电话和传真号码、电子信箱地址、创刊年、出版周期(半月刊、月刊、双月刊、季刊等)、主管和主办单位、主编和编辑部主任姓名、栏目设置、出版日期、是否“中国期刊方阵期刊”、“中国中文核心期刊”、“中国科技核心期刊”等，并做详细记录，同时还应了解该编辑部还办有哪些期刊杂志，然后建立一个自己的专业杂志文件夹，备一份电子文本(以便发送电子邮件时复制使用，复制可避免输入错误)。同时备一份纸质文本(便于给编辑部写信或打电话、发传真时使用)。收集医学杂志信息的方式，一是通过图书馆期刊室查阅杂志封面、封底(版权页)获取信息；二是通过网络的相关数据库或网页查阅有关杂志信息。

(2) 选择适当的期刊，熟悉期刊的基本情况，认真阅读稿约：除了专业对口以外，还应考虑期刊的地位、学术水平、影响力和出版周期等。在查阅期刊杂志信息的同时，应全面了解熟悉期刊杂志的基本情况，认真阅读期刊杂志的稿约(投稿须知)。一般来说，各个期刊都会在自己杂志(一般是每年第一期)上刊登稿约(投稿须知)，包括办刊宗旨、指导方针、栏目设置、格式要求、地址、邮编、电话和传真以及邮箱地址等。选定拟投稿期刊后，必须认真按照其杂志要求修改格式，以免编辑部初审时因格式不合格而被退稿。投稿时还应注意在稿件末页留下自己的联系方式(电话和邮箱地址)，以便编辑部与作者联系修改、核对稿件等有关事宜，以免延误稿件的发表时间。

(3) 投稿：随着计算机和网络化的普及，当前，大多数医学期刊编辑部都开通了网上投稿系统，作者只要进入其主页通过该系统即可方便快捷地把稿件投给编辑部，这是目前最常见的投稿方式。其次，可通过快递、信件形式向期刊投稿，投寄的稿件要附上单位介绍信，其内容是经单位审查无泄密、无抄袭剽窃、无一稿两投或多投等现象，这样以避免不必要的麻烦和官司；所投稿件要求是“齐、清、定”的稿件，字迹清楚，图表清晰规范，符合编辑部稿约要求，同时在稿件上留下联系电话、电子信箱地址等。再次，通过电子邮件给期刊投稿，期刊编辑部收到稿件后一般都要给作者回复，有的编辑部收到电子邮件后还要求寄打印稿。

投稿时，不能一稿两投或多投，因为这可能造成重复发表，可能引来麻烦。中华医学会系列杂志早已发表声明，一旦发现一稿两投或多投，将立即退稿，并且2年以内不得以第一作者身份在中华医学系列杂志上发表论文。一旦发现一稿两用，杂志上将刊登该稿系重复发表的声明，并在2年之内中华医学会系列杂志拒绝该作者以第一作者身份发表任何稿件。

(二) 接收与审稿

1. 稿件的接收　期刊编辑部收到作者的稿件后，工作人员即给稿件进行登记(相关信息）和编号，然后给作者发寄收稿回执，告诉作者收稿日期、编号和稿件进入审稿阶段。如果是通过网络或电子邮箱投稿，编辑部收到稿件后，同样会给作者回信告知这些内容，不过有些期刊同时还要求作者寄打印稿。如果投稿后未收到任何回复，作者可打电话或发 E-mail 询问有关事宜。

2. 稿件的审稿　审稿是编辑、编委对作者的来搞进行详查、细究、审辨从而对其作出正确评价的过程，是选题、组稿工作的继续，也是编辑部把好学术质量关的首要环节，是保证期刊质量、及时报道最新科研成果和发现优秀人才的重要途径。同时，审稿也是帮助作者发现问题，提高科研能力和写作能力的过程。因此，不论是自由投稿、特约稿件还是专家推荐稿件，都要经过审稿，才能决定稿件是否发表。审稿的程序比较复杂，一般来说包括初审（由编辑部负责）、复审（由专家、编委负责），终审（由主编或编委会负责），这就是常说的“三审制”。“三审”通过后的稿件才能发表。

3. 稿件的退修　包括编辑部初审、专家（编委）复审和编委会终审的退修稿件。无论哪一个审稿程序的退修稿件一般都有具体的修改意见，作者按照意见修改即可。如有时审稿人提的意见作者无法修改或与作者的实际情况有出入不愿意修改，作者可与编辑部和专家通过电话、电子邮件等沟通、探讨或在修回稿上附一页修改说明，说明作者对某条修改意见的看法和想法，如编辑和专家认可，就不用修改了。

4. 退稿　是每个投稿人都会遇到的事情，这不是什么丢人的事，不要灰心丧气、怨天尤人，应抱着积极乐观的态度，认真阅读退稿意见，弄清退稿类型和原因，总结经验和教训，为再次投稿做准备。退稿一般有三种类型。一是完全性退稿，这类稿件没有修改价值，再次投给同一家期刊或进行申辩都是无意义的，如稿件内容的确很糟，最好不要再投其他刊物；如稿件中的内容有的还有价值，可将其用在另一篇新稿件中去，再投出去也许能发表。二是稿件中有一些有用的信息，但有的资料有误，作者应仔细对照审稿意见阅读退稿，如数据或资料确实有严重问题，应修正错误，弥补缺陷，补充广泛而有力的证据以及新结论，然后重新投稿。三是内容有创新之处，但表达不清楚，逻辑混乱，作者就应针对退稿意见重新安排结构，理清思路，表达明白，重写或部分重写，使论文突出重点和主题，重新投稿有可能被发表的。

退稿原因很多，最常见的有十种。①内容不符合所投刊物办刊宗旨。②所投刊物近期已发表过雷同稿件，这两类退稿不一定是质量不高，因此，可以改投其他相关杂志。③缺乏科学性，无法弥补，包括内容、图表、表达方面。例如，曾有一篇稿件题为“肺结核病 7 例报告”，该文结构、内容、写作上都没有什么问题，但在审查照片时没有发现“星状小体”，而肺结核病的病理照片一定有“星状小体”，这是世界公认、也是肺结核病的最大特点，后经专家审查认为，此文诊断为肺结核病依据不足，予以退稿。④内容缺乏新颖性、先进性，这种低水平论文无理论意义和现实指导意义。⑤实验设计违背“三原则”，作者在科研中没有严格按照实验设计三原则（随机、对照、重复）进行，其科研结果缺乏科学性和真实性，得出的结论不能令人信服，也许结论还是错误的。⑥论文观点、方法错误，这也会导致结果结论的错误。⑦论文资料残缺不全，内容空洞无物。⑧论文涉嫌剽窃、抄袭、弄虚作假。⑨论文中错别字连篇，词不达意，不知所云。⑩发现论文有一稿两投或多投行为。

（三）其他后续程序

通过审稿的稿件会进入后续程序，包括编辑加工、排版、校对、稿件发排、印刷、发行等，但这些主要是编辑部的工作，了解即可。

（1）编辑加工是编辑工作的一个重要内容，也是审稿的继续。通过“三审”确定刊用的稿件才能将纳入编辑加工程序。通过编辑加工后的稿件应达到重点突出、论证充分、层次分明、标题确切、结构合理、文字精练、图表、格式规范，符合医学论文标准化、规范化的要求。在编辑加工环节中，要坚持文责自负与编辑把关的统一；内容或重大修改调整，必须征得作者的同意；可改可不改者不改，不能歪曲作者本意的乱改，编辑不能代替作者写作这几个原则。一般来说，对论文从内容到形式的编辑加工处理，使其更趋完美，这就是编辑加工的范围和内容。

（2）编辑排版是对整篇稿件从标题、作者署名到图表、封底封面、目次页、正文等按照美学和出版的规范要求、字体字号配置等进行编排设计和组合等。当今已是网络时代，编辑加工都在电子文档上进行，当一期稿件组齐并经过编辑文字加工后，由当期责任编辑或执行编辑将全部稿件编排妥当后传送到印刷厂按照书版格式排版，有的编辑部购买了书刊排版系统，这道工序由自己完成。

（3）校对则是整个出版过程的一个重要环节，是影响期刊整体质量的一个重要因素。校对是在排版后印刷出版前对打印出来的样稿进行核对和检查校正，其目的是消灭文稿中的文字、图表、排版上的错误和欠妥之处，这是一项既严肃又细致的工作，稍有疏忽就会发生差错。整个校对过程一般分为初校（一校）、二校、三校、作者自校和校红（核红）。校对次数以消灭文稿中的错误为标准，一般在三校后由作者自己校对，编辑部最后校红。传统的校对方法有三种：对校、折校和读校。随着现代科学技术的发展，计算机校对软件已问世，这大大减轻了编辑的工作量。

（4）稿件发排就是经过编辑对稿件的加工处理，再按照编排格式规范要求编排后，准备发给出版部门或印刷厂的最后一道工序。发稿前责任编辑或执行编辑和编辑部（室）负责人必须对所发稿件进行全面的审阅和检查，看是否符合“齐、清、定”的要求，同时必须由编辑部（室）负责人签字同意后才能发稿。

（5）一般来说，编辑部（室）应与印刷厂签订印刷合同，无特殊情况，不能违约，以保证按时出版和发行。印刷厂收到编辑部（室）发来的“齐、清、定”的稿件后，按照发稿通知单的项目和要求对其电子文档进行核对检查无误后，进行制版印刷，按照编辑部（室）的合同要求（质量、时间）完成印刷任务。印刷厂在保证印刷和装订质量都没有问题后，按时把杂志送到编辑部（室），编辑部（室）检查没有质量问题后签收杂志，然后进行发行。

（6）发行是期刊出版的最后一个阶段，也是很重要的一个阶段。目前，医学期刊的发行有两种形式，一种是通过邮局发行，另一种是自办发行。不管以什么形式发行，都应按刊期出版的时限要求及时发行。同时，凡在当期杂志上发表了论文的作者，编辑部都要赠送杂志 1 ~ 2 本。

一篇论文从作者投稿到出版印刷到杂志送到作者手中，要经过几十道程序方能完成，其中有些程序需要作者的密切配合。只有作者、编者、审稿者、排版印刷者等的互相配合，共同努力，才能保证期刊的学术质量和编排印刷质量，使医学期刊发表的学术论文起到传播、交流、储存作用。

三、医学学术论文的写作与投稿技巧

从事医学研究是一件很辛苦的事情，完成一篇医学学术论文再等待发表出来，也是一个很漫长的过程。在研究和医学学术论文写作的过程中,不可投机,因为一篇医学学术论文的发表,关键取决于自身的质量;但在投稿、发表的过程中,却可取巧。所以,这一部分的所谓"技巧",不过是本章作者多年来从事医学期刊编辑工作的一点经验之谈,注定是无序的,仅仅算是我们的一家之言,愿能给读者带来一些参考。

(一) 从整体上把握好论文的科学性

科学性是医学论文的生命。评价医学论文的科学性,是看其研究的方法、观察的结果是否具有科学性,是否符合科学性原则,是否经得起重复和检验。不能被别人重复和检验的结果是不能被承认的,缺乏科学性的研究方法和结果可能导致结论的错误,因此,医学科技工作者应高度重视研究和论文写作的科学性,期刊编辑在处理论文时也应注意论文的科学性。如选题,要有背景材料,假设推想要有足够的科学依据;设计,要严密,去除可能的漏洞;可比性,必要的随机性——实验设计合理,实验三因素安排科学,因素与水平搭配恰当;实施、观察,要真实、准确和全面——实验材料真实、指标正确、数据客观准确可信、重现性好;推理,符合逻辑——分析实事求是,客观在理;结论,严谨——感性认识上升为理性的过程中,名词、术语、概念、数据、理论的使用准确无误,外延恰如其分,并做实事求是的科学评价,将最佳临床证据、熟练的临床经验和患者的具体情况这三大要素紧密结合在一起。重视确凿的临床证据;以满意终点作为评价治疗方法的目标;采用大样本多中心和随机双盲、长期的研究方法,检验方法的选择很重要,直接影响结果。以上列举的种种,都是在整体上对论文科学性的把控。为了强调科学性的重要,我们在以下(二)~(六)中,把在评价医学论文的科学性时应注意到的几个问题单独列了出来。

(二) 样本的代表性问题

1. 明确受试对象　首先,作者在选择观察、受试对象时,应尽可能按照公认的标准进行,如国际性或全国性会议或权威机构制定的疾病诊断标准、疗效判断标准等,同时应尽量避免附加因素;第二,必须应用有确诊意义的指标和方法,有人把它叫做"金标准",如在观察某种药物的疗效时,除按诊断标准选择病例外,还应注意选择没有夹杂病症或很少夹杂病症的病例,以免在观察过程中出现偏差而得出错误的结论。

2. 遵循随机抽样原则　由于研究的对象一般都是从总体中抽取出来的,为了使选择的样本具有代表性,能够代表总体,因此选择样本时必须严格遵循随机抽样的原则。

3. 合理分组　样本的分组应反映事物的客观规律,分组应合理。例如,有一篇报道用抗癌Ⅰ号药物治疗肝癌观察疗效的文章,它的分组是治疗组用抗癌Ⅰ号药,对照组用常规化疗药,但作者把肝癌早期和晚期的病例混在一起统计;结果病死率为治疗组 45.82%,对照组 60%;其结论是治疗组疗效明显优于对照组,看来好像没有问题,但如仔细分析就会发现,这样分组缺乏科学性,没有反映事物的本质。如果按照治疗组的早期和晚期病例与对照组的早期、晚期病例分组重新统计,则病死率是治疗组的早期病人为 20.75%,晚期病人为 80%;对照组的早期病例为 20%,晚期病例为 70%。因此,不能得出治疗组疗效明显优于对照组的结论,实际上两组药物的疗效相差不大。

4. 样本大小与指标问题　从统计学原则上说,样本越大越好,越接近总体数越好,但必须在相同条件下进行统计,得出的数据用同一指标进行统计分析,其结果结论才是可信和科学的。如果把不同条件下得出的数据用同一指标进行统计分析,其结果结论的可靠性和科学性是值得怀疑的。

（三）组间的可比性问题

有比较才能鉴别。事物只有在进行比较的情况下才能看出优劣好坏，但必须注意其可比性，就是说比较必须在相同的条件下进行结果才具有科学性。近年来，在医学论文写作中已日渐重视对比性，但仍然存在一些问题。

1. 缺乏对照组　众所周知，要对比就得有对象，就要设对照组，如果不设对照组，就无从对比，难分优劣，结果的可靠性就无从说起。现在仍有少数医学论文在讨论疗效或技术、方法的改进时缺乏对照组。

2. 观察组与对照组的样本含量相差太大　例如，某篇论文报道用盐酸可乐定注射液治疗Ⅱ期高血压病，把病人分成甲、乙两组，其中甲组 103 例，用药剂量为 0. 15mg，有效率为 87. 4%；乙组 15 例，用药剂量为 0. 3mg，有效率为 100%，由此得出结论：$P<0.05$，乙组的疗效明显优于甲组，建议推广使用 0. 3mg 用药剂量。这种结论也是不科学的。因为甲、乙两组的病例数相差太大，本身就没有可比性，因此得出的结论可靠性也就值得怀疑。如果要验证该结论的可靠性，必须扩大乙组的病例数再重新进行对比。

3. 对照不当　有的医学论文中观察组与对照组人员来自不同质的群体，最常见的是观察组为病人，而作为对照组的健康人为某医院职工或献血者。观察组来自普通人群，而对照组则来自特定性质的群体，这样的对照是不恰当的也是缺乏可比性的。又如有的作者把未肯定疗效的药物作为对照组，与观察组进行对比，其结果即使观察组比对照组的疗效好或与对照组无明显差异，也不能说明观察组所用的药物疗效优于对照组所用药物，因为实际上两组药物的疗效均不能肯定。

4. 对比不完善　有的作者在设置对照组时没有充分考虑到可能影响阐明问题本质的各个方面，也就是对比不完善，这样也会影响结果的可靠性、结论的可信性。因此，从多方面进行对比，才能揭示事物的本质和规律。

（四）观察指标的可靠性和观察结果的精确性问题

作者在选取观察指标时最好采取已公知公认的标准。如国际性或全国性会议、权威机构制定的治疗某种病的疗效判断标准等。观察指标应尽可能用计量性的，避免用计数性的指标。如果所用的观察指标不符合事物本身的客观规律，事物的本质就容易被掩盖。

凡影响观察结果精确性的因素均可直接影响到结论的正确性和客观性。如仪器误差大、人员素质差、技术水平低或者存在参差不齐等现象，都是影响结果精确性的主要因素。常常在一些论文中见到人为地排除一些未知结果的病例或因素，如在分析问题时常用“以资料比较完整的材料进行分析”；又如在治疗病例中将未能按预定计划完成疗程者弃之不计，结果无疑是提高了有效率。常见的问题还有随访例数与观察例数相差甚远等，这些都会严重影响观察的精确性和结论的正确性。观察精确性还涉及到受试对象、观察指标以及专业知识等情况，都是值得作者考虑和注意的。

（五）统计处理的正确性问题

实验、观察数据的统计处理是医学论文写作中的重要内容之一。常见存在的问题是统计指标使用错误和对显著性检验结果的误解等。在统计指标应用中，最常见的是使用“率”

与“比”时的混淆和平均数指标的应用欠妥。如在处理观察值大小分布比较对称时应该用均值,对大部分集中、少数较分散的观察值应该用中位数,但不少医学论文的作者没有注意到这一点,常常把该用中位数表示的观察值错用均值表示。在显著性检验时常见以下几种错误:①当计算结果显示两个均数(率)或两个以上的均数(率)之间的差异无实际意义时,多余地去做显著性检验;②绝对化看待显著性检验的结果,如用新、旧两种方法对比治疗效果时,结果是两组均值无显著性差异,这种结果有可能是由于观察例数太少,未能揭示事物的真相,因此不应过早进行报道,待扩大观察例数后再进行对比统计,结论会更客观可靠;③有的作者错误地认为,当两均值的户值小于另两均值的户值时,即可说明户值较小的组优于 P 值较大的组,其实,统计学中的户值只意味着对比组间的差异由抽样误差造成的可能性有多大,两个组各自的户值只能说明比较者自身,与另一比较者无关。

（六）结论推理的合理性问题

撰写医学论文的最终目的,是通过实验、观察所获得的数据、结果,经过分析、综合、归纳、演绎等过程,得出合理性的结论,从而把感性认识上升到理性认识,形成新理论、新观点,用以指导医学科研和实践,并在实践中检验结论推理的合理性。因此必须注意以下几点。①不能随意将实验的某项结果不对应地加以引申。例如,某种药物对治疗动物因化学物质导致的中毒性肝炎有较好效果,因此将此结论引申到该药物能治疗病毒性肝炎患者。因为这里除了动物和人并不等同这一前提外,化学物质所致的中毒性肝炎与病毒性肝炎也是有质的区别的,因此不能随意的不对应引申。②不能任意将临床病例统计数字引申到普通人群中当作人群中患病情况的统计,这种现象在医学论文中常常见到。还有临床病例统计是不能代替对人群的现场调查的。如在基层医院中门诊病人往往是男多于女,难道可以因此下结论说,人群中男多于女或人群中男人患病机会比女人多吗?这显然不是真实情况。③不能将在生理条件下所得到的实验数据任意引申到病理条件中去,将局部实验结果任意引申到全身,或者反之。如阿司匹林的解热作用只是在病人发烧时才呈现降体温效应,而对体温正常的健康者并不会使体温下降。在实验研究中的很多情况下,局部变化与全身变化是非等同的。

综上所述,医学论文的科学性评价可以归纳为一句话:对明确的受试对象,遵循随机化原则;在齐同条件下对比,实现可重复性。当然,一篇论文的质量不仅仅是一个科学性问题,别人能重复的结果不一定都是好结果,还有创新性、先进性、实用性和可读性的问题。满足了科学性、创新性、先进性、实用性、可读性的要求的文章才不愧为是一篇优质论文。

（七）创新性和可读性问题

一篇医学学术论文要达到发表要求,总的来说就是创新、求是、达理,这需要内容的独创性、资料的正确性、结果的确证性、成果的应用性、文章的可读性为依托。从作者站在编辑的角度来看,对于基础研究,需要选题新颖,方法独创或先进,有新发现,根据实验结果提出新观点;临床研究,前瞻性优于回顾性,前瞻性的实验研究论文、技术研究论文、疗效观察论文、流行病调查随访论文,比回顾性的临床病例分析总结、疗效经验总结、临床病理(例)讨论、病例报告更容易发表,只是在论文中,需要观察更细致、指标更先进、诊断方法创新、治疗效果更好或意外失败、提出诊治新见解罢了。

在可读性上,需要文字表达准确、简练、通顺,使读者用较少的精力和时间理解所表达的观点和结论，并留下深刻印象。科学研究论文也可有一定的生动与幽默，不要让读者觉得淡而无味，或烦而难懂而放弃阅读。要使读者以最少的精力而获得尽可能多的知识和信息，还要符合逻辑（论文的逻辑性是指论点、论据、论证之间的联系一环扣一环，循序撰写）。

（八）撰写初稿应注意的几个问题

（1）所用材料，最好是宁多勿少。撰写初稿时应把所有想到的内容全部写出来，能用上的材料尽量用上，宁多勿少，不要急于删去那些被认为是不需要的材料。因为那些多余的内容留到修改时再删去，要比修改时再去翻阅原始材料来补充内容方便得多。同时尽可能把内容的先后顺序安排恰当，内容要尽量充分、丰富，即使重复也无妨。如果初稿写得太简单薄弱，以后修改时会很麻烦。另外，撰写初稿最好是一气呵成，这样文章会思路清晰，层次清楚。

（2）拟好标题和分标题。在撰写初稿时，首先应拟好论文标题，应根据材料、方法、结果、结论反复思考推敲，拟出最能反映主题的标题。其次，写作时把各部分的分标题按层次序号都列出来，以便反映全文的结构与层次，便于修改。

（3）撰写初稿过程中，不要改动太多，待初稿完成后再修改。在写初稿的过程中，作者有时会感到原写作提纲中有不妥之处，这时如果有必要，可以立刻修改，但最好不要改动太多，应等到把整个初稿写完之后，把全篇论文从头到尾反复多读几遍，再修改论文或提纲。

（4）引用的参考文献应标注清楚。撰写初稿时，凡是引用了参考文献的地方，都应注明著者的姓名、刊物名称、出版年、卷、期和起止页码，最好用括号括起来。这样便于与自己收集、查阅、下载的文献资料核对，不至于在修改时因内容的调整而使参考文献的编序出现混乱，同时也便于在定稿时将参考文献按照规范的著录格式移放在文末。

（5）撰写初稿时注意论文的规范要求。在写初稿的过程中，就应注意医学论文的规范格式与要求，特别是量和单位、符号、医学术语的使用及图表的运用等都要符合医学论文的要求和规范。

（九）把握好论文的修改关

托尔斯泰曾经说过："不要留恋，要修改，要把一篇文章修改十遍，二十遍"。不止文学，医学亦然。完稿并非定稿，修稿比完稿更重要。文章需要站着写（激情）、坐着修（平静），让内容与文字尽可能完美，文章中不可更改的错误与失误要敢于否定，必要时推倒重来，决不可通过诡辩自圆其说。遇到期刊退修（尚未接受），这是好事，说明有机会、发表有苗头，应该感到高兴。要严格按照所投杂志的稿约修改，认真阅读审稿者的意见，理解其真正含义；认真核对，有错误处应承认，能纠正的应改正，不能改正的也要实事求是地说明；对审稿者的意见有不同看法的，可据理力争，并附上必要的参考资料，同时言辞要恳切、真诚、有礼貌。修改完成后对全文再仔细阅读一次，尽量使其完美，最好请有经验人审阅，欢迎他人提出意见。发回退修稿件时，不要忘记给编者一封信，既表示对审稿者劳动的尊重，又详细列出自己修改之处及不修改的理由。

常见的修改文章，从两大方面十个问题来进行。

1. 从文章内容方面

（1）看标题是否贴切，结构是否合理。

（2）看论点是否明确，概念是否清楚准确。

(3) 看数据是否准确,运算是否有误。

(4) 看推理、论证是否严密。

(5) 看分析是否全面,考虑是否周到。

(6) 看评价是否客观,结论是否必然。

2. 从文章表现形式方面

(1) 看语句是否通顺、精练,专业术语是否准确。

(2) 看量和单位、符号是否正确统一,图表是否规范美观。

(3) 看标点运用是否正确。

(4) 看参考文献引用是否准确,著录格式是否符合规范要求。

(十) 复制比的问题

当今绝大多数论文都会经过中国知网的“学术不端检测系统”,主要是为了杜绝抄袭。但这个“学术不端检测系统”并不完善,一是因为目前的图文识别技术还不够先进;二是因为机器识别还达不到在含义识别上的智能化。所以需要大家在“战略上蔑视,战术上重视”这一问题。

复制比的查重原理是整篇上传,上传后系统会自动检测该论文的章节信息;如果有自动生成的目录信息,那么系统会将论文按章节分段检测,否则会自动分段检测。检测系统的灵敏度为5%,以段落计,低于5%的抄袭或引用是检测不出来的。一篇论文的抄袭怎么才会被检测出来?知网论文检测的条件是连续13个字相似或抄袭都会被红字标注,但是必须满足里面的前提条件,即你所引用或抄袭的A文献文字总和在你的各个检测段落中要达到5%。

快速通过论文查重的方法莫过于自己原创,自己动手写论文,在写作时要么不原文复制粘贴,要么正确的加上引用。

(十一) 核心期刊

现在对核心期刊的需求越来越大,同时,国内核心期刊的版本也越来越多。但是,对于医学学术论文,国内认可度最高的是中国科学引文数据库、北大核心期刊、统计源核心期刊和部分交叉学科可能涉及到的南大核心期刊。下面就这几个核心期刊库做一个简要介绍。

中国科学引文数据库(CSCD)创建于1989年,收录我国数学、物理、化学、天文学、地学、生物学、农林科学、医药卫生、工程技术和环境科学等领域出版的中英文科技核心期刊和优秀期刊千余种,目前已积累从1989年到现在的论文记录3 714 291条,引文记录38 942 322条。中国科学引文数据库内容丰富、结构科学、数据准确。系统除具备一般的检索功能外,还提供新型的索引关系-引文索引,使用该功能,用户可迅速从数百万条引文中查询到某篇科技文献被引用的详细情况,还可以从一篇早期的重要文献或著者姓名入手,检索到一批近期发表的相关文献,对交叉学科和新学科的发展研究具有十分重要的参考价值。中国科学引文数据库还提供了数据链接机制,支持用户获取全文。中国科学引文数据库具有建库历史最为悠久、专业性强、数据准确规范、检索方式多样、完整、方便等特点,自提供使用以来,深受用户好评,被誉为“中国的SCI”。

北大核心期刊的正式名称为《中文核心期刊要目总览》,是学术界对某类期刊的定义,一种期刊等级的划分。它的对象是中文学术期刊。是根据期刊影响因子等诸多因素所划分的期刊。中文核心期刊是北京大学图书馆联合众多学术界权威专家鉴定，目前受到了学术界的广泛认同。从影响力来讲，其等级属同类划分中较权威的一种。按照惯例，北大核心期刊每 4 年由北大图书馆评定一次，并出版《北大核心期刊目录要览》一书。目前已经出了六版：第一版（1992 年）、第二版（1996 年）、第三版（2000 年版）、第四版（2004 年版）、第五版（2008 年版）、第六版（2012 年版）。

中国科技论文统计源期刊亦称中国科技核心期刊，是中国科技信息研究所（ISTIC）受国家科技部委托，按照美国科学情报研究所（ISI）《期刊引证报告》（JCR）的模式，在与国际接轨的同时，结合中国科技期刊发展的实际情况，确定了在中国出版的 1405 种科技期刊作为统计源期刊，选择了总被引频次、影响因子、平均引用率、基金资助论文比例等十几种期刊评价指标，利用中国科技论文与引文数据库十几年积累的丰富数据，编辑出版《年度中国科技期刊引证报告》。中国科技信息研究所每年公布一次，是 CSTPCD 的数据来源。统计源期刊并非终身制，原来有效期为 3 年，现在为 1 年，遵守"优入劣汰"原则。这对中国广大科技工作者、期刊编辑部和科研管理部门能够快速地评价期刊，客观准确地选择和利用期刊提供了依据，也为广大科研人员和科技期刊客观了解自身的学术影响力，提供了公正、合理、客观、科学的评价依据。

南大核心期刊即中文社会科学引文索引（CSSCI），由南京大学中国社会科学研究评价中心开发研制而成 CSSCI 来源文献检索界面，是国家、教育部重点课题攻关项目。参照美国《科学引文索引》（SCI）选用期刊占世界科技期刊总量的比例与《中国科学引文数据库》（CSCD）选用期刊占我国科技期刊总量的比例，结合我国社科期刊出版发行的情况，确定 CSSCI 的来源期刊数量占我国正式刊行的社科期刊总数的 8% ～15% 。CSSCI 遵循文献计量学规律，采取定量与定性评价相结合的方法从全国 2 700 余种中文人文社会科学学术性期刊中精选出学术性强、编辑规范的期刊作为来源期刊。目前收录包括法学、管理学、经济学、历史学、政治学等在内的 25 大类的 500 多种学术期刊。入选 CSSCI 的条件是很苛刻的，当然，它主要是针对社会科学的，在此不再赘述。

当然，除了核心期刊，还有一个期刊分级的问题。实际上，国家从来没有对刊物做过级别之分，也就是在影响力和专业程度上没有省级和国家级的差别，国家只分公开刊物和内部刊物，因此，期刊行业也都不太拿国家级和省级的区别当回事。一般来说，国家级期刊即由党中央、国务院及所属各部门，或中国科学院、中国社会科学院、各民主党派和全国性人民团体主办的期刊及国家一级专业学会主办的会刊；省级期刊即由各省、自治区、市及其所属部、委办、厅、局、所主办的以及由各本、专科院校主办的可面向全国跨省发行的期刊。所谓区别，主要为方便管理，根据期刊主管单位的级别而做了区别，即国家单位主管期刊为国家级期刊，省级单位主管期刊为省级期刊。

（十二）投稿目的及相关问题

对于没有投过稿的人，认真写好第一篇论文非常重要。这需要研究期刊的特色，"投其所好"，认真阅读稿约，按所投期刊稿约要求写稿，抓住投稿时机，按论文水平投不同杂志。同时，还可写好附信，介绍自己和论文特色。如果退稿了，要直面退稿，检查原因，吸取教训，可以反驳。但更重要的是，你为什么要发表这篇文章？你的需求决定了你必须要清楚发表文章是用来干什么的？毕业、晋职称、晋级……那么，比投稿更重要的，是对应作者需求的单位或者部门的要求了，举个简单的例子，你是需要课题结题，那就应该咨询单位科研管理部门对发表文章的要求；你是需要晋升职称，那就需要咨询人事部门对发表文章的要求。

举一些省份在职称评定中对医学学术论文的要求。如必须是合法期刊，即是经国家新闻出版总署审核批准公开出版发行的，并可以在中华人民共和国新闻出版总署网站（http://www.gapp.gov.cn/）上能查询到的期刊。部分省份还要求在A类期刊上发表论著，A类期刊即是被收录入北京大学图书馆最新研究和出版的《中文核心期刊要目总览》和中国科学技术信息研究所即年版《中国科技期刊引证报告（核心版）》研究成果中所列出的生物医学和医药卫生方面的中文核心期刊。在部分省份，晋升职称的论文要求是论著，这是医学论文体裁中常见的一种表现形式，是作者将自己的科研、临床、教学的成果、经验、体会，以严密的逻辑论证、规范形成的文字作品，是医学论文中最具典型性和代表性的文体。医学论著应具有四大特点：①在写作的形式上有比较规范的要求，包括文题、作者姓名、作者单位、属地、邮编，符合要求的中文摘要、英文摘要、关键词（3～8个）、前言（引言）、资料（材料）与方法、结果、讨论（体会）和参考文献等各项内容（论著字数应在2500～3000字）；②医学论著是作者从自己已占有的基本素材（第一手资料）出发，经过科学、严谨地整理、加工、分析、论证，得出论点并形成规范性的文字作品；③医学论著所表达的结论比较明确、可信，论文质量与学术价值较高；④医学论著应为一次性文献（含循证医学的系统评价）。还有一些要求是有效论文，文章清样、刊用通知、增刊等均不能算有效论文，甚至综述、个案、译文亦不能算有效论文，作为期刊从业者，我们认为这是有失偏颇的。

当前，我国以科研数量作为主要衡量标准的学术评价和人才考评机制，所有学术期刊几乎都不会为稿源发愁，造成了学术资源供需的不平衡，也滋生了很多怪现象并蔓延。目前非正规杂志特别多，可谓举不胜举。增刊、特刊、专刊是一些刊物为了创收，向作者收取几百块钱费用而在正刊之外出版的刊物，由于管理不规范，给钱就发表，质量差、信誉低，现在绝大多数单位的人事部门已经不承认在上述期刊上发表的文章。如果在增刊、特刊、专刊上发表文章，发表了评职称却不管用。论文集跟这差不多，一般只有书号，没有刊号，不属于连续期刊。

期刊的分类标准很多，以内容来分，有综合、学术、技术、检索、科普杂志；以出版方式来分，有正式、非正式期刊；以发行范围来分，有公开、内部期刊；以出版周期来分，有年、半年、季、双月、月、半月刊；以出版形式来分，有纸质、电子（网络、光盘）期刊……这些都不重要，更重要的是要学会鉴别“伪期刊”。所谓“伪期刊”，主要是港台（最近其他国家也有部分期刊仿效这一做法）出版的针对大陆职称评定要求的一些期刊，特指内地人通过中介机构在香港特区政府注册而在内地印刷的中文期刊，不少内地的公司和个人也通过中介机构注册了学会、团体和期刊。“香港注册期刊”的特点是，在内地编辑印刷，印数极少，印刷往往还比较精美，有的还常常做着比较精美的网站，只有国际刊号（ISSN），没有标准的国内统一刊号。有的虽然标注国内刊号，但却不真实，核实就会发现问题。这些香港注册期刊是非法出版物，但非专业人士往往看不出来。目前，这类非正规期刊的数量在国内越来越多，各个学科都有，尤其以教育类和医学类为最多，在广东、北京、江苏、海南、重庆等地区尤其普遍。根据我国法规，各地均不承认“香港注册期刊”的合法性。这类“香港注册期刊”对稿件没有要求，甚至可以大肆喧嚣买卖论文。它们能够生存，与其出版审定政策很宽松有关。在这种期刊上发表论文，对作者不仅没有作用，甚至还有副作用。事实上，在港台的正规学术期刊上发表医学学术论文是很难的，甚至不亚于国际上发表一篇SCI论文。鉴别这类“伪期刊”,作者需要先了解期刊刊号:CN 是国内统一发行刊号;ISSN 是国际连续出版物刊号(发行刊号);ISBN 是图书刊号;hk/NR 是香港刊号。当然,最有效的方式是通过新闻出版局(署)官方网站查询。投稿前可登录中华人民共和国新闻出版总署网站(www. gapp. gov. cn),在网站上“新闻机构查询”栏目中,“媒体名称”中输入期刊的名称,“媒体类别”选“期刊”,点“搜索”。有反馈结果,一般就是合法期刊;查不到,往往就是非法期刊;还有一类是出版地等信息和查到的不相符合的,往往也存在这样那样的问题。

(十三) 医学外文期刊的投稿

随着网络的普及以及信息技术的发展,利用互联网获取信息已成为人们重要的信息渠道。西方国家有几千种英文生物医学期刊,面对众多的国外生物医学期刊,许多读者都已习惯于从中获取有用的信息、资料。外文医学期刊是医学工作者的重要信息源,由于刊价昂贵且日益上涨,致使国内许多图书馆及其他信息机构对印刷版外文刊的收藏品种非常有限。目前电子版及网络版期刊发展迅速,一些网络期刊建立自己的网站;大型出版商、信息服务机构、数据库生产商等组织了一定数量的电子期刊集中上网;一些网站专门汇集了网上能提供免费全文期刊的信息,方便访问者使用。一些作者有过向外文医学期刊投稿的念头或者做过尝试。但总的说来,医学工作者还普遍缺乏向国外医学期刊投稿的意识和勇气。当然,向国外医学期刊投稿,发表的不利因素显而易见,如语言表达困难、不重视科研设计、国内实验条件和设备落后等,还有一个重要的原因是发达国家的生物医学期刊对发展中国家的科研成果抱有某种偏见,如《新英格兰医学杂志》的主编 Kassirer 就毫不讳言地说:“贫穷国家还有许多事要做,现在还谈不上搞高质量的研究。这种国家根本就没有科学可言。”

国外科学界有一句名言:一项科学实验,直到其成果发表并被理解才算完成。此名言阐述了两个道理,首先是研究成果必须发表,即信息得到传播和交流;其次是发表的论文必须被读者接受并理解,即信息被社会认可,产生了应有的社会效益和经济效益。要使我国科学总体水平迅速达到国际先进,首先要鼓励我国科学家在国际高水平刊物上发表论文。目前,我国生物医学工作者正在进行或已经完成了大量的国际水平的研究工作,但成果向国外生物医学期刊投稿的比率很低,刊用率更低。主要原因除了语言外,还与不了解国外生物医学期刊的编辑政策和标准、不了解向国外生物医学期刊投稿的程序有很大关系。

首先,国外英文生物医学期刊种类繁多,各个期刊的办刊宗旨、专业、栏目设置均不相同,选择一本恰当的期刊并非易事。如果论文所投期刊选择不合适,常会退稿,即使文章被接受并发表了,这些成果往往也不为本专业的读者所知。高质量的生物医学期刊自由来稿的退稿率都很高,因此,选择期刊一定要根据自己论文的实际水平正确定位,可以考虑投向欧美的一些地区性期刊,这些刊物的自由来稿远远低于著名期刊,因此发表的可能性更大。其次,论文从接受到发表的平均时间(出版时滞)是作者选择期刊时需考虑的一个重要问题,作者需要了解拟投期刊论文的出版时滞,以确定自己的论文是否可以等待那么长时间才发表。再次,要了解论文的出版费用,国外英文生物医学期刊收取论文发表费及彩图费的政策不尽相同,对于无基金资助的作者,在选择期刊时一定要了解清楚拟投期刊的各种收费政策。在了解了以上信息后,可以按照以下步骤投稿。

(1) 通过检索系统评估期刊并确定主题匹配,主要是 ISI 数据库、NLM 数据库、CA 数据库。

（2）认真学习投稿须知，通过学习投稿须知可以了解拟投期刊的办刊宗旨、征稿范围、栏目设置与书写格式等；翻阅近期出版的拟投期刊，注意栏目设置，确定拟投稿件的栏目。如果采用以上诸种方法后，仍无法确定某些问题，可主动通过信件、电话、传真或 E-mail 与编辑部联系，通常编辑部成员会非常友好地回答你所提出的一切问题。

（3）准备投稿信。生物医学期刊的编辑往往需要一些有关作者和作者论文的信息，而作者也希望给编辑提供一些有助于其全文送审及决策的信息。这些信息包括文题和所有作者的姓名、稿件适宜的栏目、为什么此论文适合于在该刊而不是其他刊物上发表、建议审稿人及因存在竞争关系而不宜做审稿人的名单、通信作者的具体信息、能否付出版费的说明等。

（4）稿件包装。将稿件及其拟投期刊所需的伴随资料一并装人信封，包含投稿信、刊物要求的稿件拷贝份数、版权转让声明、与稿件内容有关资料的拷贝、通知稿件收到的明信片或有作者地址并贴足邮资的信封、致谢和使用患者照片或引用私人通信的书面同意材料的复印件等。

（5）稿件邮寄。几乎所有的英文生物医学期刊均不接受传真（Fax）投稿，某些期刊仅允许一些没有图表的短文或“给编辑的信”通过电子邮件（E-mail）投稿，长篇论著、研究报告等文章决定刊用后方接受软磁盘。

（6）稿件追踪。大多数英文生物医学期刊收到新稿后，会给作者发一份正式的收稿通知函；对于不发收稿回执的期刊，作者可以在投稿时附一个署有自己通信地址的名信片，以便编辑收到稿件后通知你。如果投稿 2 周仍无任何有关稿件收到的信息，也可打电话、发 E-mail 或写信给编辑部核实稿件是否收到。

（7）稿件退修。几乎所有的自由来稿，在发表前都需要退给作者修改其表述及格式，退给作者修改的稿件并不代表文章已经被接受，文章最终接受与否取决于修改能否达到审稿专家及编辑的要求。

（8）核改校样。许多英文生物医学期刊在论文发表前将校样送给作者核校，这是文章发表前最后一次纠正错误的机会，应逐字逐句仔细核校。

（9）定购单行本。几乎所有的英文生物医学期刊都要收取单行本费用，单行本定单往往与校样一同寄给作者。所以，作者在填单行本定单时，应考虑好所需单行本的数量，最好一次订足。

第十章 实验动物与伦理

21 世纪是生命科学时代，生命科学研究必须具备 4 个基本要素，即实验动物（Laboratory Animal）、设备（Equipment）、信息（Information）和试剂（Reagent），通常称 AEIR 要素。生命科学工作者应该学习实验动物学（Laboratory Animal Science），掌握有关实验动物与动物实验的知识与技能。实验动物学是融合生物学、动物学、畜牧学、兽医学、医药学等的学科，并引用或借鉴了其他学科的研究成果及研究方法而发展起来的学科。因此，它的研究内容十分丰富，研究范围从实验动物扩展到动物实验。实验动物学研究实验动物，主要研究实验动物的生物学特性、育种、保种、繁殖生产、饲养、垫料、设施条件、疾病诊断与防制、质量控制等；实验动物学研究动物实验，主要研究动物实验的基本条件和基本技术与方法、实验动物的选择与应用、动物模型的建立与应用等。其中试图用解剖学、生理学、生物化学、病理学、遗传学、育种学、微生物学、免疫学、养殖学、环境卫生学、建筑学、管理学等方法，进行个性研究和实验动物及动物实验标准化的共性研究。

随着科学的发展与研究水平的提高，科学研究的诸要素已经或正在标准化。生命科学也如此，实验动物在标准化，动物实验也在标准化。实验动物学研究的目的，就是培养、维持和生产供应标准化的实验动物，改进或建立标准化的动物实验条件、技术与方法，为科学研究、生产、检定等服务，最终促进科学技术和国民经济发展，提高人民生活质量和健康水平。

从实验动物标准化角度而言，实验动物学由两个相关的理论体系构成，其一为标准化实验动物的培养及饲养、标准化的实验动物设施的设计与建立，即实验动物的标准化；其二为标准化的实验设施条件、技术与方法的设计与建立、准确的选择和正确地应用标准化实验动物，即动物实验标准化。实验动物学的根本任务就在于怎样实现实验动物和动物实验的标准化。

第一节 概 述

21 世纪是生命科学的新时代。实验动物学作为生命科学的重要研究基础和支撑条件，已受到各国政府的重视和科学家的关注。人们期望借助实验动物学的研究成果（动物模型）来探索生命的起源，揭示遗传的奥秘，研究疾病与衰老的机制，从而延长人类的寿命，提高生命的质量。实验动物学已成为现代科学的重要组成部分，它的发展程度是衡量现代生命科学研究水平的重要标志之一。医学研究生的研究课题大多要涉及到动物实验，因此实验动物与伦理在医学研究生教育中显得尤为重要。

一、实验动物（Laboratory Animal）

实验动物虽是动物，但是不同于人们常说的野生动物、经济动物（家畜、家禽）和观赏动物（宠物）。实验动物是指经人工饲育，对其携带的微生物、寄生虫实行控制，遗传背景明确或者来源清楚的，用于科学研究、教学、生产、检定及其他科学实验的动物。这是因为要保证科学实验结果的可靠性、精确性和可重复性，实验动物必须具备满足科学实验应具备的4条基本要求，即对实验处理表现出极高的敏感性；对实验处理的个体反应表现出极强的均一性；模型性状具有遗传上的稳定性；动物来源具有易获得性。因此，要求实验动物必须是先天的遗传性状、后天的繁育条件、微生物和寄生虫携带状况、营养需求以及环境因素等方面受到全面控制的动物。可见，实验动物有它特定的含义，其一是必须经人工培育，遗传背景明确，来源清楚，即遗传限定的动物（Genetically Definde Animal）；其二是对其携带的微生物、寄生虫实行人工控制，即微生物、寄生虫限定的动物；其三是主要用于科学实验的动物。

由于实验动物种类数量有限，目前某些野生动物、经济动物或观赏动物也用于科学实验，但它们只能称作实验用动物（Experimental Animal）。而现在医学研究上常用的实验动物有以下几种。

（一）小鼠

小鼠（Mouse，*Mus musculus albus*）是野生鼷鼠的变种，在动物分类学上属于哺乳纲（Mammalia）、啮齿目（Rodentia）、鼠科（Muridae）、小鼠属（*Mus*）。其生物学特性如下。

1. 外貌特征和习性

（1）体型小，体与尾等长（9.0～12.5cm），尾长不大于15.5cm，初生时1.5g左右，哺乳1个月后可达12～15g，哺乳、饲养1.5～2个月即可达20g以上，成年个体重达40～50g。

（2）形似梭，面部尖突，有长的触须19根，耳耸立呈半圆形，眼睛红大，尾巴长，尾被鳞片少于200片。

（3）乳头5对，其中胸部3对，腹部1对，腹股沟1对。

（4）毛色品型多，有白色、野生色、黑色、肉桂色、褐色、白斑色等之分。

（5）阴暗群居，昼伏夜动。

（6）性情温顺，胆小怕惊。

（7）喜欢啃咬，雄性好斗。

（8）杂食性，但以粮食作物为主，自身能合成维生素C。

2. 生理学特性

（1）生长快，成熟早，繁殖力强。出生时赤裸，闭眼，闭耳，可发声，3日龄脱脐、皮转白并开始长毛，4～6日龄张耳，7～8日龄爬走、长出下门齿。9～11日龄有听觉，被毛长齐；12～14日龄睁眼，长出上门齿，采食、饮水。3周龄离乳，4周龄阴腔开，5周龄睾丸降落至阴囊，生成精子。性成熟早，♂35～50日，♀45～60日，性周期4～5日，妊娠期19～21日，年产6～9胎，每胎6～15仔，哺乳期20～22日，生育期9～12个月，寿命约2年（20个月～3年）。

（2）全年多发情，性周期明显。交配后10～12h，雌性阴道口有白色阴道栓，动情周期分动情前期、动情期、动情后期、动情间期（休情期），各期阴道黏膜变化典型，见表10-5-1。具产后发情、产后妊娠，产后发情交配可致产后妊娠（边哺乳边怀孕），机械刺激子宫颈可产生假性妊娠。

（3）体温和水调节能力差，对环境变化敏感。没有汗腺，仅耳尾散热。饮水量4～7ml/日，水分代谢的半衰期为1.1日。

3. 在生物医学研究中的应用

(1) 各种药物的毒性试验:如急性、亚急性和慢性毒性试验。测定药物(或化学制剂)的半数致死量(LD_{50})或药物致癌性试验等常选用小鼠。

(2) 生物效应测定和药物的效价比较实验:如广泛用于血清、疫苗等生物制品的鉴定,照射剂量与生物效应实验,各种药物效价测定等实验。

(3) 肿瘤学研究:小鼠广泛应用于癌、肉瘤、白血病以及其他恶性肿瘤的研究。小鼠肿瘤发生与人体肿瘤相近,为研究各种类型肿瘤的发生和生物学特性及其防治,提供了很好的动物模型。如 AKR 小鼠白血病发生率可达 90%,C3H 小鼠自发乳腺癌发病率高达 90%;另外,小鼠对致癌物敏感,可诱发各种供研究用的肿瘤模型,如用二乙基亚硝胺诱发小鼠肺癌,甲基胆蒽诱发小鼠胃癌和宫颈癌等;胸腺缺陷、T 淋巴细胞功能缺陷的小鼠可接受人类各种肿瘤细胞的植入,成为活的癌细胞"试管"。

(4) 微生物、寄生虫病学的研究:小鼠对多种病原体具有易感性,适合于研究血吸虫感染、流行性感冒、脑炎、狂犬病等。

(5) 遗传学和遗传性疾病的研究:小鼠的毛色变化多种多样,常作为小鼠遗传学分析中的遗传标志和品系鉴定的依据之一;重组近交系小鼠将双亲品系的基因自由组合和重组产生一系列的子系,是遗传学分析的重要根据,主要用作基因定位及其连锁关系的研究;同源近交系小鼠常用来研究多态性基因位点的多效性,基因的效应和功能;具有遗传性疾病的突变系小鼠为研究人类遗传性疾病的病因、发病机制和治疗措施,提供了自然的动物模型,如家族性肥胖、遗传性贫血、Chediak-Higashi 综合征、全身性红斑狼疮、侏儒症、尿崩症等都有相应的突变系小鼠可供研究使用。

(6) 内分泌疾病的研究:小鼠内分泌腺结构的缺陷常引起类似人类的内分泌疾病。如肾上腺皮质肥大造成肾上腺皮质功能亢进,发生类似人类的库欣综合征;肾上腺淀粉样变性造成肾上腺分泌不足可引起 Addison 病症状;甲状旁腺激素失活引起的钙磷代谢紊乱和次生骨吸收障碍等。

(7) 避孕药和营养学研究:小鼠繁殖能力强、妊娠期短、生长速度快,适合作避孕药和营养学实验研究。如常选用小鼠作抗生育、抗着床、抗早孕和抗排卵实验。

(8) 镇咳药研究:由于小鼠寿命短、个体差异小和花费低廉,常用于老年学研究。如胶原蛋白老化常可作为机体老化的指标,随着鼠龄增长,胶原结构中双体和多聚体比例增加,皮肤中 α 螺旋结构减少,而 β 螺旋结构未增加,是研究胶原老化的动物模型;垂体功能低下,生长激素缺乏的侏儒小鼠,其寿命只有 4~5 个月,且表现为灰发,皮肤萎缩,双眼白内障,^{3}H-胸腺嘧啶吸收率低,常用作研究生长激素与老化的关系。

(9) 免疫学研究:可利用各种免疫缺陷小鼠来研究免疫机制等。

(二) 大鼠

大鼠(Rat, *Rattus norvegicus*)在动物分类学上属于哺乳纲(Mammalia)、啮齿目(Rodentia)、鼠科(Muridae)、大鼠属(*Rattus*),为野生褐家鼠(R. *norvegicus*)的变种。其生物学特性如下。

1. 外貌特征和习性

(1) 体型小但比小鼠大。体长不小于 18~20cm。初生时 5.5~10g,成年个体重达 300~600g。

(2) 形似小鼠。尾被鳞片数多于 200 片(约 300 片)。

(3) 乳头 6 对,胸腹部各 3 对。

(4) 毛色品型多,有白色、野生色、淡黑色、银色、沙色、黄色、白色等之分。

(5) 性情温顺(但比小鼠凶猛),行动迟缓。

(6) 群居(不如小鼠合群),喜阴暗,昼伏夜动。

(7) 喜欢啃咬,雄性不如小鼠好斗。

(8) 杂食性,更喜肉食(特别是熟肉),对维生素、氨基酸缺乏敏感(但体内能合成维生素 C)。

(9) 新环境适应能力较强,但湿度低于 40% 易得坏尾病,强烈噪声引起食仔或抽搐。环境因素刺激敏感,对炎症反应灵敏。

(10) 行为表现多样,情绪反应敏感,易接受通过正负强化进行的多种感觉指令的训练。

2. 生理学特性

(1) 生长发育快,成熟早,繁殖力强。出生体重 5.5 ~ 10g,1 月龄达约 100g,3 月龄可达 300g 以上。出生时赤裸,眼、耳关闭,2 日龄体粉红,3 日龄两耳张开,7 ~ 10 日龄全身长满毛、切齿(门牙)长出,12 ~ 16 日龄睁眼吃料,19 日龄长出臼齿(第 1 对),21 日龄断奶,35 日龄臼齿长齐,30 ~ 40 日龄睾丸降至阴囊,34 ~ 100 日龄阴道开口,35 日龄开始发情。性成熟 6 ~ 8 周龄,性周期 4 ~ 5 日,妊娠期 19 ~ 23 日(平均 21 日),哺乳期 25 ~ 28 日,年产 5 ~ 8 胎,每胎 6 ~ 12 仔,生育期约 1.5 年,寿命 2.5 ~ 3 年。

(2) 全年多发情,性周期明显,具产后发情、产后妊娠(同小鼠)。

(3) 汗腺不发达,仅爪垫上有汗腺,靠尾和流唾液散热,故体温调节不稳定。

(4) 心电图中无 S-T 波段,有的导联中无 T 波。

3. 在生物医学研究中的应用

(1) 药物学研究:大鼠给药容易,采样量合适方便,行为多样化,常用于药物毒理、药效评价、新药筛选等研究。大鼠血压和血管阻力对药物反应敏感,最适合于筛选新药和研究心血管药理。如常选择大鼠用直接血压描记法进行降血压药的研究,灌流大鼠肢体血管或离体心脏进行心血管药理学研究。

(2) 营养、代谢性疾病研究:大鼠常用作维生素 A、维生素 B、维生素 C、蛋白质、氨基酸或钙、磷等营养代谢研究;还可进行动脉粥样硬化、淀粉样变性、乙醇中毒、十二指肠溃疡、营养不良等研究。

(3) 神经、内分泌实验研究:大鼠的内分泌腺容易手术摘除,常用于研究各种腺体对全身生理生化功能的调节;激素腺体和靶器官的相互作用;激素对生殖生理功能的影响,如发情、排卵、胚胎着床等的调控作用。因此,内分泌功能失调造成的疾病,可找到相应的自发或诱发性大鼠模型,如糖尿病甲状腺功能低下、尿崩症等。大鼠还用于应激性胃溃疡、卒中、克汀病等与内分泌有关的研究。

(4) 心血管疾病研究:已培育出几种高血压品系大鼠。如心肌肥大的自发性高血压大鼠、新西兰自发性高血压大鼠、遗传性尿崩症高血压大鼠、对盐敏感和抗性的高血压同类系大鼠。肥胖品系大鼠用来研究高脂血症。另外还有自发性动脉硬化品系大鼠以及肠系膜动脉多发性结节性动脉炎和心肌炎的动物模型。通过诱发可使大鼠出现肺动脉高压症、心肌劳损、动脉粥样硬化、局部缺血性心脏病等模型,用于进行发病机制和治疗的研究。

(5) 传染病研究:大鼠是研究支气管肺炎、副伤寒的重要实验动物。选用幼年大鼠进行流感病毒传代、厌氧菌试验、假结核、麻风、霉形体病、巴氏杆菌病、念珠状链杆菌病、黄曲病、烟曲菌等传染病研究。也可作为旋毛虫、血吸虫、钩虫、锥虫等寄生虫疾病的研究。

(6) 行为学研究:大鼠行为表现多样,情绪反应敏感,适应新环境快,探索性强,可人为唤起或控制其感觉(动觉、视觉、触觉、嗅觉),具有行为情绪的变化特征。广泛应用于行为学及行为异常、高级神经活动等研究。

(7) 肿瘤学研究:大鼠自发性肿瘤动物模型有肾上腺髓质肿瘤、乳腺癌和粒细胞型白血病等。诱发性肿瘤动物模型有二乙基亚硝胺或二甲基氨基偶氨苯诱发的肝癌,甲基苄基亚硝胺诱发的食管癌,3-甲基胆蒽诱发的肺鳞状上皮癌及间皮瘤等。

(8) 老年学和老年病学研究:大鼠常用于研究衰老过程中与 DNA 合成、复制、转录和翻译有关酶的活性及其改变,激素水平及其他生理生化指标的变化;研究确定年龄限制(引起老龄死亡)疾病及病因,不同品系、雌雄寿命差别及原因;还应用于胶原老化、器官老化、饮食方式与寿命的关系等方面的研究。

(9) 消化功能和肝脏外科研究:大鼠无胆囊,常用作胆总管插管收集胆汁,进行消化研究;大鼠肝脏的库普弗细胞 90% 有吞噬能力,肝切除 60% ~ 70% 后仍能再生,所以常用于肝外科实验。

(10) 遗传学研究:大鼠毛色品型多,具有很多的毛色基因类型。例如,野生色(A)、突变种野生色等位基因(a)、白化等位基因(C)淡黑色(d)、粉红眼(p)、红眼(r)、银色(S)、沙色(sd)、黄色(e)、白灰色(wb)等,在遗传学研究中常可运用。

(三) 家兔(Rabbit)

在动物分类学上属于哺乳纲(Mammalia)、兔形目(Lagomorpha)、兔科(Leporidae)。兔科中有真兔属(*Oryctolagus*)、野兔属(*Lepus*)和白尾棕色兔属(*sylvilagus*)。现在作为实验动物的兔主要属于真兔属。下面介绍真兔属中家兔(*Oryctolagus cuniculus*)的生物学特性。

1. 生物学特性

(1) 外貌特征和习性

1) 体型较小,呈圆球形,密被绒毛,蹲位,尾短,耳大,眼大,上唇中裂,后肢比前肢长,第 1 趾极短,趾端有爪。

2) 毛色品型多,有白色、棕色、灰色、黑色、麻色等。

3) 昼伏夜动,喜欢独居穴居。

4) 性情温驯,胆小怕惊。

5) 喜磨牙啃木并啃土扒穴。

6) 食粪癖,但好清洁。

7) 耐寒不耐热,耐干不耐湿。

8) 草性,喜食青粗饲料。

(2) 生理学特性

1) 耳郭大且耳血管大而清晰。眼球大,虹膜有色素细胞。

2) 胸腔由纵隔分成互不相通的左右两部。

3) 心外有心包膜,主动脉只有压力感受器没有化学感受器,心房无三尖瓣,起搏点简单,易引起心率失常,离体心脏仍可搏动很久。血清量按体重相比,较其他动物多。

4) 减压神经独立分支,交感神经与迷走神经合并为迷走交感干。听觉和嗅觉十分灵敏。大脑半球表面光滑(几乎无沟回)。

5）左肺 2 叶，右肺 4 叶，腹式呼吸为主，无咳嗽反射，口及喉头都很小。

6）甲状旁腺分散，位置不固定，除甲状腺周围外，有的甚至分布到胸腔主动脉弓附近。特具眶下腺和肛门啯淋巴结。

7）单乳头肾。双子宫（两个子宫角，两个子宫颈），雌性 3 ~ 6 对乳头，雄性阴囊不发达，阴茎较小

2. 常用品种、品系

（1）大耳白兔（日本大耳白兔）：毛白色，红眼，一般体重 4 ~ 5kg，两耳长大高举，耳根细，耳端尖，形同柳叶。生长快，繁殖力强，抗病力较差。

（2）新西兰白兔：毛白色，红眼，体重 4.0 ~ 5.5kg，性情温顺，繁殖力高，皮肤特别光滑，头宽圆而粗短，两耳较宽厚且直立。最大特点是早期生长快、产肉率高。

（3）青紫兰兔：毛色特点是毛根灰色、中段灰白色、毛尖黑色，体重 4.1 ~ 5.4kg，繁殖性能较好，体强，适应性好，生长快。

（4）中国白兔：毛白色，头型清秀，耳短而厚，红眼，体型较小，体重 2 ~ 2.5kg，性成熟较早，繁殖力高，耐粗饲。

（5）弗莱密希兔：毛灰白（腹部白色），体型大，体重可达 9kg 以上，发育快，耳长 25 ~ 30cm。

（6）波兰兔：头部呈白色，腰部为黑色，或青色、褐色、灰色。耳短，体型小，易管理，繁殖困难。

（7）喜马拉雅兔：毛白色（鼻、耳、尾、足部呈黑色），毛短，柔软而浓密，体重 2 ~ 2.5kg，体健，耐粗饲，易管理，繁殖力较强。

（8）荷兰兔：头部呈白色，腰部为黑色，或青色、褐色、灰色。耳短，体型小，易管理，繁殖困难。

3. 在生物医学研究中的应用

（1）发热研究及热原试验：家兔的体温变化灵敏，易产生发热反应，发热反应典型、恒定。因此，常选用家兔进行这方面的研究。①给家兔注射细菌培养液或内毒素可引起感染性发热。如皮下注射杀死的大肠杆菌或乙型副伤寒杆菌培养液，几小时之内即可引起发热，并可持续 12h；给家兔静脉注射伤寒-副伤寒四联菌苗 0.5 ~ 2.0ml/kg，菌苗含量应不低于 100 亿个/ml，注射后 1 ~ 2h，即可见直肠温度上升 1 ~ 1.5℃，持续 3 ~ 4h。②给家兔注射化学药品或异性蛋白等可引起非感染性发热。如皮下注射 2% 二硝基酚溶液（30mg）15 ~ 20mim 后，开始发热，1 ~ 1.5h 达高峰，升高 1.5 ~ 2℃。③药品、生物制品的检定中热原的检查均选用家兔来进行。热原是微生物及其尸体或微生物代谢产物。如大肠杆菌提取的热原 0.002mg/kg，即能使家兔发热。因此，兔广泛应用于制药工业和人、畜生物制品等各类制剂的热原试验。

（2）免疫研究：家兔常用来制备高效价和特异性强的免疫血清。免疫学研究中常用的各种免疫血清，大多数是采用家兔来制备的。如病原体免疫血清、间接免疫血清、抗补体抗体血清、抗组织免疫血清等。

（3）心血管疾病及肺心病的研究：①家兔颈部神经血管和胸腔很适合做急性心血管实验。如直接法记录颈动脉血压、中心静脉压；间接法测量冠脉流量、心搏量、肺动脉和主动脉血流量。还可采用兔耳灌流和离体兔心等方法来研究药物对心血管的作用。②可以复制心血管病和肺心病的动物模型。如静脉注射乌头碱 100 ~ 150mg、盐酸肾上腺素 50 ~

100μg/kg,可诱发家兔心律失常;静脉注射1%三氯化铁水溶液,每次0.5~4mL,每周2~6次,总剂量为25ml,注射完后45日可形成肺心病;小剂量三氯化铁(11ml)加0.1%氯化镉生理盐水溶液雾化吸入,连续10次,雾化停止后10日可形成肺水肿;结扎家兔冠状动脉前降支可复制实验性心肌梗死模型;以重力牵拉阻断冠脉法复制家兔缺血性濒危心肌模型等。③家兔对外源性胆固醇吸收率高达75%~90%,而大鼠仅为40%;对高脂血症消除能力较低,静脉注射胆固醇乳液后,引起的脂血症持续72h,而大鼠仅为12h;家兔复制动脉粥样硬化模型,一般3个月左右即可成型,而犬需14个月。因其造型时间短、费用较低而被广泛用于动脉粥样硬化模型的复制。

(4)生殖生理和胚胎学研究:家兔属刺激性排卵,雄兔的交配动作或注射毛膜促性腺激素80~100U可诱发排卵;注射孕酮及某些药物可抑制排卵,排卵数量可以卵巢表面的鲜红色点状、小突来计算,并可准确判断排卵时间,容易取得同期胚胎材料。因此,常用于生殖生理、胚胎学研究和避孕药物的筛选等。

(5)传染病的研究:家兔对多种微生物和寄生虫都十分敏感,可建立天花、脑炎、狂犬病、细菌性心内膜炎、淋球菌感染、慢性葡萄球菌骨髓炎和肺吸虫、血吸虫、弓形虫等疾病的动物模型,用于研究人类相应的疾病。

(6)遗传性疾病和生理代谢失常的研究:家兔的软骨发育不全、遗传性青光眼、低淀粉酶血症、维生素A缺乏、脑小症、脊柱裂、遗传性骨质疏松等,都与人类的相应病症类似。同时也广泛应用于研究药物的致畸作用或其他干扰正常生殖过程的现象。

(7)眼科学的研究:家兔的眼球大,便于进行手术操作和观察,是眼科研究中最常见的动物。如在双眼角膜上复制等大、等深的创伤瘢痕模型,以左右对比观察药物疗效和治疗原理,可排除异体间的个体差异;还可在眼前房内移植卵巢皮质,观察药物对排卵的影响;移植脏器后,观察激素对脏器的作用。

(8)皮肤反应试验:家兔皮肤对刺激反应敏感,其反应近似于人,常选用家兔皮肤进行毒物对皮肤局部作用的研究;兔耳(特别是兔耳内侧)可进行实验性芥子气皮肤操作和冻伤、烫伤的研究。

二、动物实验

动物实验(Animal Experimentation)是以实验动物为实验对象的科学实验,包括以实验动物整体水平的综合性反应为评价指标的实验,以实验动物为对象的观测,以实验动物为材料来源的局部器官及系统的实验,以及以实验动物的各种表现参数作为权衡尺度的实验室工作。以生命科学而言,动物实验结果的准确性及精确性与实验动物的选择、实验的条件、实验的技术与方法等有直接关系。

其实在动物实验中与医学相关的有:研究疾病的发病机制,观察病理生理过程(人类的有药物干扰);研发新药并观察疗效;探索新的外科治疗方法;任何一种新的疾病、新的药物、新的治疗都必须先经过动物实验才能慢慢运用到人体。有的动物自身的组织也是治疗疾病的原材料,如移植猪皮动物可以作为培养基培育基础。

三、实验动物与动物实验

任何学科都是人类智力活动的直接产物,当然也总是有可能包含着某些不成熟的认识。任何一门学科的地位及其命运,最终要取决于人们及其社会对它的理解和需要。宏观控制学科生态平衡的人,若不理解那一个学科的地位与应用价值,则不仅妨碍该学科的进步,还对整个科技事业的发展不利。因此,有必要简要论述一下实验动物学的学科地位与应用价值。

实验动物学是伴随着生物医学的动物实验而发展起来的,虽然从公元前3～4世纪亚里士多德(Aristotle,公元前322～384)解剖动物可以认为是动物实验的开始,但从其他学科分化出来作为独立学科的实验动物学的历史还比较短。以正式定名为准,它的存在只有大半个世纪。以至目前,学科名称还有不同提法,如实验动物学、实验动物科学,也有人称之为比较医学,甚至小鼠医学等。专门术语也还没有完全统一,理论体系尚待成熟等。然而,实验动物学能独立成为学科,本身就是一种社会需要,作为一门新兴学科,实验动物学正处在方兴未艾的时代。

由于实验动物学研究的范围广泛,涉及的知识面也就广泛,需要引入、移植或借鉴其他学科(生物学、动物学、畜牧学、兽医学、遗传学、微生物学、免疫学、营养学、生态学、消毒学等)、多种工程技术(胚胎工程、细胞工程、基因工程、建筑工程、环境工程等)和一些软科学(管理学、经济学、情报科学等)的研究成果及研究方法,博采众长,为我所用。所以,实验动物学是一门综合性学科。这种综合性,如果没有实验动物为纽带,很难说实验动物学是一门独立的学科。实验动物学有别于动物学、畜牧学或兽医学,也有别于实验医学或比较医学。虽然它们相互有关联,但各自研究的对象与目的不同,研究方法也不尽相同。实验动物学所研究实验动物的目的是服务于动物实验室;研究动物实验的目的是服从于实验动物。

实验动物学在社会生产和科学实验的许多领域里有广泛的应用价值。这主要表现在实验动物和动物实验方法所起到的作用。

实验动物作为生命科学的支撑条件,其作用可以概括为5个方面:①作为生物医学基础研究的标准的实验材料;②作为人类疾病研究中人的替身或模型;③作为药品、食品等安全必评价和效果试验的活试剂;④作为生物制剂及制品研制的原材料;⑤作为生物学、医学、畜牧学、兽医学等教学用具。

历史上已有许多事例证明实验动物为生物医学研究作出了重要业绩。例如,哈维(Willian Harvey,公元1578～1657)用蛙、蛇、鱼等动物做实验,发现了血液循环;科赫(Robert Koch,公元1843～1910)用牛羊等动物做实验,发现了结核杆菌,提出了科赫原则;巴斯德(Louis Pasteur,公元1827～1895)用许多发病动物进行实验,在微生物学方面获得重大成就;巴甫洛夫(Иван　ПетровЧн Павлов,公元1849～1936)用犬做实验,在心脏生理、消化生理、高级神经活动方面获得重大成就;贝尔纳(Claude Bernard,公元1813～1878)用兔、犬做实验,发现了肝脏的产糖功能和血管、运动神经。

此外,作为人类的替身,实验动物在农业、轻工业、重工业、环境保护、国防和航天工业等方面也发挥着重要的作用。

从历史看,实验动物替代人体受试的地位,没有任何其他技术与方法可以完全取代。同样动物实验是生命科学研究及其他一些自然科学研究的重要手段。动物实验结果好坏不仅与实验动物有关,也与动物实验方法有关,如实验动物选择、实验季节、温度、湿度、麻醉、深度、实验药物、手术技巧等技术环节处理不当,将直接影响动物实验结果。实验动物学研究动物实验基本方法与技术,建立了科学的、标准化的动物实验方法,将避免或减少动物实验过程中某些技术环节给实验结果带来的不良影响。

总之,实验动物学是现代科学技术不可分割的重要组成部分。这门学科的重要性在于;一方面它作为科学研究的重要手段,直接影响着许多领域研究课题成果的确立和水平的高低;另一方面,作为一门学科,它的发展和提高,又会把许多领域的课题研究引入新的境地,提高到一个更高的水平。在某些领域中,实验动物学的应用价值很大,如在医学、生物学、卫生、医药工业等;而在另一些领域中,则应用价值不那么突出,如在化学化工业、航天工业等。从这个意义上说,实验动物学应当属于生命科学的基础学科。正视实验动物学的应用价值,有利于正确估价它的学科地位,从而促进它的发展。

第二节　实验动物与医学研究

实验动物学(Laboratory Animal Science)一词最早于20世纪50年代在文献中出现,这意味着实验动物学作为一门独立的学科已经形成。作为一门独立的学科,它的发生和发展必定经历着漫长的演变过程。从研究的对象、范围和所取得的理论和成果看,实验动物学是从生物学、动物学、畜牧学、兽医学,特别是实验医学中衍生出来的。它源于动物实验,奠基于实验动物的育种繁殖。

一、动物实验的发展

国外最早有文字记载的原始动物实验可追溯到公元前3~4世纪。古希腊哲学家和医学家亚里士多德的著作中就描述了各种动物的解剖。具有实验科学意义的动物实验是从动物的活体解剖开始。公元2世纪的古罗马医学家盖伦(Galen,公元129~199)是动物活体解剖技术的创始人。盖伦总结了前人做过的若干实验,研究动物活着的时候,损伤、毁坏或切除动物某一部分后所产生的后果,以此推断这一部分器官的功能。他用猪、猴等动物进行的动物实验,创立了医学知识和生物学知识体系,并提出实验研究是科学发展的基础。在中世纪,由于受教会统治,动物实验同人体解剖一样遭到诽谤和禁止,因而在盖伦以后的1400年间,动物实验发展缓慢。随着19世纪西欧的文艺复兴,动物实验才再度兴起。公元17世纪,英国著名生理学家和医学家哈维在研究血液循环的过程中,用犬、蛇、蛙、鱼等动物做实验动物,创立了近代生理学实验方法。哈维的动物实验在技术上比盖伦的动物活体解剖更前进了一大步,这就是既有精细的动物活体解剖和观察,又有数学物理学上的定量估计和推算。他通过动物实验测算出心脏每次收缩射入动脉的血量,还用结扎腔静脉和结扎主动脉的方法证明血液流动方向。他的动物实验,不仅得出了现代意义的血液循环理论,而且把动物实验本身提高到了一门科学的水平。进入公元18世纪以后,动物实验迅速发展,成为生物学和医学研究的基本方法。进入19世纪以后,动物实验在技术方法上得到了进一步升华,对此有两位科学家功绩卓著。一位是法国生理学家贝尔纳,他首次提出了动物实验的内环境和外环境要领;在他晚年写下的《实验医学研究导论》名著中,特别强调了动物选择的重要性和把握住动物生理条件的重要性,详细的指出了实验动物的种系、性别、体重、年龄、饮食营养等差异和水、温度、空气、压力、化学成分等环境条件对动物实验结果的影响。另一位是俄国生理学家巴甫洛夫,他将动物实验发展为急性动物实验和慢性动物实验。到了公元20世纪,动物实验进入了更加辉煌的时代。实验动物和实验条件都开始标准化，动物实验已成为一门科学。

二、实验动物的发展

19 世纪末到 20 世纪 60 年代是实验动物学发展的奠基时期。在此期间近交系动物、免疫缺陷动物和悉生动物的培育成功为实验动物学独立于其他学科奠定了基础。

（一）近交系动物的培育

近交系动物实验的培育从小鼠开始。20 世纪初，科学家根据孟德尔遗传基本规律，认识到肿瘤在肿瘤在小鼠同种异体间移植不成功的原因是由于小鼠个体间的遗传差异造成。1907 年 Little 采用遗传学原理，以毛色基因为标记，开始小鼠的近亲繁殖，以获得遗传均一性的纯系小鼠，两年以后首次成功地培育出了世界第一个近交系小鼠 DBA。接着，Bagg 用同样的方法，于 1913 年又成功地培育出了近交系小鼠 BALB；Strong 于 1920 年育成了近交系小鼠 C3H 和 CBA；Little 又于 1921 年育成了近交系小鼠 C57BL 和 C57BR。至今，世界各地已培育出数以千计的各种近交系实验动物，其中大鼠跟小鼠近交系已有 1500 多个。

近交系实验动物的培育成功，为生物医学科学研究提供了一种遗传几乎完全均一的实验动物，提高了动物实验的准确性和均一性。

（二）悉生动物的培育

随着动物实验的发展，对实验动物提出了更高的要求，就是如何消除实验动物自身携带的微生物和寄生虫对动物实验结果的干扰。悉生动物能满足这种要求，悉生动物的发展是随着无菌动物的发展而发展的。

无菌动物的发展已有 100 多年的历史。早在 1885 年，Dudeaux 曾将豌豆在无菌条件下进行栽培，证明无菌植物不能利用供给的养分。1885 年 Pasteur 认为，动物在没有肠道菌参与条件下不能生存。1886 年，Nencki 则提出相反的观点。因此，学术界展开了一场无菌动物能否存活的争论，分头做实验。约 10 年后，即 1895 年 Nuttal 和 Thierfelder 经剖宫产获得豚鼠，置于玻璃罩内用灭菌的牛奶饲喂，第 8 日后处死剖检，其肠道内容物没有检出细菌。1932 年，Glimstedt 终于把无菌豚鼠养活 2 个月，取得了初步进展。1945 年，Reyniers 率先培育并繁殖无菌大鼠成功。随后，无菌鸡（1948 年）、无菌小鼠（1955）年、无菌豚鼠（1959 年、无菌家兔（1959 年）等相继育成。实验证明，肠道菌的存在不是动物生存的必要条件。

随着无菌动物研究的开展，无菌动物的饲养设施也不断被改进。1915 年，Reyniers 首先研制出金属隔离器，1957 年他又发明了塑料隔离器。隔离器的出现大大地促进了无菌动物的发展。

以后，由于饲养管理和实验目的的需要，在无菌动物基础上又发展了已知菌动物和无特定病原体动物。

第三节 实验动物与伦理

实验动物和动物实验在生物医学和预防医学发展中做出了重要贡献，可以说，没有实验动物和动物实验，就没有今天的实验医学和预防医学。人们在利用实验动物进行科学实验,避免人类自身受到痛苦或伤害,获得了科学研究或测试数据的同时,实验动物却不可避免地受到了生理或心理的伤害,甚至死亡。据统计,全球现在每年大约有两千万只动物被当作实验对象,其中3/4被用作医学目的,其中大约有八百万只动物被用在了那些使其遭受痛苦的实验当中。那么,这样的动物实验是否具有伦理学上的合理性?实验动物是否应该得到伦理学的关怀或善待?这些问题,一直是哲学家们和生物医学工作者思考和争论的焦点。

古希腊哲学家亚里斯多德(Aristotle)认为人区别于动物在于人有理性。"理性能力差者"为"理性能力强者"服务。动物的存在就是为人类服务的。法国哲学家勒内·笛卡尔(Rene Descartes)也认为,非人类动物没有思维,只具有物质的属性,是一种"自然的机器"。由此说来,动物是没有权利的。理由很简单,"天地之性,人为贵"。德国哲学家努尔·康德(Immanuel Kant)认为,人本身就是目的,动物就是间接达到人的目的的手段。他的仁慈论又认为,人们之所以倡导对动物的仁慈情感,是因为这有助于培养人与人的仁慈情感。

英国的功利主义创始人杰里米·边沁(Jeremy Bentham)认为,感受痛苦和快乐的能力是动物享有权利的充分条件。动物实验为人类谋得的利益超过了它们对动物造成的伤害(Paton, William. (1984). Man and Mouse: Animals in Medical Research. Oxford: Oxford University Press)。人道主义者沙特(Henry S. Salt)于1891年出版其著名的《动物权利与社会进步的关系》一书,认为人类有自由与生存的权利,动物也应该有。英国伦理学家彼得·辛格(Peter Singer)从边沁的理论出发,提出了动物解放论。他于1973年发表的《动物的解放》(Animal Liberation)一书,已被奉为动物权利运动者反对动物实验的"圣经"。美国生命中心主义论者泰勒(Paul W. Taylor)反对将所有生物分为有价值的与没有价值的、高等的与低等的。泰勒认为,所有生物都是道德的主体,无论哪一物种都应获得平等的道德关怀。

支持哲学家提出动物拥有权利的观点,有这样几种理由。一是神学认为,人和动物都是上帝创造的。既然是被上帝一起创造的,那么人和动物本身就都有存在的价值。在伊甸园的时候,人是不吃动物的,人和动物是平等的。二是进化论认为,人是由动物进化来的,人和动物是近亲,人应该平等地对待动物。三是认为动物也有感觉,能感受疼痛。动物是否具有权利不在于它们能否推理,也不是它们能否说话,而在于它们能够感受痛苦。

纵观哲学史上关于动物道德地位的讨论过程,从动物权利之争到动物福利的提出与维护,最终都统一到了应该善待动物的思想,只不过是善待的目的、方式和程度不同罢了。今天对于实验动物而言,我们又如何善待呢?善待实验动物应该遵循怎样的伦理学原则呢?下面是笔者分析有关资料,总结归纳出的几个方面的伦理学原则。

一、动物基本福利原则——"五种自由"原则

动物福利通常被定义为一种康乐状态,在此状态下,动物的基本需要得到满足,而痛苦被减至最小。从动物饲养基本规律出发,根据动物的基本需要,上世纪70年代,英国布兰贝尔委员会提出了农场动物基本享有"五种自由"的权利,即①享有不受饥渴的自由;②享有生活舒适的自由;③享有不受痛苦、伤害和疾病折磨的自由;④享有表达行为天性的自由;⑤享有无恐惧和悲伤的自由。这五种自由,后来被广泛称为动物五项基本福利原则,理所当然也应该成为善待实验动物应该遵循的基本原则。

二、动物实验的"3R"原则

既然认为动物是有权利和道德地位的,那么,作为权利的主体,动物就应该拥有它们所应该拥有的权利。基于这样的伦理学理念,1959 年,W. M. S. Russell 和 R. L. Burch 在研究有关动物实验人道主义技术的基础上出版了《人道主义试验技术原理》(The Principles of Humane Experimental Technique)一书,第一次全面系统地提出了"3R"原则,即 Reduction 添加(减少)、Replacement(替代)和 Refinement(优化)。Reduction 指减少使用实验动物的数量。可以采取合用动物、改进统计学设计方法、用低等动物代替高等动物、以使用高质量动物代替数量等方法来减少使用实验动物的数量,如在处死或已死亡的动物身上进行外科手术实习,或在病理解剖时提供器官或组织,用大量无脊椎动物来代替一只非人灵长类。Replacement 是指采用其他手段代替实验动物,如用离体培养器官、组织、细胞等代替实验动物,用低等动物代替高等动物,使用物理学或机械学系统代替实验动物等。Refinement 主要是指动物实验技术路线和手段的精细设计与选择,使动物实验得到良好的结果并减少实验动物痛苦,如合理地、及时地使用麻醉剂、镇痛剂或镇静剂,以减少动物在实验过程中遭受的不安、不适和疼痛,采用人类先进的临床诊疗无痛技术和遥控技术对动物施行手术和临床观察。

三、实验动物饲养管理的伦理学善待原则

为了加强实验动物福利,国家科技部于 2006 年发布了《关于善待实验动物的指导性意见》,成为我国善待实验动物具有行政指令性的文件。文件对在实验动物饲养管理过程中,如何规范实验动物饲养与应用条件、饲养人员对实验动物的日常照料等方面做出了具体规定。

(一) 实验动物饲养与应用条件的伦理学善待原则

(1) 设施环境应满足实验动物享有呼吸新鲜空气和免受疾病折磨的自由。应按照实验动物设施环境国家标准,建立和改善实验动物饲养与应用条件。

(2) 设施空间应满足实验动物享有生活舒适的自由。其中,对于非人灵长类实验动物及犬、猪等实验动物,应设有专用的运动场地,并定时遛放。

(3) 设施结构条件应满足实验动物享有表达行为天性的自由。如笼具内宜放置供实验动物活动和嬉戏的物品,运动场地内宜放置适于实验动物玩耍、消遣的设施或物品。

(二) 实验动物饲养过程的伦理学善待原则

(1) 饲养员必须爱护实验动物,不得戏弄或虐待实验动物。例如,在进行抓取动物等操作时,应方法得当,态度温和;在日常管理中,应注意观察动物行为或状态是否异常。

(2) 应满足实验动物对饮食、饮水的要求,使之不受饥渴之苦。给予的饲料和饮用水,既要充足又应符合国家标准的质量要求。在实验动物妊娠期、哺乳期等特殊生理状态下,应满足其对营养和饮食的特殊需要。限制实验动物饮食、饮水必须要有正当的理由。

(3) 应给予实验动物细心的照料。如当大型实验动物(猴、犬、猪等)分娩时,应有人现场监护,防止意外发生。当实验动物发生疾病时,应采取必要的、适宜的疾病防疫措施。

（三）实验动物运输的伦理学善待原则

（1）应遵守国家和地方有关法规对实验动物运输的规定，同时符合国际运输相关规定。

（2）应遵守安全、舒适、卫生的原则，通过最直接的途径尽快完成。

（3）应把动物放在合适的笼具里，笼具应能防止动物逃逸或其他动物进入，并能有效防止外部微生物侵袭和污染。

（4）运输过程中，能保证动物自由呼吸，必要时应提供通风设备。

（5）实验动物不应与感染性微生物、害虫及可能伤害动物的物品混装在一起运输。

（6）患有伤病或临产的妊娠动物，不宜长途运输，必须运输的，应有监护和照料。

（7）运输时间较长的，途中应为实验动物提供必要的饮食和饮用水，避免实验动物过度饥渴。

四、实验动物使用的伦理学善待原则

在使用实验动物过程中，善待实验动物的核心内容，就是采取各种人道主义的措施避免、减少或减轻对实验动物造成恐惧、疼痛和痛苦。

（一）Marshall Hall 原则

早在 1831 年，英国生理学家 Marshall Hall 就对如何规范动物实验提出了著名的 5 条原则：①如果靠观察可以获得所必需的资料，则不需要进行动物实验；②如果没有明确的限定和预期的结果，则也不需要进行动物实验；③科学家应对前人和同代人的工作有充分的了解，以避免不必要的重复实验；④良好的实验应该使动物受到最小的痛苦（可改用较低等的、反应迟钝的动物）；⑤任何实验动物均需在能提供明确结果的环境下进行，以避免或减少重复实验。

（二）多数伦理学家认定的原则

对如何规范动物实验，大多数伦理学家也有一个认定的原则。具体内容如下：

（1）实验不合法认定。任何一种动物实验都将被认为是不合乎道德，除非实验者能够证明该实验的合理性。

（2）除非该实验的好处非常明显，否则该实验即不合理。

（3）应尽量提高被用于实验的动物的福利，减少动物所遭受的不必要的痛苦。

（4）活体解剖时必须给动物注射麻药。

（5）应尽量减少用于实验的动物数量。

（6）应尽量寻求动物实验的替代品。

（三）动物实验应遵循的基本原则

科学家普遍认为，以科学研究为目的使用实验动物时，实验操作者应当负责任地和合乎道德地管理和使用实验动物。

（1）保证不进行没必要的动物实验，只有在用其他替代技术尝试失败后才可使用动物进行实验。

（2）不给动物造成没必要的疼痛和死亡或不安。

（3）使用实验动物进行的任何科学研究都必须符合"3R"原则。

（4）动物实验应符合本国的法律和指导方针。

（5）实验用动物必须采用统一许可的标准进行饲养管理，建筑设施、笼器具应舒适、安全，同时，要重视动物的社会性及行为需求。

此外，对实验动物必须爱护，不得戏弄或虐待。保定实验动物时，应遵循"温和保定，善良抚慰，减少痛苦和应激反应"的原则。在对实验动物进行手术、解剖或器官移植时，必须进行有效麻醉。术后恢复期应根据实际情况，进行镇痛和有针对性的护理及饮食调理。处死实验动物时，须按照人道主义原则实施安死术。处死现场，不宜有其他动物在场。确认动物死亡后，方可妥善处置尸体。在不影响实验结果判定的情况下，应选择"仁慈终点"，避免延长动物承受痛苦的时间。灵长类实验动物的使用仅限于非用灵长类动物不可的实验。除非因伤病不能治愈而备受煎熬者，猿类灵长类动物原则上不予处死，实验结束后单独饲养，直至自然死亡。

参考文献

一、图书

陈宏薇 . 1996. 新实用汉译英教程[M]. 武汉:湖北教育出版社 .

范裕华,乔汉臣,强亦 . 1999. 科技写作(医学卷)[M]. 北京:北京科学技术出版社 .

顾明远 . 1992. 教育大辞典[M]. 上海:上海教育出版社.

胡澜,陈耀辉 . 2009. 医学论文写作[M]. 北京:光明日报出版社 .

教育部学位管理研究生司编 . 2013. 最新高校研究生教育模式创新与教学质量改革工程规划实施手册 . 北京:高等教育出版社.

李广生 . 2002. 医学研究与论文写作[M]. 长春:吉林大学出版社 .

李煌果,于秀卿 . 2001. 研究生教育概论[M]. 北京:北京理工大学出版社 .

李晓松 . 2008. 医学统计学[M]. 第 2 版 . 北京:高等教育出版社 .

联合国教科文组织教育统计局编 . 1988. 国家教委教育发展和政策研究中心译 . 国家教育标准分类[M]. 北京:人民教育出版社 .

刘广泽,葛国文 . 2003. 医学生就业指南[M]. 北京:科学出版社 .

孟庆仁 . 2008. 实用医学论文写作[M]. 第 2 版 . 北京:人民军医出版社 .

裴劲松 . 2005. 研究生教育形成人力资本的理论与实证研究[M]. 北京:科学技术文献出版社 .

王涛,史长丽 . 2004. 国外知名大学研究生教育比较研究[M]. 北京:中国农业大学出版社 .

王宇明,朱长连 . 1998. 临床医学科研方法[M]. 北京:人民军医出版社 .

吴冰 . 2004. 医学生职业指导教程 . 北京:科学出版社 .

吴重龙,白来勤 . 2005. 编辑工作手册[M]. 第 2 版 . 北京:华艺出版社 .

杨树勤 . 1993. 卫生统计学[M]. 第 3 版 . 北京:人民卫生出版社 .

殷国荣,王斌全,杨建一 . 2005. 医学科研方法与论文写作[M]. 北京:科学出版社 .

于富增 . 1999. 国际高等教育发展与改革比较[M]. 北京:北京师范大学出版社 .

张传甫,吴振川 . 2005. 医学论文写作规范与投稿指南(一)[M]. 北京:中国广播电视出版社 .

张彦军,林峰 . 2011. 大学生就业指导与实战[M]. 北京:北京工业大学出版社 .

赵恒元 . 1984. 科技写作[M]. 石家庄:河北人民出版社 .

中华人民共和国教育部编 . 1999. 共和国教育 50 年[M]. 北京:北京师范大学出版社 .

中央教育科学研究所编写 . 1984. 中华人民共和国教育大事记(1949-1982)[M]. 北京:教育科学出版社 .

钟晓妮 . 2013. 医学统计学[M]. 北京:科学出版社 .

周洪宇 . 2004. 学位与研究生教育史[M]. 北京:高等教育出版社 .

周启源 . 1983. 科技论文写作须知[M]. 上海:上海科学技术出版社 .

朱潮 . 1990. 新中国医学教育史[M]. 北京:北京医科大学、中国协和医科大学联合出版社 .

二、期刊论文

陈长坤,李建 . 2012. 我国研究生学术道德现状及原因分析[J]. 长沙铁道学院学报(社会科学版),13(1):230-232.

刁承湘,张雪君,陈渭,等 . 1998. 对我国医学学位制度改革的思索[J]. 学位与研究生教育,(3):54-59.

段丽萍,汪玲 . 2007. 北美国家医学教育的历史与现状[J]. 学位与研究生教育,(3). 69-73.

郭胜伟 . 2006. 研究生论文答辩中存在的问题及整改措施[J]. 江西中医学院学报,18(6):58-59.

洪剑霞 . 1999. 医学论文的写作技巧[J]. 中国药物依赖性杂志,8(2):93-94.

黄成华 . 2011. 研究生学术道德培养与监督的制度建设[J]. 湖北经济学院学报(人文社会科学版),8(12):172-173.

黄万武,杨东亮 . 2006. 中外医学学位制度比较[J]. 中国高等医学教育,(5):16-22.

李曼焘,田森林 . 2012. 硕士研究生统一公开答辩制度探索与实践[J]. 西南科技大学《高教研究》,33(10):1355-1356.

刘杰,吕有勇 . 2008. 解析转化医学 . 医学科研选题应源于临床[J]. 中华医学杂志,88(38):2665-2666.

罗长坤,张东旭,黄建军.2001. 医学科研选题及其创新[J]. 中华医学科研管理杂志,14(3):144-146.
王海威,王宏.2006. 美国医学教育体制对我国临床教学模式的启示[J]. 解放军医院管理杂志,13(2):174.
王雅琢,王晓瑜.2012. 新形势下医学科研选题的原则和方法[J]. 科技与出版,(4):34-37.
吴雪玲.2007. 高校研究生学风建设探析[J]. 中山大学学报论丛,27(7):150-153.
吴泽兵,阳益萍.2014. 浅析医学毕业生就业难原因分析及改善措施[J]. 黑龙江医学,(2):213-214.
薛新平,王彦.1997. 科研选题应注意的问题[J]. 中华医院管理杂志,13(1):34-35.
杨琼,梁尚华,王广东.2011. 关于加强七年制医学生科研道德教育的思考[J]. 中医药管理杂志,19(9):846-848.
张玉娥,高红萍,赵若望,等.2003. 医学科研选题与设计[J]. 包头医学院学报,19(1):77-79.
周本同.2008. 新中国成立后我国研究生教育的发展概述[J]. 怀化学院学报,27(12):141-144.
周才云,杨艳霞.2013. 国外研究生教育模式发展的经验与启示[J]. 文教资料,(11):89-90.
周蓉,陈运雄.2010. 论加强研究生的学术道德教育[J]. 今日南国,(3):82-84.
周谊.2000. 跨世纪研究生培养的几点国际比较[J]. 学位与研究生教育,(6):13.

三、网络资源

陈浩元. 文后参考文献的著录规则[EB/oL]. http://www. gmw. cn/content/. [2009-02-02].
李兴昌. 科技期刊编排格式、论文编排格式及文稿的编辑加工问题[OL]. http://www. cessp. org. cn/[2008-11-23].
杨正伟.《川北医学院学报》稿件的 Word 编辑格式示例[EB/ OL]. http://dep. nsmc. edu. cn/. [2010-3-2].

四、硕士论文

李勇.2005. 中外高等医学教育学制的比较研究[D]. 重庆:第三军医大学.
刘冰.2010. 英国大学研究生教育的研究[D]. 沈阳:辽宁师范大学.
吴胤歆.2009. 中外高等医学教育学制现状及发展启示[D]. 福州:福建医科大学.

附　　录

附录一　关于科学理念的宣言

（中国科学院学部主席团，2007年2月26日）

科学及以其为基础的技术，在不断揭示客观世界和人类自身规律的同时，极大地提高了社会生产力，改变了人类的生产和生活方式，同时也发掘了人类的理性力量，带来了认识论和方法论的变革，形成了科学世界观，创造了科学精神、科学道德与科学伦理等丰富的先进文化，不断升华人类的精神境界。

关于科学的讨论一向是科技界乃至社会各界关注的焦点，自20世纪以来，更在世界范围内广泛展开并持续升温。它源于对科学自身及科学与自然和社会系统相互关系的进一步思考，也是飞速发展的科学技术与人类的生存发展和多元文化相互作用的反映。科学技术在为人类创造巨大物质和精神财富的同时，也可能给社会带来负面影响，并挑战人类社会长期形成的社会伦理。人们往往从科学的物质成就上去理解科学，而忽视了科学的文化内涵及社会价值。在科技界也不同程度地存在着科学精神淡漠、行为失范和社会责任感缺失等令人遗憾的现象。

营造和谐的学术生态，需要制度规范，更需要端正科学理念。为了引导广大科技人员树立正确的科学价值观，弘扬科学精神，恪守科学伦理和道德准则，履行社会责任，作为我国自然科学最高学术机构、国家科学技术方面最高咨询机构、自然科学和高技术综合研究发展中心，我院特向全社会宣示关于科学的理念。

一、科学的价值

科学是人类的共同财富，科学服务于人类福祉。科学共同体把追求真理、造福人类作为共同的价值追求，致力于促进人的自由发展和人与自然的和谐，体现了科学的人文关怀和社会关怀。这不仅为科学赢得了社会声誉，而且促进了科学自身的进步。在科学研究职业化、社会化的今天，更应该严格恪守与忠实奉行这种科学的价值观。

20世纪以来，科学研究与国家目标紧密联系，已经成为保证国家根本利益，提升国际竞争力的战略要求。在经济全球化和知识经济时代，科学是一个国家发展的重要知识基础，是综合国力的重要组成部分，是引领经济社会未来发展的主导力量。从科学救国到科教兴国，依靠科学和民主实现中华民族的伟大复兴，是百余年来中国仁人志士的不懈追求。在我们这个正在和平发展中的国家，以创新利民为宗旨，以科教兴国为己任，是中国科技界共同的责任和使命，也是我院全体同仁科技价值观的重要核心与共识。

二、科学的精神

科学是物质与精神的统一，科学因其精神而更加强大。科学精神是人类文明中最宝贵的部分之一,源于人类的求知、求真精神和理性、实证的传统,并随着科学实践不断发展,内涵也更加丰富。历史上,科学精神曾经引导人类摆脱愚昧、迷信和教条。在科学的物质成就充分彰显的今天,科学精神更具有广泛的社会文化价值,并已经成为全社会的共同精神财富,照耀着人类前行的道路,因此,倡导和弘扬科学精神更显重要。

科学精神是对真理的追求。不懈追求真理和捍卫真理是科学的本质。科学精神体现为继承与怀疑批判的态度,科学尊重已有认识,同时崇尚理性质疑,要求随时准备否定那些看似天经地义实则囿于认识局限的断言,接受那些看似离经叛道实则蕴含科学内涵的观点,不承认有任何亘古不变的教条,认为科学有永无止境的前沿。

科学精神是对创新的尊重。创新是科学的灵魂。科学尊重首创和优先权,鼓励发现和创造新的知识,鼓励知识的创造性应用。创新需要学术自由,需要宽容失败,需要坚持在真理面前人人平等,需要有创新的勇气和自信心。

科学精神体现为严谨缜密的方法。每一个论断都必须经过严密的逻辑论证和客观验证才能被科学共同体最终承认。任何人的研究工作都应无一例外地接受严密的审查,直至对它所有的异议和抗辩得以澄清,并继续经受检验。

科学精神体现为一种普遍性原则。科学作为一个知识体系具有普遍性。科学的大门应对任何人开放,而不分种族、性别、国籍和信仰。科学研究遵循普遍适用的检验标准,要求对任何人所做出的研究、陈述、见解进行实证和逻辑的衡量。

三、科学的道德准则

科学研究是创造性的人类活动,只有建立在严格道德标准之上,在一个和谐的环境中才能健康发展。在长期的科学实践中,科学所拥有的博大精深的文化和制度传统,形成了科学的自我净化机制和道德准则。当前,通过科学不端行为获取声望、职位和资源等方面的问题日趋严重,加强科学道德规范建设,保证科学的学术信誉,维护科学的社会声誉,已成为当前我国科技界的重要任务。

科学道德准则包括以下四个方面。

(1) 诚实守信。诚实守信是保障知识可靠性的前提条件和基础,从事科学职业的人不能容忍任何不诚实的行为。科技工作者在项目设计、数据资料采集分析、科研成果公布以及在求职、评审等方面,必须实事求是;对研究成果中的错误和失误,应及时以适当的方式予以公开和承认;在评议评价他人贡献时,必须坚持客观标准,避免主观随意。

(2) 信任与质疑。信任与质疑源于科学的积累性和进步性。信任原则以他人用恰当手段谋求真实知识为假定,把科学研究中的错误归之于寻找真理过程的困难和曲折。质疑原则要求科学家始终保持对科研中可能出现错误的警惕,不排除科学不端行为的可能性。

(3) 相互尊重。相互尊重是科学共同体和谐发展的基础。相互尊重强调尊重他人的著作权,通过引证承认和尊重他人的研究成果和优先权;尊重他人对自己科研假说的证实和辩驳,对他人的质疑采取开诚布公和不偏不倚的态度;要求合作者之间承担彼此尊重的义务,尊重合作者的能力、贡献和价值取向。

(4) 公开性。公开性一直为科学共同体所强调与践行。传统上公开性强调只有公开了的发现在科学上才被承认和具有效力。在强调知识产权保护的今天,科学界强调维护公开性,旨在推动和促进全人类共享公共知识产品。

四、科学的社会责任

当代科学技术渗透并影响人类社会生活的方方面面。当人们对科学寄予更大期望时，也就意味着科学家承担着更大的社会责任。

鉴于当代科学技术的试验场所和应用对象牵涉到整个自然与社会系统，新发现和新技术的社会化结果又往往存在着不确定性，而且可能正在把人类和自然带入一个不可逆的发展过程，直接影响人类自身以及社会和生态伦理，要求科学工作者必须更加自觉地遵守人类社会和生态的基本伦理，珍惜与尊重自然和生命，尊重人的价值和尊严，同时为构建和发展适应时代特征的科学伦理做出贡献。

鉴于现代科学技术存在正、负两方面的影响，并且具有高度专业化和职业化的特点，要求科学工作者更加自觉地规避科学技术的负面影响，承担起对科学技术后果评估的责任，包括对自己工作的一切可能后果进行检验和评估；一旦发现弊端或危险，应改变甚至中断自己的工作；如果不能独自做出抉择，应暂缓或中止相关研究，及时向社会报警。

鉴于现代科学的发展引领着经济社会发展的未来，要求科学工作者必须具有强烈的历史使命感和社会责任感，珍惜自己的职业荣誉，避免把科学知识凌驾其他知识之上，避免科学知识的不恰当运用，避免科技资源的浪费和滥用。要求科学工作者应当从社会、伦理和法律的层面规范科学行为，并努力为公众全面、正确地理解科学做出贡献。

在变革、创新与发展的时代，在中华民族实现伟大复兴的历史进程中，必须充分发挥科学的力量。这种力量，既来自科学和技术作为第一生产力的物质力量，也来自科学理念作为先进文化的精神力量。我院全体员工，愿意并倡议科技界广大同仁共同践行正确的科学理念，承担起科学的社会责任，为建设创新型国家、构建社会主义和谐社会做出无愧于历史的贡献。

附录二　科技工作者科学道德规范（试行）

（2007 年 1 月 16 日中国科协七届三次常委会议审议通过）

第一章　总　　则

第一条　为弘扬科学精神，加强科学道德和学风建设，提高科技工作者创新能力，促进科学技术的繁荣发展，中国科学技术协会根据国家有关法律法规制定《科技工作者科学道德规范》。

第二条　本规范适用于中国科学技术协会所属全国学会、协会、研究会会员及其他科技工作者。

第三条　科技工作者应坚持科学真理、尊重科学规律、崇尚严谨求实的学风，勇于探索创新，恪守职业道德，维护科学诚信。

第四条　科技工作者应以发展科学技术事业，繁荣学术思想，推动经济社会进步，促进优秀科技人才成长，普及科学技术知识为使命，以国家富强，民族振兴，服务人民，构建和谐社会为己任。

第二章　学术道德规范

第五条　进行学术研究应检索相关文献或了解相关研究成果，在发表论文或以其他形式报告科研成果中引用他人论点时必须尊重知识产权,如实标出。

第六条　尊重研究对象(包括人类和非人类研究对象)。在涉及人体的研究中,必须保护受试人合法权益和个人隐私并保障知情同意权。

第七条　在课题申报、项目设计、数据资料的采集与分析、公布科研成果、确认科研工作参与人员的贡献等方面,遵守诚实客观原则。对已发表研究成果中出现的错误和失误,应以适当的方式予以公开和承认。

第八条　诚实严谨地与他人合作,耐心诚恳地对待学术批评和质疑。

第九条　公开研究成果、统计数据等,必须实事求是、完整准确。

第十条　搜集、发表数据要确保有效性和准确性,保证实验记录和数据的完整、真实和安全,以备考查。

第十一条　对研究成果作出实质性贡献的专业人员拥有著作权。仅对研究项目进行过一般性管理或辅助工作者,不享有著作权。

第十二条　合作完成成果,应按照对研究成果的贡献大小的顺序署名(有署名惯例或约定的除外)。署名人应对本人作出贡献的部分负责,发表前应由本人审阅并署名。

第十三条　科研新成果在学术期刊或学术会议上发表前(有合同限制的除外),不应先向媒体或公众发布。

第十四条　不得利用科研活动谋取不正当利益。正确对待科研活动中存在的直接、间接或潜在的利益关系。

第十五条　科技工作者有义务负责任地普及科学技术知识,传播科学思想、科学方法。反对捏造与事实不符的科技事件及对科技事件进行新闻炒作。

第十六条　抵制一切违反科学道德的研究活动。如发现该工作存在弊端或危害,应自觉暂缓或调整、甚至终止,并向该研究的主管部门通告。

第十七条　在研究生和青年研究人员的培养中,应传授科学道德准则和行为规范。选拔学术带头人和有关科技人才,应将科学道德与学风作为重要依据之一。

第三章　学术不端行为

第十八条　学术不端行为是指在科学研究和学术活动中的各种造假、抄袭、剽窃和其他违背科学共同体惯例的行为。

第十九条　故意做出错误的陈述,捏造数据或结果,破坏原始数据的完整性,篡改实验记录和图片,在项目申请、成果申报、求职和提职申请中做虚假的陈述,提供虚假获奖证书、论文发表证明、文献引用证明等。

第二十条　侵犯或损害他人著作权,故意省略参考他人出版物,抄袭他人作品,篡改他人作品的内容;未经授权,利用被自己审阅的手稿或资助申请中的信息,将他人未公开的作品或研究计划发表或透露给他人或为己所用;把成就归功于对研究没有贡献的人,将对研究工作作出实质性贡献的人排除在作者名单之外,僭越或无理要求著者或合著者身份。

第二十一条　成果发表时一稿多投。

第二十二条　采用不正当手段干扰和妨碍他人研究活动,包括故意毁坏或扣压他人研究活动中必需的仪器设备、文献资料,以及其他与科研有关的财物;故意拖延对他人项目或成果的审查、评价时间,或提出无法证明的论断;对竞争项目或结果的审查设置障碍。

第二十三条　参与或与他人合谋隐匿学术劣迹，包括参与他人的学术造假，与他人合谋隐藏其不端行为，监察失职，以及对投诉人打击报复。

第二十四条　参加与自己专业无关的评审及审稿工作；在各类项目评审、机构评估、出版物或研究报告审阅、奖项评定时，出于直接、间接或潜在的利益冲突而作出违背客观、准确、公正的评价；绕过评审组织机构与评议对象直接接触，收取评审对象的馈赠。

第二十五条　以学术团体、专家的名义参与商业广告宣传。

第四章　不端行为的监督

第二十六条　中国科学技术协会常务委员会科技工作者道德与权益专门委员会负责科学道德与学风建设的宣传教育，监督所属全国学会及会员、相关科技工作者执行科学道德规范情况，建立会员学术诚信档案，对涉及学术不端行为的个人进行记录，向中国科学技术协会通报。

第二十七条　调查学术不端行为应遵循合法、客观、公正原则。应尊重和维护当事人的正当权益，对举报人提供必要的保护。在调查过程中，准确把握学术不端行为的界定。

第二十八条　中国科学技术协会常务委员会科技工作者道德与权益专门委员会重视社会监督，对学术不端行为的投诉，委托相关学会、组织或部门进行事实调查，提出处理意见。

附录三　学位论文作假行为处理办法

（中华人民共和国教育部令第 34 号）

第一条　为规范学位论文管理，推进建立良好学风，提高人才培养质量，严肃处理学位论文作假行为，根据《中华人民共和国学位条例》、《中华人民共和国高等教育法》，制定本办法。

第二条　向学位授予单位申请博士、硕士、学士学位所提交的博士学位论文、硕士学位论文和本科学生毕业论文（毕业设计或其他毕业实践环节）（统称为学位论文），出现本办法所列作假情形的，依照本办法的规定处理。

第三条　本办法所称学位论文作假行为包括下列情形：

（一）购买、出售学位论文或者组织学位论文买卖的；

（二）由他人代写、为他人代写学位论文或者组织学位论文代写的；

（三）剽窃他人作品和学术成果的；

（四）伪造数据的；

（五）有其他严重学位论文作假行为的。

第四条　学位申请人员应当恪守学术道德和学术规范，在指导教师指导下独立完成学位论文。

第五条　指导教师应当对学位申请人员进行学术道德、学术规范教育，对其学位论文研究和撰写过程予以指导，对学位论文是否由其独立完成进行审查。

第六条　学位授予单位应当加强学术诚信建设，健全学位论文审查制度，明确责任、规范程序，审核学位论文的真实性、原创性。

第七条　学位申请人员的学位论文出现购买、由他人代写、剽窃或者伪造数据等作假情形的，学位授予单位可以取消其学位申请资格；已经获得学位的，学位授予单位可以依法撤销其学位，并注销学位证书。取消学位申请资格或者撤销学位的处理决定应当向社会公布。从做出处理决定之日起至少3年内，各学位授予单位不得再接受其学位申请。

前款规定的学位申请人员为在读学生的，其所在学校或者学位授予单位可以给予开除学籍处分；为在职人员的，学位授予单位除给予纪律处分外，还应当通报其所在单位。

第八条　为他人代写学位论文、出售学位论文或者组织学位论文买卖、代写的人员，属于在读学生的，其所在学校或者学位授予单位可以给予开除学籍处分；属于学校或者学位授予单位的教师和其他工作人员的，其所在学校或者学位授予单位可以给予开除处分或者解除聘任合同。

第九条　指导教师未履行学术道德和学术规范教育、论文指导和审查把关等职责，其指导的学位论文存在作假情形的，学位授予单位可以给予警告、记过处分；情节严重的，可以降低岗位等级直至给予开除处分或者解除聘任合同。

第十条　学位授予单位应当将学位论文审查情况纳入对学院（系）等学生培养部门的年度考核内容。多次出现学位论文作假或者学位论文作假行为影响恶劣的，学位授予单位应当对该学院（系）等学生培养部门予以通报批评，并可以给予该学院（系）负责人相应的处分。

第十一条　学位授予单位制度不健全、管理混乱，多次出现学位论文作假或者学位论文作假行为影响恶劣的，国务院学位委员会或者省、自治区、直辖市人民政府学位委员会可以暂停或者撤销其相应学科、专业授予学位的资格；国务院教育行政部门或者省、自治区、直辖市人民政府教育行政部门可以核减其招生计划；并由有关主管部门按照国家有关规定对负有直接管理责任的学位授予单位负责人进行问责。

第十二条　发现学位论文有作假嫌疑的，学位授予单位应当确定学术委员会或者其他负有相应职责的机构，必要时可以委托专家组成的专门机构，对其进行调查认定。

第十三条　对学位申请人员、指导教师及其他有关人员做出处理决定前，应当告知并听取当事人的陈述和申辩。

当事人对处理决定不服的，可以依法提出申诉、申请行政复议或者提起行政诉讼。

第十四条　社会中介组织、互联网站和个人，组织或者参与学位论文买卖、代写的，由有关主管机关依法查处。

学位论文作假行为违反有关法律法规规定的，依照有关法律法规的规定追究法律责任。

第十五条　学位授予单位应当依据本办法，制定、完善本单位的相关管理规定。

第十六条　本办法自2013年1月1日起施行。

附录四　学术期刊论文不端行为界定标准

（公开征求意见稿）

（2012年12月28日，CNKI）

前　言

为进一步提升学术期刊的质量，尊重和维护学术出版规范，更好地发挥学术期刊在规范科研行为和净化学术环境方面的作用，推动科学道德和科研诚信建设，中国知网（CNKI）特组织编制《学术期刊论文不端行为的界定标准》（以下简称“本标准”）。本标准概括了学术期刊论文作者可能涉及的不端行为类型，通过罗列各类不端行为的主要表现形式，给出基本的界定原则和标准。

本标准以《中华人民共和国著作权法》、《中华人民共和国著作权法实施条例》等法律法规为依据，参照教育部、科技部、新闻出版总署、中国科协等部门的相关规定，借鉴重要国际组织、学术团体有关学术伦理规范，以及国内外学者的相关最新研究成果。本标准在范围涵盖、内容陈述、行为界定等方面，尽可能地与国际学术期刊通用规范保持一致，同时兼顾国内学术期刊论文撰写和发表中的特殊情况。本标准充分考虑科学技术类期刊和人文社科类期刊的特点，涵盖自然科学、工程技术、人文科学和社会科学。科学技术类期刊和人文社科类期刊可以依照自己学科的特点，根据本标准编制更加细致的认定规则。本标准按照准确、简明、实用的原则编写，力求方便查阅和使用。

学术期刊论文不端行为的界定标准

1. 范围　本标准涵盖学术期刊论文作者所可能涉及的各类不端行为，不包括学术期刊的编辑、出版单位、审稿人等。根据学术期刊论文作者可能涉及到的不端行为的特性，本标准涵盖三类不端行为：论文本身存在的不端行为、作者署名中的不端行为、投稿和发表过程中的不端行为。具体包括剽窃、伪造、篡改、不当署名、一稿多投、重复发表、拆分发表、相关研究伦理问题以及其他问题。

标准是学术期刊论文作者在学术论文撰写和投稿时避免不端行为的指南，也是学术期刊编辑发现和处理不端行为的指导，同时也可为研究机构、资助机构和学术团体判断相应的不端行为提供参考。

2. 术语和定义　下列术语和定义适用于本标准。

2.1　剽窃 plagiarism

直接将他人或已存在的思想、观点、数据、图像、研究方法、文字表述等，不加引注或说明，以自己的名义发表；过度引用他人已发表文献的内容。

2.2　伪造 fabrication

编造或虚构数据或事实。

2.3　篡改 falsification

故意改变数据和事实，使其失去真实性。

2.4　不当署名 inappropriate authorship

署名与对论文的实际贡献不符。

2.5　一稿多投 duplicate submission/multiple submissions

同一篇论文或只有微小差别（论文题目、关键词、摘要、作者排序、作者单位不同，或论文正文有少量内容不同）的多篇论文，投给多个期刊，或在约定或法定期限内再转投其他期刊。

2.6　重复发表 overlapping publications

未恰当说明，在论文中大量重复自己已经发表论著中的内容。

2.7　拆分发表 slicing publication

将实质上基于同一主题、数据、资料的研究结果,本可以一次发表而拆分成若干可发表的单元,作为多篇论文发表。

3. 剽窃

3.1　剽窃观点

3.1.1　直接使用他人已发表文献中的论点、观点、结论等,却不加引号和引注。

3.1.2　不改变其本意地转述他人的论点、观点、结论等,却不加引注。

3.1.3　对他人的论点、观点、结论等删减部分内容后使用,却不加引注。

3.1.4　对他人的论点、观点、结论等拆分或重组后使用,却不加引注。

3.1.5　对他人的论点、观点、结论等增加一些内容后使用,却不加引注。

3.2　剽窃数据

3.2.1　直接使用他人已发表文献中的数据,却不加引注。

3.2.2　对他人已发表文献中的数据进行些微修改后使用,却不加引注。

3.2.3　对他人已发表文献中的数据进行一些添加后使用,却不加引注。

3.2.4　对他人已发表文献中的数据进行部分删减后使用,却不加引注。

3.2.5　改变他人已发表文献中数据原有的排列顺序后使用,却不加引注。

3.2.6　改变他人已发表文献中数据的呈现方式后使用,如将图表转换成文字表述,或者将文字表述转换成图表,却不加引注。

3.3　剽窃图像

3.3.1　使用应经许可才能使用的他人已发表文献中的图像,却未获得许可。

3.3.2　使用可不经许可使用的他人已发表文献中的图像,却不加引注。

3.3.3　对他人已发表文献中的图像进行些微修改后使用,却不加引注。

3.3.4　在他人已发表文献中的图像上添加一些内容后使用,却不加引注。

3.3.5　在他人已发表文献中的图像上删除部分内容后使用,却不加引注。

3.3.6　在他人已发表文献中的图像上增强部分内容后使用,却不加引注。

3.3.7　在他人已发表文献中的图像上弱化部分内容后使用,却不加引注。

3.4　剽窃研究(实验)方法

3.4.1　直接使用他人已发表文献中具有独创性的研究(实验)方法,却不加引注。

3.4.2　对他人已发表文献中的研究方法的一些非核心元素修改后使用,却不加引注。

3.5　剽窃文字表述

3.5.1　直接使用他人已发表文献中的文字表述,却不加引注。

3.5.2　成段使用他人已发表文献中的文字表述,虽然进行了引注,但对所使用文字不加引号,或者不改变字体,或者不使用特定的排列方式显示。

3.5.3　多处使用某一已发表文献中的文字表述,却只在其中一处或几处加以标注。

3.5.4　连续使用来源于多个文献的文字表述,却只标注其中一个或几个文献出处。

3.5.5　不改变其本意地转述他人已发表文献中的文字表述,包括概括、简化他人已发表文献中的文字,或者改变他人已发表文献中的文字表的句式,或者用类似词语对他人已发表文献中的文字表述进行同义替换,却不加引注。

3.5.6　对他人已发表文献中的文字表述增加一些词句后使用,却不加引注。

3.5.7　对他人已发表文献中的文字表述删减一些词句后使用,却不加引注。

3.5.8 直接套用他人已发表文献的论证结构，仅仅改变其中的方法、数据、结论等内容。

3.6 整体(大量)剽窃

3.6.1 直接使用他人已发表文献的全部或大部分内容。

3.6.2 在他人已发表文献的基础上增加部分内容后使用，如补充一些数据，或者补充一些新的分析等。

3.6.3 缩简他人已发表文献的全部或大部分内容后使用。

3.6.4 替换他人已发表文献中的研究对象后使用。

3.6.5 改变他人已发表文献的结构、段落顺序后使用。

3.6.6 将多篇他人已发表文献拼接成一篇论文后发表。

3.6.7 直接使用他人已发表文献的全部或大部分参考文献。

3.6.8 对他人已发表文献中的参考文献进行一些增减后直接使用。

3.7 自我剽窃

3.7.1 在论文中使用自己(或自己作为作者之一)已发表文献中的内容，却不加引注。

3.7.2 合作作者在论文中使用自己(或其中一个作者)已发表文献中的内容，却不加引注。

3.7.3 在论文中使用自己已经通过答辩的学位论文中的内容，却不加引注。

3.7.4 论文的主要内容源于自己已经通过答辩的学位论文，却不加说明。

3.8 剽窃未发表成果

3.8.1 未经许可使用他人未正式发表(包括在学术会议上的报告)的观点、研究方法、数据、图片等。

3.8.2 获得许可使用他人未正式发表(包括在学术会议上的报告)的观点、研究方法、数据、图片等，却不加引注，或者不以致谢等方式予以说明。

4. 伪造

4.1 编造不以实际调查或实验取得的数据、图像。

4.2 伪造无法通过重复实验而再次取得的样品等。

4.3 编造不符合实际或无法重复验证的研究方法、结论等。

4.4 编造能为论文提供支撑的资料或参考文献。

4.5 编造论文中相关研究的资助来源。

5. 篡改

5.1 改变原始调查或实验数据，使其本意发生改变。

5.2 挑选、删减原始调查或实验数据，使其本意发生改变。

5.3 修改原始文字记录等，使其本意发生改变。

5.4 拼接不同图像从而构造不真实的图像。

5.5 从图像整体中去除一部分或添加一些虚构的部分，使对图像的解释发生改变。

5.6 增强、模糊、移动图像的特定部分，使对图像的解释发生改变。

5.7 改变所使用文献的本意，使其对己有利。

6. 不当署名

6.1 将对论文所涉及的研究有实质性贡献的人排除在作者名单外。

6.2 将未对论文所涉及的研究有实质性贡献的人列入作者名单。

6.3 擅自在自己的论文中加署他人的姓名。

6.4　虚假标注作者信息。

6.5　作者排名不能正确反映实际贡献。

7. 一稿多投

7.1　将同一篇论文同时投给多个期刊。

7.2　在约定或法定回复期内,将论文再次投给其他期刊。

7.3　在未接到期刊确认撤稿的正式通知前,将稿件投给其他期刊。

7.4　将只有微小差别的多篇论文,同时投给多个期刊。

7.5　在收到首次投稿期刊回复之前或在约定或法定期内,将论文作稍微修改后,投给其他期刊。

7.6　在不做任何说明的情况下,将自己(或自己作为作者之一)已经发表论文,原封不动或做些微修改后,再次投稿。

8. 重复发表

8.1　在论文中使用自己(或自己作为作者之一)已发表文献中的内容,却不加以说明或引注,或者只将已发表文献笼统地列在文后参考文献中。

8.2　在不做任何说明的情况下,摘取多篇自己(或自己作为作者之一)已发表文献中的部分内容,拼接成一篇新论文后再次发表。

8.3　被允许的二次发表,不说明首次发表的出处。

8.4　多次重复使用一次调查结果、一幅图像或一个实验结果,却不加说明。

8.5　将实质上基于同一实验或研究的论文,每次补充少量实验数据或资料后,多次发表方法、结论雷同的论文。

8.6　在合作研究中,合作者就同一调查、实验结果,发表方法、结论明显相似或雷同的论文。

9. 拆分发表

9.1　将基于同一项调查、实验或研究的成果拆分成多篇论文发表,从而破坏了研究的完整性。

9.2　将应当一次发表的论文拆成若干可发表单元发表,从而破坏了研究的完整性。

10　相关研究伦理问题

10.1　论文所涉及的研究未按规定获得相应机构的许可,或不能提供相应的许可证明。

10.2　论文所涉及的研究超出委员会许可的内容。

10.3　论文所涉及的研究中存在不当伤害研究参与者,虐待有生命的实验对象,违背知情同意原则等伦理问题。

10.4　论文泄露了被试者或被调查者的隐私。

10.5　论文未按法定或约定对所涉及研究中的利益冲突予以说明。

11. 其他

11.1　不按约定或法定,向他人或社会泄露论文关键信息,侵犯投稿期刊的首发权。

11.2　干扰期刊论文评审。

11.3　在论文参考文献中加入实际未参考过的文献。

11.4　将转引自其他文献的引文标注为直引,包括将引自译著的引文标注为引自原著。

11.5　未以恰当的方式,对他人提供的研究经费、实验设备、材料、数据、思路、未公开的资料等,给予说明和承认,有特殊要求的除外。

11.6　所引用内容构成了论文的主要或实质部分。

附录五 医学论文中常用统计符号及术语

符号	术语
$\bar{x}$	样本均数
μ	总体均数
s	样本标准差
σ	总体标准差
s^2	样本方差
σ^2	总体方差
R	极差
M	中位数
P_x	第 X 百分位数
Q	四分位数间距
$P(A)$	事件 A 发生的概率
n	样本大小、样本含量
υ	自由度
u、z	标准正态变量或 u、z 检验计算的检验统计量
χ^2	χ^2 分布或 χ^2 检验计算的检验统计量
F	F 分布或 F 检验计算的检验统计量
t	t 分布或 t 检验计算的检验统计量
α	检验水准
r	样本相关系数
ρ	总体相关系数

附录六 医学学术论文的 WORD 编辑格式

文章的题目

张三[1],李四[2],王五一[1]

(1. 工作单位及部门,城市 邮编;2. 工作单位及部门,城市 邮编)

【摘 要】 **目的**:说明研究目的。**方法**:叙述主要研究材料与方法。**结果**:陈述得到的主要研究结果。**结论**:基于所用方法和所得结果做出主要结论。

【关键词】 关键词 1;关键词 2;词

The Title of the Article

ZHANG San[1],LI Si[2],WANG Wu-yi[1]

(1. *Department*,*Organization*,*City Postcode*;2. *Department*,*Organization*,*City Postcode*)

Abstract: **Objective** To state the objective of the study. **Methods** Describe the main materials and methods used. **Results** Describe the main results obtained. **Conclusion** Draw a main conclusion based on the methods and results.

Key words: Key-word1; Key-word 2; Word

正文的第一部分为前言。前言部分说明为什么要进行该项研究,该项研究的目的、意义[1-3]。

1. 对象与方法

1.1　临床资料

要说明研究对象(患者)的来源(医院)、性别、年龄、住院或看病时间等,诊断标准要有依据[4]。

基金项目:基金名称(编号)

作者简介:张三(出生年-),性别,民族(汉族可省略),籍贯,职称,学历,主要从事什么研究或工作。E-mail: zhangsan@ abcd. efg, Tel: 1234567891

通讯作者:王五一, E-mail: abc@ defg. hij. klm

1.2　化验检查

检查用仪器、试剂应说明型号、产地、化验的准确度等。

1.3　病理学检查

组织染色应说明染色方法、染色用试剂(产地)、观察方法等[1,5-6]。

1.4　统计学分析

说明采用的统计学方法,建立的标准,采用的统计学软件等。

2. 结果

如果可以的话,重要结果用图、表说明。

放射检查很重要的研究最好能有典型放射照片,组织病理学观察很重要的研究最好能有典型显微照片,且最好能标注照片上的重要结构(见图1)。对表格里的结果不能只说"结果见表1",要有小结性的文字叙述。

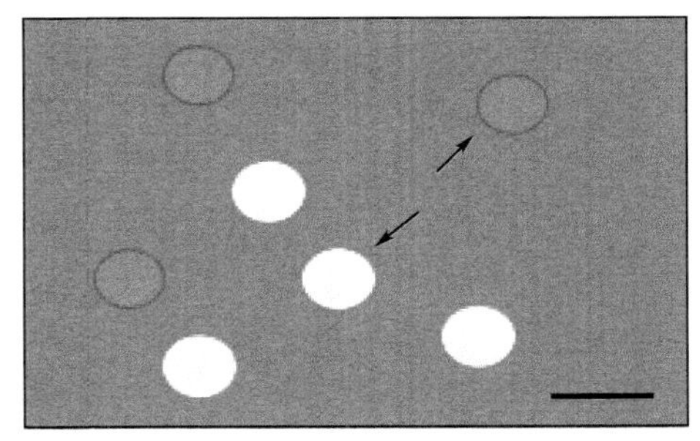

图1　示免疫组化染色的典型显微照片

↙:阳性细胞;↗:阴性细胞。标尺:10μm

表1　主要结果

	对照组(n = 35)	试验组(n = 54)
白细胞数(10^9/L, $\bar{x}\pm s$)	7.18± 1.26 *	6.67± 1.38
有效率(有效例数/n)	28.6% #	51.9%

注:与试验组相比, $P < 0.05$ * (t 检验), $P > 0.05$# (作了 Yates 连续性校正的 χ^2 检验)。

3. 讨论

归纳研究结果,得出研究结论,并结合参考文献[1-2,7-11]围绕原文的研究目的以及研究方法、结果、结论等重要问题进行讨论。

致　谢

感谢对研究有重要帮助的人,而且要事先告知对方。

【参考文献】

[1] 作者一,作者二,作者三,等. 文题[J]. 刊名,年,卷(期):起始页码-终止页码. [此为中文杂志文献的基本写法]

[2] Author Y, Author ET, Author ST, et al. Title of the paper[J]. Name of the Journal, year, volume(issue): page-page. [英文杂志]
[3]作者. 文题[A]//编者. 专著书名[M]. 出版地:出版社,出版年:起始页码-终止页码. [析出文献]
[4] 作者. 文题[A]//编者. 论文集书名[C]. 出版地:出版社,出版年:起始页码-终止页码. [论文集]
[5]作者. 书名[M]. 出版地:出版社,出版年:起始页码-终止页码. [专著]
[6]作者. 书名[M]. 译者. 出版地:出版社,出版年:起始页码-终止页码. [译著]
[7] 作者. 文题[D]. 所在城市:保存单位,年份. [学位论文]
[8] 申请者. 专利名[P]. 专利国别,专利号. 发布日期. [专利]
[9] 技术标准代号. 技术标准名称[S]. [技术标准]
[10] 作者. 文题[R]. 报告代码及编号,地名:责任单位,年份. [技术报告]
[11] 作者. 文题[EB/OL]. http://abc. def. ghi/jkl/mno[下载年-月-日]. [在线文献]

附录七 医疗机构从业人员行为规范

(中华人民共和国卫生部
2012年6月26日)

第一章 总 则

第一条 为规范医疗机构从业人员行为,根据医疗卫生有关法律法规、规章制度,结合医疗机构实际,制定本规范。

第二条 本规范适用于各级各类医疗机构内所有从业人员,包括:

(一)管理人员。指在医疗机构及其内设各部门、科室从事计划、组织、协调、控制、决策等管理工作的人员。

(二)医师。指依法取得执业医师、执业助理医师资格,经注册在医疗机构从事医疗、预防、保健等工作的人员。

(三)护士。指经执业注册取得护士执业证书,依法在医疗机构从事护理工作的人员。

(四)药学技术人员。指依法经过资格认定,在医疗机构从事药学工作的药师及技术人员。

(五)医技人员。指医疗机构内除医师、护士、药学技术人员之外从事其他技术服务的卫生专业技术人员。

(六)其他人员。指除以上五类人员外,在医疗机构从业的其他人员,主要包括物资、总务、设备、科研、教学、信息、统计、财务、基本建设、后勤等部门工作人员。

第三条 医疗机构从业人员,既要遵守本文件所列基本行为规范,又要遵守与职业相对应的分类行为规范。

第二章 医疗机构从业人员基本行为规范

第四条 以人为本,践行宗旨。坚持救死扶伤、防病治病的宗旨,发扬大医精诚理念和人道主义精神,以患者为中心,全心全意为人民健康服务。

第五条 遵纪守法,依法执业。自觉遵守国家法律法规,遵守医疗卫生行业规章和纪律,严格执行所在医疗机构各项制度规定。

第六条　尊重患者,关爱生命。遵守医学伦理道德,尊重患者的知情同意权和隐私权,为患者保守医疗秘密和健康隐私,维护患者合法权益;尊重患者被救治的权利,不因种族、宗教、地域、贫富、地位、残疾、疾病等歧视患者。

第七条　优质服务,医患和谐。言语文明,举止端庄,认真践行医疗服务承诺,加强与患者的交流与沟通,积极带头控烟,自觉维护行业形象。

第八条　廉洁自律,恪守医德。弘扬高尚医德,严格自律,不索取和非法收受患者财物,不利用执业之便谋取不正当利益;不收受医疗器械、药品、试剂等生产、经营企业或人员以各种名义、形式给予的回扣、提成,不参加其安排、组织或支付费用的营业性娱乐活动;不骗取、套取基本医疗保障资金或为他人骗取、套取提供便利;不违规参与医疗广告宣传和药品医疗器械促销,不倒卖号源。

第九条　严谨求实,精益求精。热爱学习,钻研业务,努力提高专业素养,诚实守信,抵制学术不端行为。

第十条　爱岗敬业,团结协作。忠诚职业,尽职尽责,正确处理同行同事间关系,互相尊重,互相配合,和谐共事。

第十一条　乐于奉献,热心公益。积极参加上级安排的指令性医疗任务和社会公益性的扶贫、义诊、助残、支农、援外等活动,主动开展公众健康教育。

第三章　管理人员行为规范

第十二条　牢固树立科学的发展观和正确的业绩观,加强制度建设和文化建设,与时俱进,创新进取,努力提升医疗质量、保障医疗安全、提高服务水平。

第十三条　认真履行管理职责,努力提高管理能力,依法承担管理责任,不断改进工作作风,切实服务临床一线。

第十四条　坚持依法、科学、民主决策,正确行使权力,遵守决策程序,充分发挥职工代表大会作用,推进院务公开,自觉接受监督,尊重员工民主权利。

第十五条　遵循公平、公正、公开原则,严格人事招录、评审、聘任制度,不在人事工作中谋取不正当利益。

第十六条　严格落实医疗机构各项内控制度,加强财物管理,合理调配资源,遵守国家采购政策,不违反规定干预和插手药品、医疗器械采购和基本建设等工作。

第十七条　加强医疗、护理质量管理,建立健全医疗风险管理机制。

第十八条　尊重人才,鼓励公平竞争和学术创新,建立完善科学的人员考核、激励、惩戒制度,不从事或包庇学术造假等违规违纪行为。

第十九条　恪尽职守,勤勉高效,严格自律,发挥表率作用。

第四章　医师行为规范

第二十条　遵循医学科学规律,不断更新医学理念和知识,保证医疗技术应用的科学性、合理性。

第二十一条　规范行医,严格遵循临床诊疗和技术规范,使用适宜诊疗技术和药物,因病施治,合理医疗,不隐瞒、误导或夸大病情,不过度医疗。

第二十二条　学习掌握人文医学知识,提高人文素质,对患者实行人文关怀,真诚、耐心与患者沟通。

第二十三条　认真执行医疗文书书写与管理制度，规范书写、妥善保存病历材料，不隐匿、伪造或违规涂改、销毁医学文书及有关资料，不违规签署医学证明文件。

第二十四条　依法履行医疗质量安全事件、传染病疫情、药品不良反应、食源性疾病和涉嫌伤害事件或非正常死亡等法定报告职责。

第二十五条　认真履行医师职责，积极救治，尽职尽责为患者服务，增强责任安全意识，努力防范和控制医疗责任差错事件。

第二十六条　严格遵守医疗技术临床应用管理规范和单位内部规定的医师执业等级权限，不违规临床应用新的医疗技术。

第二十七条　严格遵守药物和医疗技术临床试验有关规定，进行实验性临床医疗，应充分保障患者本人或其家属的知情同意权。

第五章　护士行为规范

第二十八条　不断更新知识，提高专业技术能力和综合素质，尊重关心爱护患者，保护患者的隐私，注重沟通，体现人文关怀，维护患者的健康权益。

第二十九条　严格落实各项规章制度，正确执行临床护理实践和护理技术规范，全面履行医学照顾、病情观察、协助诊疗、心理支持、健康教育和康复指导等护理职责，为患者提供安全优质的护理服务。

第三十条　工作严谨、慎独，对执业行为负责。发现患者病情危急，应立即通知医师；在紧急情况下为抢救垂危患者生命，应及时实施必要的紧急救护。

第三十一条　严格执行医嘱，发现医嘱违反法律、法规、规章或者临床诊疗技术规范，应及时与医师沟通或按规定报告。

第三十二条　按照要求及时准确、完整规范书写病历，认真管理，不伪造、隐匿或违规涂改、销毁病历。

第六章　药学技术人员行为规范

第三十三条　严格执行药品管理法律法规，科学指导合理用药，保障用药安全、有效。

第三十四条　认真履行处方调剂职责，坚持查对制度，按照操作规程调剂处方药品，不对处方所列药品擅自更改或代用。

第三十五条　严格履行处方合法性和用药适宜性审核职责。对用药不适宜的处方，及时告知处方医师确认或者重新开具；对严重不合理用药或者用药错误的，拒绝调剂。

第三十六条　协同医师做好药物使用遴选和患者用药适应证、使用禁忌、不良反应、注意事项和使用方法的解释说明，详尽解答用药疑问。

第三十七条　严格执行药品采购、验收、保管、供应等各项制度规定，不私自销售、使用非正常途径采购的药品，不违规为商业目的统方。

第三十八条　加强药品不良反应监测，自觉执行药品不良反应报告制度。

第七章　医技人员行为规范

第三十九条　认真履行职责，积极配合临床诊疗，实施人文关怀，尊重患者，保护患者隐私。

第四十条　爱护仪器设备，遵守各类操作规范，发现患者的检查项目不符合医学常规的，应及时与医师沟通。

第四十一条　正确运用医学术语，及时、准确出具检查、检验报告，提高准确率，不谎报数据，不伪造报告。发现检查检验结果达到危急值时，应及时提示医师注意。

第四十二条　指导和帮助患者配合检查，耐心帮助患者查询结果，对接触传染性物质或放射性物质的相关人员，进行告知并给予必要的防护。

第四十三条　合理采集、使用、保护、处置标本，不违规买卖标本，谋取不正当利益。

第八章　其他人员行为规范

第四十四条　热爱本职工作，认真履行岗位职责，增强为临床服务的意识，保障医疗机构正常运营。

第四十五条　刻苦学习，钻研技术，熟练掌握本职业务技能，认真执行各项具体工作制度和技术操作常规。

第四十六条　严格执行财务、物资、采购等管理制度，认真做好设备和物资的计划、采购、保管、报废等工作，廉洁奉公，不谋私利。

第四十七条　严格执行临床教学、科研有关管理规定，保证患者医疗安全和合法权益，指导实习及进修人员严格遵守服务范围，不越权越级行医。

第四十八条　严格执行医疗废物处理规定，不随意丢弃、倾倒、堆放、使用、买卖医疗废物。

第四十九条　严格执行信息安全和医疗数据保密制度，加强医院信息系统药品、高值耗材统计功能管理，不随意泄露、买卖医学信息。

第五十条　勤俭节约，爱护公物，落实安全生产管理措施，保持医疗机构环境卫生，为患者提供安全整洁、舒适便捷、秩序良好的就医环境。

第九章　实施与监督

第五十一条　医疗机构行政领导班子负责本规范的贯彻实施。主要责任人要以身作则，模范遵守本规范，同时抓好本单位的贯彻实施。

第五十二条　医疗机构相关职能部门协助行政领导班子抓好本规范的落实，纪检监察纠风部门负责对实施情况进行监督检查。

第五十三条　各级卫生行政部门要加强对辖区内各级各类医疗机构及其从业人员贯彻执行本规范的监督检查。

第五十四条　医疗卫生有关行业组织应结合自身职责，配合卫生行政部门做好本规范的贯彻实施，加强行业自律性管理。

第五十五条　医疗机构及其从业人员实施和执行本规范的情况，应列入医疗机构校验管理和医务人员年度考核、医德考评和医师定期考核的重要内容，作为医疗机构等级评审、医务人员职称晋升、评先评优的重要依据。

第五十六条　医疗机构从业人员违反本规范的，由所在单位视情节轻重，给予批评教育、通报批评、取消当年评优评职资格或低聘、缓聘、解职待聘、解聘。其中需要追究党纪、政纪责任的，由有关纪检监察部门按照党纪政纪案件的调查处理程序办理；需要给予行政处罚的，由有关卫生行政部门依法给予相应处罚；涉嫌犯罪的，移送司法机关依法处理。

第十章 附 则

第五十七条 本规范适用于经注册在村级医疗卫生机构从业的乡村医生。

第五十八条 医疗机构内的实习人员、进修人员、签订劳动合同但尚未进行执业注册的人员和外包服务人员等，根据其在医疗机构内从事的工作性质和职业类别，参照相应人员分类执行本规范。

第五十九条 本规范由卫生部、国家中医药管理局、国家食品药品监督管理局负责解释。

第六十条 本规范自公布之日起施行。

附录八 医师资格考试报名资格规定(2014 版)

为做好医师资格考试报名工作，依据《中华人民共和国执业医师法》(以下简称《执业医师法》)及有关规定，现对医师资格考试考生报名资格规定如下。

第一条 符合《执业医师法》、《医师资格考试暂行办法》(原卫生部令第 4 号)和《传统医学师承和确有专长人员医师资格考核考试办法》(原卫生部令第 52 号)有关规定。

第二条 试用机构是指符合《执业医师法》、《医疗机构管理条例》和《医疗机构管理条例实施细则》所规定的医疗、预防、保健机构。

第三条 试用期考核证明

(一)报名时考生应当提交与报考类别相一致的试用期满 1 年并考核合格的证明。

应届毕业生报名时应当提交试用机构出具的试用证明，并于当年 8 月 31 日前提交试用期满 1 年并考核合格的证明。

考生报考时应当在与报考类别相一致的医疗、预防、保健机构试用时间或累计(含多个机构)试用时间满 1 年。

(二)现役军人必须持所在军队医疗、预防、保健机构出具的试用期考核合格证明，方可报考。

(三)试用期考核合格证明当年有效。

第四条 报名有效身份证件

(一)中国大陆公民报考医师资格人员的有效身份证件为第二代居民身份证、临时身份证、军官证、警官证、文职干部证、士兵证、军队学员证；台港澳地区居民报考医师资格人员的有效身份证件为台港澳居民往来大陆通行证。

(二)外籍人员的有效身份证件为护照。

第五条 报考类别

(一)执业助理医师达到报考执业医师规定的，可以报考执业医师资格，报考类别应当与执业助理医师资格类别一致。

(二)报考相应类别的医师资格，应当具备与其相一致的医学学历。

具有临床医学专业本科学历，并在公共卫生岗位试用的，可以以该学历报考公共卫生类别医师资格。中医、中西医结合和民族医学专业毕业的报考人员，按照取得学历的医学专业报考中医类别相应的医师资格。

（三）符合报考执业医师资格条件的人员可以报考同类别的执业助理医师资格。

（四）在乡级以上计划生育技术服务机构中工作，符合《执业医师法》第九条、第十条规定条件的，可以报考相应类别医师资格。

第六条　学历审核

学历的有效证明是指国家承认的毕业证书。基础医学类、法医学类、护理（学）类、医学技术类、药学类、中药学类等医学相关专业，其学历不作为报考医师资格的学历依据。

（一）研究生学历

1. 临床医学（含中医、中西医结合）、口腔医学、公共卫生专业学位研究生，在符合条件的医疗、预防、保健机构进行临床实践或公共卫生实践，至当次医学综合笔试时累计实践时间满 1 年的，以符合条件的本科学历和专业，于在学期间报考相应类别医师资格。

临床医学、口腔医学、中医学、中西医结合临床医学、眼视光医学、预防医学长学制学生在学期间已完成 1 年临床或公共卫生毕业实习和 1 年以上临床或公共卫生实践的，以本科学历报考相应类别医师资格。

2. 临床医学（含中医、中西医结合）、口腔医学、公共卫生专业学位研究生学历，作为报考相应类别医师资格的学历依据。

在研究生毕业当年以研究生学历报考者，须在当年 8 月 31 日前提交研究生毕业证书，并提供学位证书等材料，证明是专业学位研究生学历，方可参加医学综合笔试。

3. 2014 年 12 月 31 日以前入学的临床医学、口腔医学、中医学、中西医结合、民族医学、公共卫生与预防医学专业的学术学位（原"科学学位"）研究生，具有相当于大学本科 1 年的临床或公共卫生毕业实习和 1 年以上的临床或公共卫生实践的，该研究生学历和学科作为报考相应类别医师资格的依据。在研究生毕业当年报考者，须在当年 8 月 31 日前提交研究生毕业证书，方可参加医学综合笔试。

2015 年 1 月 1 日以后入学的学术学位研究生，其研究生学历不作为报考各类别医师资格的学历依据。

4. 临床医学（护理学）学术学位研究生学历，或临床医学（护理领域）专业学位研究生学历，不作为报考各类别医师资格的学历依据。

（二）本科学历

1. 五年及以上学制临床医学、麻醉学、精神医学、医学影像学、放射医学、眼视光医学（"眼视光学"仅限温州医科大学 2012 年 12 月 31 日以前入学）、医学检验（仅限 2012 年 12 月 31 日以前入学）、妇幼保健医学（仅限 2014 年 12 月 31 日以前入学）专业本科学历，作为报考临床类别执业医师资格考试的学历依据。

2. 五年制的口腔医学专业本科学历，作为报考口腔类别执业医师资格考试的学历依据。

3. 五年制预防医学、妇幼保健医学专业本科学历，作为报考公共卫生类别执业医师资格考试的学历依据。

4. 五年及以上学制中医学、针灸推拿学、中西医临床医学、藏医学、蒙医学、维医学、傣医学、壮医学、哈萨克医学专业本科学历，作为报考中医类别相应执业医师资格考试的学历依据。

5. 2009 年 12 月 31 日以前入学、符合本款规定的医学专业本科学历加注医学专业方向的，应以学历专业报考；2010 年 1 月 1 日以后入学的，医学专业本科学历加注医学专业方向的，该学历不作为报考医师资格的学历依据，经国家教育行政部门批准的除外。

6. 专升本医学本科毕业生，2015 年 9 月 1 日以后升入本科的，其专业必须与专科专业相同或相近，其本科学历方可作为报考医师资格的学历依据。

（三）高职（专科）学历

1. 2005 年 1 月 1 日以后入学的经教育部同意设置的临床医学类专业（含临床医学、口腔医学、中医学、中医骨伤、针灸推拿、蒙医学、藏医学、维医学等）毕业生，其专科学历作为报考医师资格的学历依据。

2004 年 12 月 31 日以前入学的经省级教育、卫生行政部门（中医药管理部门）批准设置的医学类专业（参照同期本科专业名称）毕业生，其专科学历作为报考医师资格的学历依据。

2. 经省级以上教育、卫生行政部门同意举办的初中起点 5 年制医学专业 2013 年 12 月 31 日以前入学的毕业生，其专科学历作为报考医师资格的学历依据。取得资格后限定在乡村两级医疗机构执业满 5 年后，方可申请将执业地点变更至县级医疗机构。2014 年 1 月 1 日以后入学的初中起点 5 年制医学专业毕业生，其专科学历不能作为报考医师资格的学历依据。

3. 2008 年 12 月 31 日以前入学的中西医结合专业（含教育部、原卫生部批准试办的初中起点 5 年制专科层次中西医临床医学专业）毕业生，其专科学历作为报考医师资格的学历依据。

2009 年 1 月 1 日以后入学的中西医结合专业毕业生（含初中起点 5 年制专科层次中西医临床医学专业），其专科学历不作为报考医师资格的学历依据。

4. 2009 年 12 月 31 日前入学的，符合本款规定的医学专业专科学历加注医学专业方向的，应以学历专业报考；2010 年 1 月 1 日以后入学的，医学专业专科学历加注医学专业方向的，该学历不作为报考医师资格的学历依据，经国家教育行政部门批准的除外。

（四）中职（中专）学历

1. 2010 年 9 月 1 日以后入学经省级教育行政部门、卫生计生行政部门（中医药管理部门）同意设置并报教育部备案的农村医学专业毕业生，其中职（中专）学历作为报考临床类别执业助理医师资格的学历依据。农村医学专业毕业生考取执业助理医师资格后，限定到村卫生室执业，确有需要的可到乡镇卫生院执业。

2. 2000 年 9 月 25 日至 2010 年 12 月 31 日期间入学的中等职业学校（中等专业学校）卫生保健专业毕业生，其中职（中专）学历作为报考临床类别执业助理医师资格的学历依据。卫生保健专业毕业生取得资格后，限定到村卫生室执业，确有需要的可到乡镇卫生院执业。

2011 年 1 月 1 日以后入学的中等职业学校毕业生，除农村医学专业外，其他专业的中职（中专）学历不作为报考临床类别执业助理医师资格的学历依据。

3. 2001 年 8 月 31 日以前入学的中等职业学校（中等专业学校）社区医学、预防医学、妇幼卫生、医学影像诊断、口腔医学专业毕业生，其中职（中专）学历作为报考相应类别执业助理医师资格的学历依据。

2001 年 9 月 1 日以后入学的上述专业毕业生，其中职（中专）学历不作为报考医师资格的学历依据。

4. 2006 年 12 月 31 日以前入学的中等职业学校中西医结合专业毕业生，其中职（中专）学历作为报考中医类别中西医结合医师资格的学历依据。

2007 年 1 月 1 日以后入学的中西医结合专业毕业生，其中职（中专）学历不作为报考医师资格的学历依据。

5. 2006 年 12 月 31 日以前入学的中等职业学校(中等专业学校)中医、民族医类专业毕业生,其中职(中专)学历作为报考中医类别相应医师资格的学历依据。

2007 年 1 月 1 日以后入学经教育部、国家中医药管理局备案的中等职业学校(中等专业学校)中医、民族医类专业毕业生,其中职(中专)学历作为报考中医类别相应医师资格的学历依据。2011 年 1 月 1 日以后入学的中等中医类专业毕业生,取得资格后限定到基层医疗机构执业。

6. 卫生职业高中学历不作为报考医师资格的学历依据。

7. 1999 年 1 月 1 日以后入学的卫生职工中等专业学校学历不作为报考医师资格的学历依据。

(五)成人教育学历

1. 2002 年 10 月 31 日以前入学的成人高等教育、自学考试、各类高等学校远程教育的医学类专业毕业生,该学历作为报考相应类别的医师资格的学历依据。

2002 年 11 月 1 日以后入学的上述毕业生,如其入学前已通过医师资格考试取得执业助理医师资格,且所学专业与取得医师资格类别一致的,可以以成人教育学历报考执业医师资格。除上述情形外,2002 年 11 月 1 日以后入学的成人高等教育、自学考试、各类高等学校远程教育的医学类专业毕业生,其成人高等教育学历不作为报考医师资格的学历依据。

2. 2001 年 8 月 31 日以前入学的成人中专医学类专业毕业生,其成人中专学历作为报考医师资格的学历依据。

2001 年 9 月 1 日以后入学的成人中专医学类专业毕业生,其成人中专学历不作为报考医师资格的学历依据。

(六)西医学习中医人员

已获得临床执业医师或执业助理医师资格的人员,取得省级以上教育行政部门认可的中医专业学历或者脱产两年以上系统学习中医药专业知识并获得省级中医药管理部门认可,或者参加省级中医药行政部门批准举办的西医学习中医培训班,并完成了规定课程学习,取得相应证书的,或者按照《传统医学师承和确有专长人员医师资格考核考试办法》有关规定跟师学习满 3 年并取得《传统医学师承出师证书》的,可以申请参加相同级别的中西医结合执业医师或执业助理医师资格考试。

(七)传统医学师承和确有专长人员

1. 传统医学师承和确有专长人员申请参加医师资格考试应符合《传统医学师承和确有专长人员医师资格考核考试办法》第二十七条、二十八条有关规定。

2. 传统医学师承和确有专长人员取得执业助理医师执业证书后,取得国务院教育行政部门认可的成人高等教育中医类医学专业专科以上学历,其执业时间和取得成人高等教育学历时间符合规定的,可以报考具有规定学历的中医类别相应的执业医师资格。

(八)其他

取得国外医学学历学位的中国大陆居民,其学历学位证书须经教育部留学服务中心认证,同时符合《执业医师法》及其有关文件规定的,可以按照本规定报考。

第七条　台湾、香港、澳门永久性居民以及外籍人员报考的,按照有关文件规定执行。

第八条　盲人医疗按摩人员按照《盲人医疗按摩管理办法》(卫医政发〔2009〕37 号)规定,参加盲人医疗按摩人员考试。

第九条　本规定自公布之日起施行。《医师资格考试报名资格规定(2006 版)》和《关于修订〈医师资格考试报名资格规定(2006 版)〉有关条款的通知》(卫办医发〔2008〕64 号)同时废止。